中华中医药学会综合医院中医药工作委员会　组织编写

综合医院中医优势病种
特色诊疗精编

（第一辑）

主　编　张学智

副主编　蔡平平　李　东　李佑生　唐　涛
　　　　王昌俊　吴国琳　夏　庆

人民卫生出版社
·北　京·

图书在版编目（CIP）数据

综合医院中医优势病种特色诊疗精编. 第一辑 / 张学智主编. -- 北京 : 人民卫生出版社, 2025. 9.
ISBN 978-7-117-38579-4

Ⅰ. R24

中国国家版本馆 CIP 数据核字第 2025Z573X4 号

人卫智网	www.ipmph.com	医学教育、学术、考试、健康，购书智慧智能综合服务平台
人卫官网	www.pmph.com	人卫官方资讯发布平台

综合医院中医优势病种特色诊疗精编（第一辑）
Zonghe Yiyuan Zhongyi Youshi Bingzhong Tese Zhenliao Jingbian（Di Yi Ji）

主　　编：张学智
出版发行：人民卫生出版社（中继线 010-59780011）
地　　址：北京市朝阳区潘家园南里 19 号
邮　　编：100021
E - mail：pmph @ pmph.com
购书热线：010-59787592　010-59787584　010-65264830
印　　刷：三河市宏达印刷有限公司
经　　销：新华书店
开　　本：710 × 1000　1/16　　印张：24　　插页：4
字　　数：357 千字
版　　次：2025 年 9 月第 1 版
印　　次：2025 年 10 月第 1 次印刷
标准书号：ISBN 978-7-117-38579-4
定　　价：99.00 元
打击盗版举报电话：010-59787491　E-mail：WQ @ pmph.com
质量问题联系电话：010-59787234　E-mail：zhiliang @ pmph.com
数字融合服务电话：4001118166　E-mail：zengzhi @ pmph.com

编 委 会

顾　问（按姓氏音序排列）

蔡定芳（复旦大学附属中山医院中医科）
陈　勇（首都医科大学附属北京朝阳医院）
董竞成（复旦大学附属中山医院中西医结合科）
窦永起（中国人民解放军总医院第六医学中心）
冯兴中（清华大学玉泉医院）
黄小波（首都医科大学宣武医院中医科）
李　怡（北京医院中医科）
陆付耳（华中科技大学同济医学院附属同济医院中医科）
罗　仁（南方医科大学南方医院中医科）
司国民（山东省立医院中医科）
杨明会（中国人民解放军总医院中医医学部）
余国友（浙江大学医学院附属第一医院中医科）

主　编　张学智（北京大学第一医院中医、中西医结合科）

副主编（按姓氏音序排列）

蔡平平（山东省立医院中医科）
李　东（北京大学第三医院中医科）
李佑生（深圳市人民医院中医科）
唐　涛（中南大学湘雅医院中西医结合科）
王昌俊（广东省人民医院中医科）
吴国琳（浙江大学医学院附属第一医院中医科）
夏　庆（四川大学华西医院中西医结合科）

王鑫宇（天津市环湖医院中医科）
王雪梅（河南省人民医院中医科）
王拥军（首都医科大学附属北京天坛医院神经内科）
吴　扬（西部战区总医院中医科）
吴家满（深圳市妇幼保健院中医科）
吴喜利（西安交通大学第二附属医院中医科）
吴潇哲（天津市环湖医院中医科）
肖顺强（深圳市人民医院中医科）
谢　炜（南方医科大学南方医院中医科）
辛喜艳（北京大学第三医院中医科）
熊祎虹（北京大学国际医院中医科）
徐　静（北京大学第三医院中医科）
徐蔚海（中国医学科学院北京协和医院神经内科）
徐梓辉（陆军军医大学第二附属医院中医、中西医结合科）
许轶琛（北京大学肿瘤医院中西医结合科暨老年肿瘤科）
薛　姣（贵州省人民医院中医科）
晏　姣（西部战区总医院中医科）
杨　光（北京大学第一医院中医、中西医结合科）
杨　洁（天津市环湖医院中医科）
杨　羚（西部战区总医院中医科）
杨　涛（首都医科大学附属北京世纪坛医院中医科）
杨　涛（首都医科大学附属北京天坛医院中医科）
杨嘉盛（天津市环湖医院中医科）
杨鑫敏（四川大学华西医院中西医结合科）
姚小芹（北京大学国际医院中医科）
叶　晖（北京大学第一医院中医、中西医结合科）
叶　阳（北京大学第三医院中医科）
于云红（广东省人民医院中医科）
曾　扬（贵州省人民医院中医科）

张　葵（贵州省人民医院中医科）
张　默（北京大学第一医院中医、中西医结合科）
张　印（中国人民解放军总医院中医医学部）
张　颖（昆明医科大学第一附属医院中医科）
张浩琳（北京大学第三医院中医科）
赵海虹（北京大学第一医院中医、中西医结合科）
郑　岚（上海交通大学医学院附属瑞金医院中医科）
钟军华（海南医科大学第一附属医院中医科）
朱　叶（海南医科大学第一附属医院中医科）
朱文华（上海交通大学医学院附属瑞金医院中医科）
祝雨田（北京大学第三医院中医科）

秘　书（按姓氏音序排列）

陈雪靓（北京中医药大学）
胡思瀚（北京大学）
惠鲲鹏（北京大学）
沈姝玥（北京中医药大学）
王绍华（北京中医药大学）
俞一冰（北京大学）

主编简介

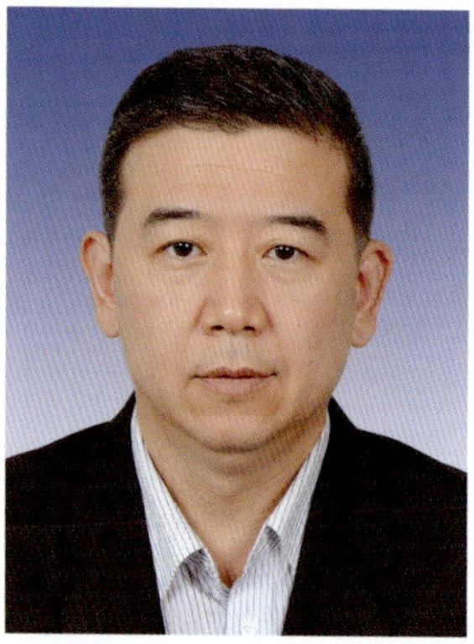

张学智，医学博士，二级教授、主任医师，博士研究生导师、博士后合作导师。现任北京大学中西医结合研究所所长，北京市中西医结合临床研究所常务副所长，北京大学医学部中西医结合学学系主任，北京大学第一医院中医、中西医结合科主任。系岐黄学者，国家重点专科中医老年病学术带头人，国家中医药管理局高水平研究团队学术带头人，首都名中医，首都中医榜样人物，敬佑生命·荣耀医者。学会兼职：中华中医药学会常务理事及综合医院中医药工作委员会主任委员，中国中西医结合学会理事及针药结合专业委员会副主任委员，中国医师协会中西医结合医师分会副会长，北京中医药学会副会长及临床药学专业委员会名誉主任委员，中国中医药研究促进会消化整合医学分会副会长，中华预防医学会中西医结合预防与保健分会副会长等。负责制订了行业《血脂异常中医诊疗标准（初稿）》《中医老年郁病诊疗标准及中医临床诊疗路径》《成人幽门螺杆菌引起的胃炎中西医协作诊疗专家共识》等。主持国家自然科学基金面上项目、北京市自然科学基金面上项目、首都卫生发展科研专项重大项目等课题 20 余项。发表学术论文 200 余篇。以第一排名身份荣获包括中华中医药学会科学技术奖一等奖、北京市科学技术奖二等奖在内的 7 个奖项。

从斌序

《综合医院中医优势病种特色诊疗精编》一书即将付梓，这不仅是对中医药事业的一次系统性总结，更是对中西医结合理念的深刻解读与推广。借此机会，我想结合自己的经历与思考，谈谈该书的意义，以及该书对百姓健康的重要价值。

1974 年，我高中毕业到黑龙江生产建设兵团插队。那里的冬天异常寒冷，许多女性出现了月经不调等问题。作为连队的“赤脚医生”，我尝试用中药为她们治疗，结果疗效出奇地好，我还利用针灸为患者治愈了多年的头痛病。这些经历让我对中医药产生了浓厚的兴趣，也增强了我对中医药的信心。1977 年恢复高考第一年，我考入了医科大学，系统学习现代医学和部分中医药学知识。在学习过程中，我发现中西医各有所长，中医的整体观念和辨证施治与西医的精准诊断和治疗相结合，能够为患者提供更全面、更有效的医疗服务。此后，我从事的科学研究也进一步证实了这一点。中药的多通路、多靶点的药效机制，使其在治疗复杂疾病时具有独特优势。这种优势不仅体现在对疾病的治疗上，更体现在对患者整体状态的调节上，这与现代医学追求的个体化、精准化治疗不谋而合。

近年来，国家高度重视中医药事业的发展，出台了一系列支持综合医院中医药发展和中西医结合工作的政策文件。这些政策不仅为中医药的传承与创新提供了有力保障，也为中西医结合的深度发展指明了方向。例如，国家明确提出要推动中医药与现代医学的协同发展，强调在综合医院中加强中医科建设，提升中医药服务能力，促进中西医结合的全程管理。这些政策的实施，为综合医院中医工作的发展提供了前所未有的机遇。

与中医院相比，综合医院中医科（中西医结合科）具有独特的优势。综合医院的西医学科齐全，诊疗设备先进，能够为患者提供全面的诊断和治疗服务。这种多学科协同的环境，为中医的发展提供了广阔的空间。综合医院中医科（中西医结合科）可以与西医科室深度合作，形成中西医结合的诊疗方案。这种协同模式不仅能够充分发挥中医的优势，还能借助西医的先进技术，为患者提供更精准、更高效的医疗服务。正如张学智教授所指出的，在综合医院中，疑难疾病和常见疾病疑难环节的诊疗是展现中医药疗效和优势的前沿阵地。

非常荣幸应张学智教授之邀撰写本书序言。在中西医结合的道路上，张学智教授是一位令人敬佩的专家学者。他在综合医院中医领域深耕多年，在中西医结合治疗胃肠道疾病、老年病等方面取得了显著成就。他的工作充分证明了中西医结合在解决实际问题中的优势，他积累的知识为本书的编写提供了宝贵的素材和临床经验。《综合医院中医优势病种特色诊疗精编》一书，体现了综合性医院发展中西医结合的强势平台基础和科学独特的医疗特色，系统阐释了中医的优势和中西医结合的方法论，为患者的临床需求提供了切实可行、高效优质的医疗服务技术，包括中药用药、中医适宜技术、中医护理等。这是首次由综合医院中医科（中西医结合科）牵头发布的系列中西医结合诊疗方案，是综合医院开展中西医结合工作的一次深入系统总结。

这本书是老百姓真正需要的。在当今社会，人们对健康的关注度越来越高，对医疗服务的需求也越来越多样化。中西医结合的诊疗模式，能够更好地满足人们对健康的需求，为患者提供更优质、更高效的医疗服务。我相信，随着中西医结合的不断发展，中医药将在全球医学舞台上发挥更大的作用。最后，我希望这本书能够成为中西医结合领域的一块基石，为推动中西医结合事业的发展贡献一份力量。让我们携手共进，为人类的健康事业不懈努力！

中国工程院院士
中国中西医结合学会副会长

2025 年 6 月

王晞星序

中医药是中华民族的瑰宝，其生命力源于临床实践与理论创新的交融。我从事中医、中西医结合工作近五十年，亲历了中医在综合医院从边缘存在到主流担当的跃升，见证了中西医结合从理念探索到系统实践的跨越。值此《综合医院中医优势病种特色诊疗精编》付梓之际，有感于作者的初心及使命，乐为作序。

近年来，国家将“中西医并重”提升至战略高度，以法治化、系统化举措为中医药振兴注入新动能。2017 年《中华人民共和国中医药法》正式实施，首次以法律形式明确中医与西医具有同等地位；2022 年《“十四五”中医药发展规划》进一步提出“在综合医院推广‘有机制、有团队、有措施、有成效’的中西医结合医疗模式，将中医纳入多学科会诊体系，加强中西医协作和协同攻关，制定实施‘宜中则中、宜西则西’的中西医结合诊疗方案”。在“健康中国 2030”战略框架下，国家卫生健康委员会联合多部门印发《综合医院中医药工作指南(2024 版)》，明确要求三级综合医院中医科床位数不低于总床位 5%，并将中医药服务纳入医院绩效考核体系。这一系列政策不仅为中医科发展提供了制度保障，更释放出“中西医协同是未来医学方向”的鲜明信号。综合医院作为中西医结合的主战场，通过资源整合弥补了单一疗法的局限。这种协同不仅体现在技术层面，更渗透至健康管理全周期，中医的“治未病”理念与西医的“早筛早诊”策略形成闭环，真正实现“防—治—康”一体化服务。

《综合医院中医优势病种特色诊疗精编》的编写，恰逢其时。本书系统梳理了中医优势病种的诊疗路径，既涵盖经典方药的现代应用，又融入针灸、推拿等适宜技术的操作规范，为临床医生提供了可复制的实践模板。尤为可贵的是，本书聚焦 60 余个中医优势病种，全面整合呼吸、消化、肿瘤等领域的诊疗方案，打破了学科壁垒，将西医诊断技术与中医辨证思维无缝对接，体现了“病证结合、优势互补”的核心思想。这些成果不仅彰显了中医的独特价值，更揭示了综合医院的多学科优势：西医精准诊断与中医整体调节的深度融合，能为患者提供全周期、个性化的健康方案。

中医药的传承发展，需要一代代医者的坚守与突破。我始终坚信，医学的终极目标是“人的健康”，而非“病的消除”，本书以“中西医协同”为法，为这一目标提供了科学路径。本书的出版，不仅是学术成果的集结，更是中西医结合迈向更高层次的里程碑。期待此书能为临床工作者点亮一盏明灯，为患者提供更优质、更人性化的医疗服务；也愿我们以“大医精诚”之心，继续探索中西医协同的无限可能，为人类健康事业谱写新篇章。

国医大师 王晞星
中国中医科学院学部委员
2025 年 7 月

前　言

综合医院是现代医疗体系的中坚力量，中医与中西医结合科作为其重要组成部分，正肩负着传承中医精髓、推动中西医协同创新的双重使命。在实施健康中国战略与中医药振兴发展的时代背景下，《综合医院中医优势病种特色诊疗精编》应运而生。本书凝聚全国顶尖综合医院的智慧与实践，以提升临床疗效、满足多元健康需求为目标，为医务工作者提供权威、实用的中西医结合诊疗方案。

一、编写背景：时代需求与学科使命

当前，我国医疗卫生体系正经历深刻变革。随着人口老龄化加剧、慢性病负担加重及公众健康意识的提升，医疗服务的需求已从“疾病治疗”向“全周期健康管理”转变。在这一背景下，中医药的“整体观”“治未病”理念与现代医学的精准技术相结合，展现出独特的临床价值。

国家政策为中西医结合发展提供了强劲动力。《“十四五”中医药发展规划》明确提出“推动中医药和西医药相互补充、协调发展”，《中医药振兴发展重大工程实施方案》则强调“各地要支持组建区域中西医协同医疗联合体”。本书的编纂正是响应国家号召，以综合医院为平台，探索中西医协同的标准化路径。

然而，综合医院中医科的发展仍面临挑战：如何将中医特色与现代诊疗技术无缝衔接？如何在中西医协同中实现“1+1>2”的效果？本书通过系统总结全国顶尖医院的实践经验，为这些问题提供了科学答案。

二、为何需要这本书？——破解临床难题的钥匙

（一）权威经验，系统整合

本书首次系统梳理了综合医院中医科（中西医结合科）针对呼吸、消化、心血管、神经、免疫、内分泌、生殖等系统的常见病及疑难病，涵盖中药、针灸、推拿、熏洗、贴敷等的多元化干预手段，展示了包括病因病机认识、临证经验、辨证论治方案等在内的典型的中医优势病种诊疗路径，建立了疾病治疗的标准化框架。

（二）病证结合，精准施治

本书突破传统中医与现代医学的割裂思维，强调中西医结合的整合模式。例如针对不孕症的“补肾调血法联合辅助生殖技术”、多发性硬化的“分期联合干预”、难治性幽门螺杆菌感染的“先中后西”“先西后中”“中西并用”治疗方案等，体现了中医整体观与现代医学精准治疗的深度融合。

（三）防治一体，全程管理

以“治未病”理念为核心，构建三级预防体系：

1. 未病先防　普及健康知识，定制调理方案，实现亚健康状态逆转。

2. 既病防变　根据疾病特点制定个体化治疗方案，阻断疾病进展。

3. 愈后防复　通过中西医协同巩固疗效，降低复发风险。

三、本书的独特价值——临床与科研的双重突破

（一）前沿创新示范：顶尖医院的实践智慧

本书汇总了各顶尖医院的优势学科特色，如：北京同仁医院变应性鼻炎“新吾穴”（针刺蝶腭神经节）针刺治疗技术，北京大学第三医院对妇产科疑难不孕症的中西医协同治疗，北京大学第一医院对幽门螺杆菌感染的个体化病证结合方案，北京大学肿瘤医院在肿瘤综合领域贡献的独特经验，北京天坛医院与天津市环湖医院构建的成熟的神经系统疾病中西医结合管理模式等，系统梳理了全国顶尖综合医院在中西医结合领域的创新实践与宝贵经验。

（二）推动行业进步：标准化与可复制性

本书首次建立综合医院中医优势病种诊疗的标准化框架，有两大特色：

1. 路径清晰　每个病种按“诊断标准→辨证分型→治疗方案”三步流程设计，为临床医生借鉴应用提供了极大便利。

2. 资源下沉　将西医诊断与中医理论相结合，提出西医诊断标准的中医内涵解读及中医 / 中西医结合治疗方案，助力县级医院开展中西医

结合服务。

四、愿景与展望——中西医协同的未来图景

作为首部聚焦综合医院中医优势病种的规范性著作，本书既是实践经验的凝练，更是未来发展的基石。我们期待通过它的推广实现三大目标：

1. 赋能临床　帮助医生突破技术瓶颈，为患者提供“疗效更优、创伤更小、费用更低”的整合医疗方案。

2. 促进融合　推动中医科室与西医科室建立常态化协作机制，如中西医协同、联合门诊、共管病房、交叉培训等。

3. 引领创新　激发更多同行探索中西医协同的新场景，如 AI 辅助辨证、组学技术解析方剂机制、真实世界大数据研究等。

五、结语

中医药的振兴离不开传承与创新的双轮驱动，中西医结合的发展更需要理论与实践的交融共进。《综合医院中医优势病种特色诊疗精编》的出版，标志着我国中西医协同事业迈入标准化、系统化的新阶段。我们坚信，这本书将成为临床工作者的案头必备、科研人员的灵感源泉、政策制定者的参考蓝本，最终惠及亿万患者。

《综合医院中医优势病种特色诊疗精编》编委会

2025 年 5 月

目 录

第四章 泌尿系统疾病 204

第五章 免疫及内分泌系统疾病 224

第六章　生殖系统疾病　263

第七章　肿瘤相关疾病　326

第一章
呼吸系统疾病

第一节 肺结节

(供稿单位:西部战区总医院中医科)

肺结节是综合医院最常见的治疗病种之一,在临床工作中属于中西医协作诊治类疾病,归属中医"肺积""积聚""肺痿""肺痹""咳嗽""喘证""痰核"等范畴。西医对于肺结节常以随访及手术治疗为主。中医学在肺结节的早期诊治及术后康复方面具有显著优势,中西医结合更有利于肺结节的综合诊治。

一、肺结节中医诊疗优势

中医药学作为中华民族的瑰宝,具有整体调节、辨证论治、全程管理的优势,在肺结节的预防、治疗、预后过程中具有重要的医疗价值。在应对肺结节的诊疗需求上,中医药能够全周期、多维度地参与其中,助力构建和完善肺结节的诊疗体系。中医药在缩减肺结节数量和体积、缓解相关症状、减轻患者痛苦、提升患者整体体质、降低结节恶性转化风险及改善肺结节微环境等方面,均表现出一定的积极作用,为肺结节患者的综合治疗提供了有力的支持与保障。

"治未病"是肺结节中医诊疗相比西医最大的优势。"治未病"包含未病先防、既病防变、愈后防复。未病先防体现在肺炎、慢性支气管炎等肺部疾病在西医治疗后,正气亏虚、邪毒留肺,运用中医手段有助于预防病变发展为肺结节。既病防变体现在肺结节的诊疗过程中,通过中医辨证论治,降低肺结节向恶性转化的风险。愈后防复体现在肺结节术后,通过中医辨证论治，防止肺结节复发。

二、肺结节中医临证经验

（一）综合医院中医科肺结节患者的多样性与协作性

肺结节早期大多无明显临床症状，多由体检发现。患者首先前往呼吸科、胸外科或肿瘤科就诊，可以积极有效地排除恶性病变，以免耽误治疗。在综合医院中医科就诊的肺结节患者往往具备以下特点：

1. 肺炎、慢性支气管炎等肺部疾病患者在西医治疗后仍遗留轻微咳嗽、咳痰等症状，预防病情进展为肺结节。

2. 肺结节门诊患者。胸部 CT 显示肺结节为直径 ≤ 3cm 的局灶性、类圆形、密度增高的实性或亚实性肺部阴影，排除恶性肿瘤可能。

3. 肺结节切除术后恢复及愈后防复的患者。

4. 肺结节常与甲状腺结节、乳腺结节、子宫肌瘤等同时出现，皆因病因病机相似，由气滞、痰凝、血瘀所致。

5. 恶性肺结节不能手术或放弃手术治疗的患者。

综上，综合医院肺结节患者可出现在中医科或者不同的西医科室，而在需要中医会诊的西医科室中所出现的肺结节患者往往是需要随访，或西药治疗效果不佳，或肺结节切除术后，或者因怀孕、药物不良反应等不同原因需要中医医生参与治疗。

（二）中医对肺结节的诊断

西医诊断肺结节依据：影像中表现为直径 ≤ 3cm 的局灶性、类圆形、密度增高的实性或亚实性肺部阴影，可为孤立性或多发性，不伴肺不张、肺门淋巴结肿大和胸腔积液。肺结节起病隐匿，患者早期多无临床症状出现，中医诊断有助于早期发现可疑肺结节患者。可根据以下证候表现早期指导潜在肺结节患者完善检查确诊疾病：

1. 望诊　面色苍白、口唇发紫。现代医学认为肺结节可影响呼吸，导致机体缺氧，出现面色苍白、口唇发紫。

2. 闻诊　可出现干咳、咳喘、音哑。由于感染、肺结节刺激可出现干咳、咳喘、音哑。中医认为，肺之皮毛为人体抗邪的第一道屏障。外感病邪犯肺，肺失宣降，可出现干咳、咳喘、音哑，所谓“金实不鸣”；饮食、情志、劳累等内伤犯肺，可致气机的逆乱、气血痰湿停滞、肺脏失养，出现咳喘无力、音哑，所谓“金破不鸣”。

3. 问诊 乏力为肺结节患者最常见症状，其次是咳嗽、咳喘。肺结节患者呼吸功能受损，机体缺氧，可出现乏力。中医理论认为，肺结节为本虚标实，为肺气本虚，气虚无力推动气血运行而乏力；或痰、瘀阻滞气血，气血运行不畅出现乏力。风燥犯肺证可见咳嗽，咳痰，痰少而夹血丝，咽干等；风寒证，流清涕、恶寒、咳白痰；风热证，咳嗽剧烈，白色或黄色黏稠痰；风湿证，咳嗽痰多，伴头昏胸闷。肝郁气滞可见咳嗽、胸闷、胁肋胀痛、痰黏或黄、情绪烦躁；若肝郁而化火，可常感痰量少、质黏，咳不出；肝郁脾虚证，表现为急躁易怒、溏泻等。脾虚痰湿证，痰多质稀易咳，兼见脾虚与湿气困重之象。肺气虚耗证见咳声低弱而无力，痰稀。痰浊证可见痰白量多质稠；寒痰证可见痰清如沫，色白易咳；痰热证见痰黄或黄白，黏稠难咳。痰瘀证见痰多而咳吐不爽；痰瘀毒证见咳嗽，咳痰或痰中带血。阳虚证，痰涎清稀，头眩，心悸，畏寒，肢体沉重，或小便不利。气阴两虚证，咳嗽无力，干咳少痰。

4. 切诊 肺结节患者脉象总体表现为本虚标实，又因病因不同表现出差异。若为寒性结节，多表现为沉紧脉或紧脉。若为热性结节，脉象通常表现为洪大无力或细弱。湿性结节，脉象一般表现为滑数脉。虚性结节，脉象通常表现为细弱脉，脉势较弱，而且脉道较细。痰湿结节，脉象通常表现为滑数脉。

基于以上中医望闻问切、四诊合参，不仅可发现尚未诊断的肺结节患者，还能对确诊肺结节的患者进行辨证论治。

（三）思路见地：中医“治未病”，个性化、分阶段治疗

根据中医“治未病”理论，针对不同阶段患者具体情况辨证论治，采取预防、治疗、防止复发的治疗策略，做到预防与治疗一体，全周期、多维度构建和完善肺结节诊疗体系。

三、肺结节中医诊疗特色

1. 药物治疗 病证结合选取汤药或者合适的中成药口服治疗。

（1）外感：风燥犯肺证可见咳嗽、咳痰、痰少而夹血丝、咽干等伤阴

津表现，可用清燥救肺汤加减；风寒证表现为流清涕、恶寒、咳白痰等，用麻黄汤加减；风热证，咳嗽剧烈，表现为咳吐白色或者黄色黏稠痰，以桑菊饮加减进行论治；风湿证，咳嗽痰多，伴头昏胸闷，用薏苡仁汤加减论治；火热证，以大热、大渴、汗出、脉洪大为主要表现，用白虎汤加减。

(2) 内伤：肝郁气滞证可见咳嗽、胸闷、胁肋胀痛、痰黏或黄、情绪烦躁等症，治以柴胡疏肝散加减；肝郁化火证，痰少质黏，不易咳出，治以左归丸加减；肝郁脾虚证，急躁易怒、溏泻，治以逍遥散加减；脾虚痰湿证，痰多质稀易咳，治以二陈汤加减；脾胃湿热证，痰多，咳吐白色或者黄色黏稠痰，治以甘露消毒丹加减；肺气虚耗证，咳声低弱而无力，痰稀，自汗，易感冒，治以补肺汤合六君子汤加减。

(3) 痰瘀虚：痰瘀虚三者既是病因又是病理结果。痰瘀阻肺可致肺部气血凝滞，肺络失养，肺部气阴两虚，而肺部气阴亏虚则无力宣降痰浊瘀血，形成恶性循环，互为因果。其中痰浊证可见痰白量多质稠，治以温胆汤加减；寒痰证可见痰清如沫，色白易咳，治以射干麻黄汤加减；痰热证见痰黄或黄白，黏稠难咳，治以千金苇茎汤加减。痰瘀证见痰多而咳吐不爽，兼有瘀之象，治以失笑散合血府逐瘀汤加减；瘀热证见夜间发热，痰不易咳出，痰中带血，肌肤甲错等，治以麻黄连翘赤小豆汤加减；痰瘀毒证见咳嗽，咳痰或痰中带血，发热，口苦咽干，心烦易怒，失眠多梦，头晕，神疲，四肢疼痛等，治以六君子汤合人参补肺饮加减。阳虚证痰涎清稀，头眩，心悸，畏寒，肢体沉重，或小便不利，治以右归丸或金匮肾气丸加减。气阴两虚证，咳嗽无力，干咳少痰，治以泻白散合消瘰丸加减。久病肺虚累及于脾，治以四君子汤合玉屏风散加减；久病肺虚累及于肾，治以补肺汤合人参蛤蚧散加减。

2. 药浴、针灸、艾灸治疗　药浴、针灸、艾灸等能促使肌表发汗，使邪随汗而发之。针灸可选用肺俞、天突、膻中、足三里。艾灸可选取督脉及肺俞、天突、膻中、足三里。药浴可选用艾叶、红花、伸筋草、透骨草、当归、赤芍、丹参、川芎、甘草等。

3. 穴位贴敷治疗　根据证型选药，蜂蜜调匀外敷肺俞、天突、膻中、足三里。

4. 耳穴压豆治疗　耳穴疗法局部刺激支气管、肺、神门、脾、胃等耳周穴位。

四、中医治未病

(一) 未病先防

肺炎、慢性支气管炎等患者在西医治疗后仍遗留轻微咳嗽、咳痰等症状,迁延不愈容易出现肺结节。其病机为正气亏虚、痰毒留肺。根据虚、毒、痰、瘀的病理变化,依虚则补之、实则泻之辨证施治。虚证主要包括肺脾气虚、肺胃阴伤、气阴两虚,实证包括湿毒瘀阻、痰瘀内阻等。此时患者多为虚实夹杂,合而为病。肺脾气虚者可用人参养荣汤加减;肺胃阴伤者可用麦门冬汤加减;气阴两虚者可用沙参麦冬汤加减;再根据湿毒瘀阻、痰瘀内阻的不同辨证加减。除中药汤剂外,还能采用其他中医预防方法。

1. 注重院内科普宣教　警惕肺部疾病如肺炎、慢性支气管炎向肺结节发展。其他西医科室肺部疾病患者,在接受西医治疗后,可于中医门诊采用中医辨证防治肺结节。

2. 注重情绪管理　情志失调也会导致肺结节。"肺主悲忧",悲伤和忧愁的情绪可以导致肺气抑郁,暗耗气阴,发为结节。对于多愁善感、悲伤的人群需要及时调整情绪。可采用五行音乐疗法,改善呼吸,调节情志。

3. 注重养生保健　养成良好的生活习惯,规律饮食。八段锦、太极拳具有调身、调息、调神的作用,可日常习练。

(二) 既病防变

肺结节不管是何病因,总归为因实致虚、因虚致实两种,表现为本虚标实、虚实夹杂。根据临床表现不同辨证施治。

(三) 愈后防复

肺结节特点是本虚标实,本虚指以肺脾肾三脏气血阴阳虚弱为主,标实为痰瘀互结,无纯虚、纯实之证。肺结节切除术,直伤肺脏血络,息道受损,呼吸受限,进一步损伤人体正气,术后多表现为气虚,见神疲、乏力、气短等,治以益气养阴为主,但也不可一味补益,以免余邪不清。在此基础上加入散结、行气、疏肝等中药,散去余邪。同时重视固护脾胃,运用培土生金之法补养肺气，运脾化湿，助肺宣肃，促进伏邪随痰液排出体外，防止肺结节复发。

（刘德芳、杨羚）

第二节　感染后咳嗽

（供稿单位：广东省人民医院中医科）

呼吸道感染的急性期症状消失后，咳嗽仍然迁延不愈，持续 3~8 周，胸部 X 线检查无明显异常者称为感染后咳嗽（post infectious cough，PIC），其中以病毒性感冒引起的咳嗽最为常见，又称为“感冒后咳嗽”。PIC 是亚急性咳嗽最常见的原因，既往有 PIC 病史和咳嗽敏感性增加的患者更容易发生 PIC。PIC 常为自限性，多能自行缓解，但也有部分患者咳嗽顽固，甚至发展为慢性咳嗽。

感染后咳嗽四季均见，老少皆有，是中医科门诊最多见的疾病之一。有顽固性咽喉发痒、干咳、无痰或少痰等症状，常因运动、吸入冷空气或讲话诱发加重。现代医学多将其归因于气道高反应性、炎症损伤修复等，但常规镇咳、抗炎治疗常效果有限，单纯西药治疗的效果并不理想。中医从“风、痰、虚”等核心病机出发，通过整体调治与个体化方案展现出独特优势。

一、感染后咳嗽中医诊疗优势

（一）整体观念：内外关联，标本兼治

中医注重外感余邪未清与内伤脏腑失调的关联性，避免“见咳止咳”的局限性。中医认为感染后咳嗽并非孤立病症，而是外感余邪与内伤脏腑交互作用的结果。外感风、寒、热等邪气残留于肺络，扰动气道，同时久咳耗伤肺气，累及脾肾，形成“外邪未尽、内虚已成”的复杂病机。例如，脾虚患者因运化失职，痰湿内生，与外邪相搏，表现为痰黏难咳、脘闷纳呆；肝郁化火者，气机不畅，木火刑金，则见呛咳阵作、胸胁胀痛。西医常

用镇咳药（如右美沙芬）仅抑制咳嗽反射，忽视痰湿壅塞或气阴两虚的深层问题，可能加重气道阻塞或引发便秘、口干等副作用，往往导致“闭门留寇”。

（二）动态辨证：阶段论治，精准调方

根据病程演变调整治则，契合疾病阶段性特点。感染后咳嗽的病程具有明显的阶段性特征，中医根据邪正消长规律动态调整治则，体现“因时制宜”思想。如急性迁延期（1~4 周）：风邪恋肺为主，症见咽痒即咳、遇风加重，治以疏风解痉；亚急性期（4~8 周）：痰瘀互结凸显，表现为咳嗽痰黏、胸闷隐痛，需化痰活血；慢性期（>8 周）：气阴两虚证多见，见干咳少痰、声嘶乏力，宜益气养阴。

（三）多靶点干预：复方协同，内外联动

中药复方与中医外治法形成多维度干预网络，从分子到整体层面协同起效。中药复方有免疫调节、黏膜修复、解痉平喘等作用机制。如黄芪、白术提升 Th1/Th2 平衡，抑制过度免疫反应；麦冬多糖促进气道上皮细胞增殖，甘草酸抑制 NF-κB 通路减轻炎症损伤；麻黄碱松弛支气管平滑肌，地龙含琥珀酸，可抑制组胺释放。

外治法，如针灸刺激列缺（肺经）、照海（肾经）调节迷走神经兴奋性，降低气道高反应性；穴位贴敷，使用白芥子、细辛等温通药物经皮吸收，直接作用于胸腺区，增强局部免疫；耳针，刺激耳穴“肺”“气管”，通过迷走 - 丘脑 - 皮层通路抑制咳嗽中枢。

中药复方内服与外治形成有效立体治疗网络。

（四）预防复发：体质重塑，治未病为先

通过扶正固本改善体质，降低反复感染风险，体现“既病防变”思想。中医“扶正固本”策略通过改善患者体质，阻断“感染—咳嗽—再感染”的恶性循环。

根据不同患者体质分型予以复方对体质进行纠偏。如气虚质患者易感风邪，予玉屏风散长期服用，提升卫外功能；阴虚质患者容易燥咳反复，用百合固金汤养肺阴，配合石斛代茶饮；痰湿质患者表现为痰多胸闷，以三子养亲汤化痰，辅以茯苓山药粥健脾。根据不同节气进行调养，且嘱患者适当调养情志，避免肝郁化火，诱发或加重咳嗽。

中医诊疗感染后咳嗽的四大优势，体现了从“整体观”到“治未病”的全周期管理思维。其核心在于将咳嗽视为全身功能失衡的局部表现，通过动态辨证把握病机演变，以多靶点干预修复病理环节，最终通过体质重塑实现“长治久安”。这一模式不仅符合现代医学“生物 - 心理 - 社会”医学理念，更为慢性咳嗽的防治提供了具有中国特色的解决方案。

二、感染后咳嗽中医临证经验

（一）综合医院中医科感染后咳嗽患者特点

1. 人群特征：多病交织的复杂性群体　综合医院中医科接诊的感染后咳嗽患者呈现独特的“三高”特征——高年龄相关性、高基础病共患率、高免疫脆弱性。以中老年、免疫力低下者居多，常合并过敏性鼻炎、胃食管反流等基础疾病。

2. 治疗史复杂：药物交互作用与中医破局路径　综合医院接诊患者在就诊中医科前多经历阶梯式西医治疗，包括抗生素、激素治疗，存在耐药性或药物副作用（如咽干、纳差），形成特有的“三药综合征”——抗生素耐药、激素依赖、微生态紊乱。中医治疗除了对原发病进行治疗，也要注意缓解之前治疗产生的副作用。

3. 心理焦虑：心身医学视角下的整合干预　病程迁延（>3 周）易引发患者焦躁情绪，导致“咳嗽 - 焦虑 - 免疫抑制”的恶性循环，需身心同调。

综合医院中医科接诊的感染后咳嗽患者具有鲜明的临床异质性，需从共病管理、药物减毒、心身同治三维度突破治疗瓶颈。通过融合现代病理机制与中医整体观，构建个体化干预方案，既可规避传统治疗的副作用，又能实现“咳止、体调、神安”的协同效应，为中西医协同诊疗提供创新范式。

（二）西医诊断标准的中医内涵解读

1. 病程标准（感染后咳嗽 ≥3 周）　西医将感染后咳嗽病程界定为 ≥3 周。中医从“久咳伤气”与“风邪伏肺”的动态病机转化解读其病机演变。长期咳嗽耗伤肺气，导致卫外不固、宣降失司，表现为气短乏力、声低懒言，符合《素问·咳论》“久咳不已，则三焦受之”的理论。肺气亏虚进一步累及脾肾。风邪具有“善行数变”“伏留络脉”的特点，可隐匿于肺络，遇外感诱因（如冷空气、异味）则反复触发痉挛性咳嗽，表现为阵发性咽痒呛咳，对应“风盛则挛急”的病机。现代研究显示，风邪伏肺与气道神经源性炎症（如 TRPV1 受体高表达）密切相关。

2. 气道高反应性　与“风邪善行数变”“肝风内动”致气道挛急相关。西医认为气道高反应性是感染后咳嗽的核心病理，中医则以“内外风邪相引”阐释其病机。

风邪“善行数变”的特性对应气道平滑肌异常收缩的快速性和游走性，如咳嗽突发突止、夜间加重。研究显示，风药（如麻黄、蝉蜕）可通过调节 cAMP/PKA 信号通路松弛支气管平滑肌。

“肝主疏泄”功能失调可致肝郁化火、引动内风，表现为呛咳伴胸胁胀痛、由情绪波动诱发。此与迷走神经张力增高导致的气道痉挛高度契合，此类患者血清白介素 -5（IL-5）、白介素 -13（IL-13）水平显著升高，中药青黛中的靛玉红可特异性抑制 Th2 型免疫反应。

3. 排除其他病因　西医强调通过影像学、病原学检查排除肺结核、肺脓肿等疾病，中医则通过四诊精细化鉴别。

西医诊断标准与中医病机的深度融合，为感染后咳嗽提供了“病证结合”的创新诊疗模式。通过解析“久咳伤气”与免疫修复、“风邪致痉”与神经炎症的关联，以及四诊技术对器质性病变的筛查价值，实现了从“对症压制”到“病机纠偏”的跨越，彰显了中西医协同的科学性与实用性。

（三）思路见地

1. 重舌脉、察体质：体质分型与靶向调护　不同体质人群感染后咳嗽有不同临床表现，舌脉与体质辨识是处方用药的核心依据，形成“因质施治”的特色路径。如阴虚体质（舌红少苔、脉细数）：多见于教师等用嗓过度人群，国医大师徐经世创制“润肺宁嗽汤”（北沙参、百合、诃子），配合石斛含漱液缓解咽干，同时叮嘱患者忌食辛辣、多饮桑菊薄荷茶。脾虚湿盛体质（舌淡胖边齿痕、脉濡缓）：肥胖或久坐者多见，要注意运脾化湿，提升脾的运化功能。肝郁火旺体质（舌边尖红、脉弦数）：焦虑失眠者常见，注意疏肝平肝，改善睡眠对于体质改善有益。同时要注意重视患者整体状态与疾病发展的“势”，主张顺势而为，避免过度干预机体自愈能力。

2. 注意减毒增效　综合医院中医科接诊患者多数经过阶梯式西医治疗，此时就诊患者除感冒后咳嗽，多数伴随药物副作用，如使用激素后失眠，服用抗生素后腹泻、纳呆，使用化痰药物后口干等。临床需要仔细询问病史及用药史，根据辨证加减用药。

三、感染后咳嗽中医诊疗特色

（一）病因病机

1. 外因　风、寒、热等余邪未尽，尤以“风邪袭肺”为核心，具有外邪伏留致病特点。外感六淫余邪中，风邪为致病主导因素，其善行数变的特性与感染后咳嗽迁延不愈的临床特征高度吻合。现代临床观察显示，约78% 的迁延性咳嗽患者存在喉痒即咳、遇风加重的风邪致病特征。寒、热之邪多依附风邪形成复合病邪，导致气道黏膜持续处于高敏状态，这与现代医学气道高反应性理论具有病理对应性。

2. 内因　肺失宣降为标，脾虚生痰、肝郁化火、肾不纳气为本。

（1）肺系失司：肺气宣肃功能受阻表现为标证，具体呈现两种状态。风寒束肺型患者多伴咳白痰、遇冷加重；风热恋肺型则见痰黄黏、咽痛残留。

（2）三焦失调：脾虚痰蕴者常见食少脘痞、痰多质稠，与消化功能紊乱相关的咳嗽在临床病例中占比较高；肝火刑肺型多伴胁胀口苦、夜咳明显，常见于压力诱发患者；肾不纳气者以动则气促、腰膝酸软为特征，多见于老年或体弱人群。

（二）治疗原则

1. 祛风解痉，截断病势传变　针对风邪伏肺的核心病机，选用蝉蜕、僵蚕等虫类药配伍荆芥、防风，通过调节气道神经肽（如 P 物质、降钙素基因相关肽）释放，抑制咳嗽反射弧敏感性。临床数据显示，含防风类方剂可使咳嗽频率降低 40%~60%。采用芍药甘草汤加减，其中白芍总苷能抑制支气管平滑肌 TRPV1 通道活性，现代药理学证实其解痉效果与 β_2 受体激动剂存在协同作用。

2. 分型论治，三焦同调　遵循上焦清肃、中焦运化、下焦固本的治疗原则，分证论治。

（三）治疗方案

1. 风邪袭肺，表邪未尽——多见于早期

症见：咳嗽，咽痒，咳嗽声重，咳痰色白清稀。

舌脉：舌质淡红，舌苔薄白，脉浮紧。

治法：疏风宣肺，利咽止咳。

方药：止嗽散加减。百部10g，炙甘草10g，紫菀10g，白前10g，陈皮10g，荆芥10g，桔梗10g。

2. 风痰郁肺——多见于中期

症见：咳嗽甚重，咳痰不爽，痰黏稠或稠黄或白。

舌脉：舌质红，舌苔薄黄，脉浮数。

治法：疏风开郁，宣肺止咳。

方药：小柴胡汤合半夏厚朴汤加减。柴胡10g，党参15g，姜半夏10g，黄芩15g，大枣10g，炙甘草10g，干姜5g，厚朴10g，茯苓30g，紫苏梗10g，白芍15g，桔梗10g，苦杏仁10g。

3. 肺阴亏耗——多见于后期

症见：干咳痰少，口干，咽干，大便干结，时有午后低热。

舌脉：舌质嫩红，苔少，脉细涩。

治法：养阴润肺止咳。

方药：麦门冬汤加减。麦冬30g，姜半夏10g，西洋参或太子参15g，甘草10g。如有痰黄加黄芩、前胡、浙贝母。

4. 肺脾气虚——多见于后期

症见：出现反复难愈的干咳、久咳、无痰或痰黏难咳，伴见口咽干燥，咽喉作痒，痒则咳嗽不止，纳呆，气短。

舌脉：舌淡或嫩红，苔薄白，脉细弱。

治法：健脾补气，宣肺止咳。

方药：六君子汤。党参15g，白术15g，茯苓15g，炙甘草10g，陈皮10g，姜半夏10g。脾阳虚者加淫羊藿15g、干姜10g、熟地黄30g，阳虚明显者加熟附子10g。

5. 其他治疗

（1）指压点穴配合灸法：用指压点穴配合隔姜灸治疗顽固性外感咳

嗽，指压点穴，取肺俞、定喘及辨证配穴合隔姜灸治疗。

（2）刺血疗法：选取的穴位组合，天突、膻中、中府（双）、大椎、肺俞（双）。刺血3~4日1次，每周2次；1周为1个疗程，共治疗2个疗程。疗程内痊愈的患者可随时停止治疗。

（3）推拿疗法：常用穴位肺俞（双）、大椎、天突、膻中、神阙、足三里。

（4）拔罐疗法：常用穴位肺俞（双）、大椎、脾俞、肾俞、膻中、足三里、涌泉。走罐法：选取督脉（大椎—命门）和足太阳膀胱经（风门—大肠俞），按从上到下的顺序进行。

（5）穴位贴敷疗法：白芥子、延胡索、甘遂、细辛等打粉后加生姜汁调成稠膏状，每天1~2次。常用贴敷穴位，取天突、大椎、风门、肺俞等穴位。

（6）食疗

1）橄榄冰糖水：生橄榄，冰糖。方法：将橄榄捣碎，加入冰糖和水炖20分钟。每天饮用3次。

2）百合蜜：新百合200g、蜂蜜适量，用蜜拌百合蒸软，时时含1片，吞液服食。可清肺宁神，用治肺热烦咳。

3）沙参百合粥：适量沙参、百合煮粥服用，适于气阴两虚咳嗽，痰少难咳，咽干舌燥患者。

四、中西医协同治疗特点与分析

1. 急性期协同　感染性咳嗽急性期以邪实为主，多因外感风、寒、热、毒等邪气侵袭肺卫，导致肺失宣肃、气逆而咳。西医以抗感染治疗为核心，通过抗生素、抗病毒药物迅速控制病原体，抑制炎症反应。然抗生素虽可直折病势，却易闭门留邪，且长期使用激素类药物易耗伤正气，形成依赖。中医通过祛风宣肺、清热解毒等方法截断病势传变，减少炎症因子过度释放，并扶正祛邪并重，既防外邪复入，又可减少激素用量，避免阳气耗损。西医直攻病原体，中医调和表里、透邪外出，二者相合可缩短病程，减轻气道高反应性，避免激素滥用导致的“卫阳不振”“肺气亏虚”等变证。

2. 缓解期主导　缓解期以正虚为本，余邪未净为标。西医治疗多停于症状缓解，然气道黏膜损伤未复、免疫功能紊乱，易致咳嗽迁延或反复发作。中医采用培土生金法，可补肺固表，肺脾同调，充养宗气，使“正气存内，邪不可干”。感冒后咳嗽迁延日久，久咳伤络，痰瘀互结，气道重塑受阻，中医采用化痰逐瘀法，修复气道，促进纤毛运动与黏膜修复。针对抗生素或激素使用后气阴两伤者，予养阴润肺，调和阴阳，改善气道干燥敏感。西医控制急性炎症后，中医通过整体调节免疫稳态（“扶正祛邪”）、改善局部微环境（“通络化痰”），降低气道高反应性，从根源减少复发，契合“治未病”思想。

3. 治疗副作用协同处置　抗生素属“苦寒攻伐”之品，易损伤脾胃阳气，导致运化失司，湿浊内生，表现为纳呆、腹泻、舌苔厚腻等“脾虚湿困”之象。肠道菌群紊乱进一步削弱正气，形成恶性循环。中医通过调理脾胃气机升降（“脾主升清，胃主降浊”），修复肠道屏障功能，既缓解抗生素的副作用，又增强机体抗病力，与西医形成“祛邪不伤正，扶正不留邪”的互补格局。

五、中医治未病

（一）饮食调护：培土生金

肺为娇脏，主宣发肃降，而“脾为生痰之源，肺为贮痰之器”，饮食失宜易致痰湿内生，壅阻肺络，成为咳嗽伏邪。平素脾虚湿盛者，可常食山药、茯苓、薏苡仁等健脾利湿，辅以陈皮、橘络理气化痰，使“脾气散精，上归于肺”，杜绝痰湿内生。忌过食生冷（损伤脾阳）、肥甘厚味（助湿生热）、辛辣炙煿（耗伤肺津），避免“饮食自倍，肠胃乃伤”，酿生湿热，上蒸于肺。以“药食同源”之理调和脏腑，培土以实卫，养阴以润燥，使“邪无所凑”。

（二）情志导引：疏肝理气，燮理气机

“悲忧伤肺”“肝火犯肺”，情志失调可致气机逆乱，木火刑金，诱发或加重咳嗽。肝郁化火者，常按揉太冲、膻中穴疏肝解郁；练习“六字诀”之“嘘”字诀（疏肝）、“呬”字诀（清肺），引气下行，使“木郁达之，火郁发之”。焦虑、悲伤过度者，可通过五禽戏“鸟戏”舒展胸廓，配合调息（深吸缓呼），收敛神气，安定“肺藏魄”之功，避免“气耗神散”而卫外不固。慢性咳嗽患者易生忧思，可借琴棋书画移情悦志，疏解郁结，防止“久咳伤肝，子盗母气”之变。情志导引重在“形神共调”，通过疏肝、宁心、安肺，

维持“气机升降有序”，阻断“七情内伤转变为气逆咳喘”之链。

（三）节气防病：因时制宜，御邪固表

“虚邪贼风，避之有时”，六淫外袭常与节气更迭相应，需顺应四时阴阳消长，调整防病策略。春季风木当令，风邪挟温毒上犯，可提前服玉屏风散益气固表，或以桑叶、菊花、薄荷代茶饮清宣肺热，防“温邪上受，首先犯肺”。暑湿交蒸之季，多用藿香、佩兰芳香化浊，辅以赤小豆、冬瓜皮利湿健脾，避免“湿聚成痰，痰阻气道”之咳。秋燥当令，宜食银耳、麦冬、石斛润肺生津；冬季寒气盛，可灸肺俞、肾俞穴温阳纳气，培补“金水相生”之机，防寒邪引动伏痰。四立（立春、立夏等）、二分二至（春分、秋分、冬至、夏至）为阴阳转化之机，易感外邪，可贴敷肺俞、大椎穴以扶正祛邪，或服小柴胡汤调和少阳枢机，顺应“天人相应”之理。以“因时制宜”为纲，结合“五运六气”预判邪气偏胜，早用食疗、外治、导引等法，实现“正气存内，邪不可干”。

中医治未病防治感染性咳嗽，以“整体观”为核心，融饮食、情志、节气三者于一体：饮食调护，立足“脾胃为后天之本”，培土生金以绝痰源；情志导引紧扣“肝肺气机相因”，疏泄条达以防木火刑金；节气防病顺应“四时阴阳之道”，御邪固表以阻断外侵。三者协同，可调体质、御外邪、防传变，如此，则“阴平阳秘，精神乃治”，实现未病先防的目的。

（付婷婷）

第三节　变应性鼻炎

（供稿单位：首都医科大学附属北京同仁医院传统医学科）

变应性鼻炎（allergic rhinitis，AR）是特应性个体暴露于变应原后主要由免疫球蛋白 E（IgE）介导的鼻黏膜非感染性慢性炎性疾病，已成为主要的呼吸道慢性炎性疾病。变应性鼻炎属中医学“鼻鼽”“鼽涕”等范畴，典型症状为阵发性喷嚏、清水样涕、鼻痒和鼻塞，变应原检测阳性。西医治疗药物主要有糖皮质激素类药物、抗组胺类药物、白三烯受体拮抗剂、抗胆碱类药物等。

一、变应性鼻炎中医诊疗优势

西医治疗本病在干预发病机制方面具有精确性，多可迅速缓解症状，但是也因此而出现过于细化、忽视整体的情况，另外，治疗多严格遵循指南，千篇一律，缺乏个体化治疗方案。针对变应性鼻炎的治疗，中医始终坚持整体观和辨证论治，将患者看作一个整体，既重视局部鼻炎症状，也重视全身其他症状，既考虑鼻部辨证，也考虑全身辨证，治鼻不忘全身，治病强调辨证，为患者量身定做个性化治疗方案，兼顾整体与局部，平衡辨病与辨证，重在调理患者自身阴阳的失衡，力求达到阴平阳秘、阴阳平衡之境。

二、变应性鼻炎中医临证经验

（一）综合医院中医科变应性鼻炎患者特点

临床中多数该病患者在综合医院就诊时首诊会选择西医耳鼻喉科或西医变态反应科，经过西医医生的检查，可以积极有效排除器质性疾病，明确变应性鼻炎的西医诊断。西医治疗药物起效快，改善临床症状效果较好，但是停药后复发风险高，部分患者在经历一段时间的西医治疗后选择中医治疗，此类患者往往具备以下特点：

1. 大多数患者确诊变应性鼻炎时间超过 6 个月，有西医明确诊断，较少数患者症状出现时间短，尚未诊断，首选中医门诊就诊。

2. 季节性变应性鼻炎患者在春秋花粉季症状明显，使用糖皮质激素及抗组胺等药物后症状减轻，但停药后易于复发。常年性变应性鼻炎患者不能坚持长期规律使用鼻喷激素及口服西药，症状时轻时重。

3. 部分中重度患者规律使用各类西药，但疗效不佳，或初起有效但随着时间增加而疗效减弱。部分患者因长期使用药物出现副作用，如激素外用喷鼻可引起鼻出血及鼻腔黏膜干燥等。部分患者大剂量应用类固醇药物治疗疗效差或无效果，属于类固醇抵抗型变应性鼻炎。部分患者经正规西医药物治疗症状无改善，属于难治性变应性鼻炎。

4. 很多变应性鼻炎患者并发全身多系统疾病，如变应性结膜炎、支气管哮喘、咳嗽等，西医治疗效果不满意，患者情绪、睡眠受影响，产生焦虑、抑郁状态。

总体来说，综合医院中医科就诊的变应性鼻炎患者多数经历过西医治疗，可因鼻炎反复发作、药物不良反应、疗效不满意、并发全身多系统疾病等多种因素至中医科就诊，西医专科医生难免缺乏整体把握，而中医的特点是强调整体观，针对鼻炎和并发疾病可以从患者体质状态、脏腑功能宏观把握，辨病辨证、内治外治同时治疗。因此，很多患者希望通过中医方式治疗鼻炎及并发疾病，“一站式”解决全身多系统问题。

（二）诊断标准相关中医内涵解读

《中国变应性鼻炎诊断和治疗指南》明确了变应性鼻炎诊断标准，对于其典型症状，中医医生将其与中医病机相结合，从中医角度给予解读。

1. 阵发性喷嚏　为反射性动作，阵发性发作。中医学中正常的嚏是生理表现，人体阳气调和顺畅，充满心胸，气出走于鼻，可见喷嚏。若卫表不固，邪气乘虚而入，正邪交争于鼻窍，鼻窍气机不利，气出鼻窍不顺，则连续多次喷嚏以通利鼻窍气机。

2. 清水样涕　大量清水样涕，为鼻分泌亢进的特征。中医认为涕为鼻黏膜分泌液，有润泽鼻窍之用。外邪侵袭，肺气失宣，气不摄津，津液外溢，则涕清似水自流不收。

3. 鼻痒　鼻黏膜神经受到刺激后发生的特殊感觉。肺开窍于鼻，外邪袭肺，于鼻中与正气相搏，正欲格邪外出，邪欲留滞鼻窍，邪正交织，鼻窍忽有邪至，忽有邪去，如蜻蜓点水，风过湖面，故鼻痒难耐。

4. 鼻塞　鼻黏膜水肿则鼻塞明显。肺受外邪，失于清肃，通调水道不力，水津输布失常，水津滞于鼻腔，挤占鼻腔气道，气道窄则鼻中通气受阻，鼻塞明显。

（三）思路见地：中医个性化治疗

1. 轻重不同，调整阴阳　西医《指南》按疾病严重程度将变应性鼻炎分为轻度和中重度，中医认为无论轻度或是中重度，其本质都是阴阳失衡，都应以调整阴阳平衡为最终目的。调整阴阳，既是治疗手段的概括，也是患者中医治疗个性化的最好体现，同是变应性鼻炎，患病程度虽分轻重，阴阳失调的类型却有可能相同，出现轻症重症相似治疗，又有同是重症，阴阳失调状况不同，治疗迥异的现象，因此，轻重症对于中医而言，是如何调整患者阴阳平衡的个性化依据之一。

轻度：症状轻微，对日常生活、工作学习睡眠等未产生明显影响。轻度患者多属阴阳失衡不重，即使有正虚也不明显，所谓“正气存内，邪不可干”，正气尚足，有力抗衡，虽有邪侵而为患不甚，稍调阴阳，可平鼻症。

中重度：症状较重或严重，对生活质量产生明显影响。此类患者阴阳失衡偏重，正气大亏者，如浮萍无根、枯水乏源，可见多脏虚损，尤以肺脾肾亏虚多见，甚则阴阳两亏。邪气实者，传统认为以外感风邪、内生虚寒、肺经热盛多见，我科认为临床之中还有脾经湿热非常多见，孔伯华先生曾有“湿热何其多”的观点，现代人饮食不节，损伤脾胃，脾虚生湿，湿聚化热，湿热随经上扰，邪盛伐正，聚于鼻端，阴阳不平，可见重症变应性鼻炎。

2. 长短相异，季节有别　西医《指南》认为变应性鼻炎按变应原种类可分为季节性和常年性，按症状发作时间可分为间歇性和持续性，中医认为分类是共性，不同患者既要关注其共性的分类，也要在分类中寻找其个性的特点，避免雷同的治疗。同时，不同分类的患者，又可能因相同的辨证而有相似的治疗，不能因分类不同而否认治疗的相似性，不同分类交织在一起，又有多种变化可能。因此，每个患者的中医辨治都是量体裁衣，独具个性的。

(1)季节性及间歇性变态反应：变应原多为花粉、真菌，有明确的季节性，间歇性发作时间小于4周，发作与地理环境和气候条件等因素相关。这类患者应当采取一定的物理防治措施，减轻变应原的侵袭。中医角度考虑外感邪气为主因，尤其要关注风邪，风性清扬开泄，善兼夹其他邪气，亦可兼夹花粉、真菌为患，因此，治疗时多以疏风法为基础。

(2)常年性及持续性变态反应：变应原多为尘螨、蟑螂、动物皮屑等常年吸入性过敏原，发作呈长期性，持续性发作时间多大于4周。中医角度此类患者虽有一定外邪侵袭，但更应关注自身的正气不足，尤以肺脾肾亏虚多见，肺开窍于鼻，与鼻密切相关，肺气不足失于充养调摄，鼻部难挡外邪侵扰。肾为先天之本，脾为后天之本，脾肾亏虚，气血失其本源，人体难抗外邪，因此常年处于正邪胶着的变态反应状态。

三、变应性鼻炎中医诊疗特色

（一）病因病机

中医治疗变应性鼻炎，最具特点的是辨证论治，每个患者又分为局部辨证、全身辨证，治疗时需综合考虑。

1. 肺气虚寒证　肺为娇脏，不耐邪侵，日久肺气亏虚，气虚则寒，气虚鼻痒喷嚏，寒扰则流清涕，进而鼻塞。

2. 脾气虚弱证　脾为后天之本，脾气亏虚，鼻肺失荣养，鼻中气机不畅，喷嚏鼻痒鼻塞，气虚失于固摄则见流涕。

3. 肾阳不足证　肾阳不足，五脏皆失温煦，鼻肺必被寒扰，寒邪内盛，流清稀涕，鼻塞明显。

4. 肺经伏热证　肺本有伏热，遇外邪引动，扰动鼻窍，鼻痒喷嚏，热邪灼津，流黏稠涕，肺气虚不摄津，热不及化，亦可见流清涕。

5. 肺热脾湿证　既有肺经伏热，又有脾经湿热，湿热循经上犯鼻窍，湿性重浊，可见黏稠涕，亦有湿热不及浊化见清稀涕者，湿阻不畅，可见鼻塞喷嚏。

（二）治疗方案

1. 药物治疗　辨证选取中药方剂。

（1）肺气虚寒证：此证应益气固表、温肺散寒。可予温肺止流丹合玉屏风散、小青龙汤、葛根汤等。

（2）脾气虚弱证：此证需健脾益气、升阳固表。可予补中益气汤合玉屏风散、桂枝加黄芪汤、柴胡桂枝汤等。

（3）肾阳不足证：此证需补肾固本、温阳化气。可予金匮肾气丸、麻黄附子细辛汤、小续命汤、续命煮散等。

（4）肺经伏热证：此证需宣肺清热、通利鼻窍。可予辛夷清肺饮、三黄石膏汤、解肌汤等。

（5）肺热脾湿证：此证需清热化湿、宣通鼻窍。可予清肺健脾汤（孔嗣伯经验方：生石膏、生麻黄、黄芩、桑白皮、夏枯草、辛夷、炒苍耳子、生薏苡仁、茯苓、羚羊角粉）加减。

2. 针灸治疗　肺气虚寒证可选取百会、风池、迎香、印堂为主穴，肺俞、太渊为配穴。脾气虚弱证可选百会、迎香、印堂、合谷为主穴，足三里、脾俞为配穴。肾阳不足证可选百会、迎香、印堂、足三里为主穴，肾俞、命门为配穴。肺经伏热证可选迎香、印堂、风池、合谷为主穴，大椎、鱼际为配穴。肺热脾湿证可选百会、迎香、印堂、风池、合谷为主穴，阴陵泉、丰隆、曲池为配穴。针灸行气血通鼻窍，往往可以立见成效。

3. 特殊针刺　针刺蝶腭神经节是1968年由北京同仁医院李新吾教授首创，以60mm的针灸针从颧骨下进针，刺激位于面颊深处的蝶腭神经节，可以双向调节交感神经和副交感神经，有效改善鼻腔通气功能，此法不必留针，每周治疗1次，取穴少，刺激量大，疗效持久。

4. 穴位贴敷治疗　初伏取肺俞、大杼、脾俞，中伏取大椎、风门、肾俞，末伏取肺俞、膈俞、膏肓。每年夏季“三伏”期间贴敷于上述穴位，每伏贴3天，每次贴6~8小时。皮肤过敏者慎用。

5. 耳穴压豆治疗　选取肺、肾、脾、神门、风溪、内鼻、肾上腺、内分泌耳穴区，双耳交替，每3天换贴1次，每日按压4~5次，8次为1个疗程。

6. 中药外治　滴鼻法：可选用芳香通窍的中药滴鼻剂滴鼻。嗅法：可用白芷、川芎、辛夷、薄荷、细辛、紫苏叶、藿香等共研细末，置于纱布包或香囊内，时时嗅之。

7. 推拿治疗　推拿治疗本病是中医特色治疗技术，以按、揉、推、擦等手法为主，可达到祛风散寒、通利鼻窍的作用。

综上所述，变应性鼻炎是一个独立的疾病，临床症状特有，诊断标准明确，中医辨证虚实皆有，相对复杂。中医治疗手段多样，但应紧紧抓住辨证论治这一核心，先确定证型，再决定中医、针灸、按摩等各种治法的选取，综合医院中医科医生还需注意患者中西医同时治疗的相关问题。

四、中医治未病

（一）注重院内及科普宣教

从中医的养生饮食方案着手，关注变应性鼻炎人群特点，少食海鲜、羊肉、辛辣刺激的发物食品是对每个变应性鼻炎患者的饮食要求。另外，还应根据不同证型特点量身定做饮食建议，脾虚者可选用山药、莲子、大枣，肺虚者可考虑百合、银耳，肾阳不足者可选取黑豆、胡桃仁。

（二）注重生活方式管理

很多变应性鼻炎患者发病与生活规律紊乱相关，应注重规律睡眠，以早睡为佳。

（三）注重生活环境管理

保持环境清洁，尽量避免粉尘、花粉、动物毛发等刺激，花粉季节尤其做好防护，减轻变应原刺激。

（四）注重情绪管理

本病长期反复发作，对患者情绪会造成很大的影响，从而导致患者产生焦虑、抑郁情绪，不利于病情控制，应当鼓励患者持乐观心态面对疾病，平稳情绪，积极治疗。

（段颖、廉海红）

第四节　咳嗽变异性哮喘

（供稿单位：解放军总医院中医医学部）

咳嗽变异性哮喘（cough variant asthma，CVA）是以慢性咳嗽为主要临床表现的特殊哮喘类型，常于夜间或清晨发作，遇冷空气、异味刺激加重。综合医院慢性咳嗽的就诊率高，西医治疗以吸入性糖皮质激素（ICS）和 β_2 受体激动剂为主，能够在短期内缓解症状。中医称之为“风咳”“痉咳”，属“哮病”“咳嗽”范畴。中医通过辨证施治，能够从根本上调节体质，增强机体免疫功能，减少病症反复。中西医协同治疗模式具有其独特优势。

一、咳嗽变异性哮喘中医诊疗特色

综合医院西医科室对咳嗽变异性哮喘的治疗多采用支气管扩张剂、吸入性糖皮质激素等药物，以缓解气道高反应性、抑制炎症反应为主，虽能短期控制咳嗽症状，但部分患者停药后易反复发作，且长期使用可能引发咽部不适、声音嘶哑等局部不良反应；此外，西医治疗常聚焦于气道炎症本身,对患者体质差异、环境因素及伴随症状的综合调理关注较少。中医治疗咳嗽变异性哮喘基于"整体观"和"辨证论治"理论,遵循"发时治标,缓时治本"的原则,形成中药内服、穴位贴敷、针灸、推拿、饮食调护等多维度的个体化诊疗方案。预防阶段,强调"避外邪、调体质",通过防寒保暖、避免接触过敏原(如花粉、尘螨)等措施减少外邪侵袭,同时注重健脾益肺、固护正气,增强机体抗病能力,预防疾病发生。治疗阶段,以"疏风宣肺、调和气机"为核心,针对风邪犯肺、肺脾气虚、肝火犯肺等不同证型,灵活选用疏风解痉、健脾化痰、清肝泻火等治法,如中药方剂中常用麻黄、僵蚕祛风解痉,黄芪、白术补益肺脾,辅以针灸刺激天突、肺俞等穴位以宣通肺气,结合推拿手法疏通经络,改善气道痉挛。预后阶段,主张"扶正固本,防病复作",通过食疗、适度锻炼及情志调摄(避免忧思郁怒伤肝犯肺)巩固疗效,减少复发风险,实现"既病防变,瘥后防复"的目标。

二、咳嗽变异性哮喘中医临证经验

(一) 综合医院中医科咳嗽变异性哮喘患者特点

当前,CVA 的发病率逐年上升,且因其症状隐匿、易误诊漏诊,多呈迁延难愈的特点。综合医院中医科接诊的咳嗽变异性哮喘患者群体具有病因多元、症状反复、合并症复杂等特征,其慢性咳嗽不仅影响生活质量,还可能因气道持续高反应性进展为典型哮喘,或诱发呼吸道感染、肺功能下降等并发症。咳嗽变异性哮喘患者的就诊特点可概括如下:

1. 年龄分布与人群特异性　咳嗽变异性哮喘多见于儿童及青壮年,儿童患者常因反复呼吸道感染诱发咳嗽,易被误诊为"慢性支气管炎";成人患者则以过敏体质者居多,且女性因情志敏感、肝气易郁,更易出现咳嗽迁延不愈。

2. 遗传与环境因素交互作用　患者多有过敏性疾病家族史(如哮喘、过敏性鼻炎、湿疹),遗传易感性与环境因素(如冷空气、尘螨、花粉、PM2.5)共同作用,导致气道高反应性。此类患者除先天禀赋不足外,常合并地域、季节等外邪诱发特点,如秋冬季寒燥犯肺或春季风邪袭表时咳嗽加重。

3. 病程慢性化与反复性　咳嗽多持续8周以上，夜间或凌晨加重，部分患者因误诊或治疗不彻底，咳嗽症状反复发作，迁延数月至数年。若未规范干预，约30%~40%患者可能进展为典型哮喘，这就体现出"未病防变"的重要性。临床上常见患者辗转呼吸科、耳鼻喉科、中医科多科室就诊，尝试抗过敏、镇咳药物及抗生素等，然疗效不稳定，最终寻求中医综合调理。

4. 病因与合并症复杂性　患者常合并上呼吸道疾病（如过敏性鼻炎、鼻窦炎）、胃食管反流病或情志失调（焦虑、抑郁），咳嗽既可为独立症状，亦可为其他疾病的继发表现。中医辨证需区分"风邪犯肺""肝火犯肺""脾虚痰伏"等不同病机，部分患者兼夹寒、热、燥、痰等病理因素，证候虚实夹杂。

（二）咳嗽变异性哮喘诊断标准相关中医内涵解读

《咳嗽的诊断与治疗指南》明确了咳嗽变异性哮喘的诊断标准，包括慢性咳嗽（病程≥8周）、气道高反应性（支气管激发试验阳性）、支气管舒张剂有效等，结合《咳嗽变异性哮喘中西医结合诊疗专家共识》，将中医内涵解读如下：

1. 慢性咳嗽（病程≥8周）　中医学认为"久咳伤肺"，《素问·咳论》提出"五脏六腑皆令人咳，非独肺也"，强调咳嗽与整体气机升降失常相关。风邪犯肺，留恋不去，气道挛急，致咳嗽反复发作，符合"风盛则动"的特点，表现为阵发性呛咳、咽痒即咳；久咳伤津，炼液为痰，或脾虚生痰，痰阻气机，血行不畅，形成痰瘀，胶结于气道，表现为咳嗽迁延、痰黏难咳。

2. 气道高反应性（支气管激发试验阳性）　中医归因于"肝肺气逆"与"风盛挛急"。肝风内动，气道挛急：情志失调或外邪引动肝风，风邪上扰肺络，致气道挛急、痉挛性咳嗽，对应西医"气道高反应性"。再者，肺气失于肃降，气逆上冲，气道挛急，表现为刺激性干咳，遇冷风、异味等外邪触发。

3. 支气管舒张剂有效　西医通过舒张气道平滑肌缓解症状，中医认为此效与"疏肝调气、解痉止咳"相通。肝气郁结，横逆犯肺，致肺气上逆而咳，疏肝理气可恢复肝肺气机升降，如柴胡、白芍等药配伍，与支气管舒张剂"解痉"机制异曲同工。再者，风邪致气道挛急，中药如僵蚕、地龙等虫类药擅祛风通络、解痉平喘，与西医解痉药物靶向协同。

4. 咳嗽诱发因素（冷空气、运动等） 中医归因为“正气不足，卫外不固”与“外邪引动伏痰”。正如《灵枢·本脏》所言，“卫气者，所以温分肉，充皮肤，肥腠理，司开阖者也”，肺卫不固者遇冷空气或运动后腠理开泄，风邪乘虚而入，引动伏痰，发为咳嗽。痰饮内伏于肺，外邪（如寒、燥、风）触动宿痰，痰气交阻，气道挛急，表现为咳嗽突发突止。

5. 伴随症状（胸闷、咽痒、夜间加重） 肝郁气滞，气机不畅，胸胁为肝经所过，故见胸闷；风邪袭肺，上扰咽喉，喉为肺之门户，风胜则痒。再者，夜间阳气入阴，若阴虚火旺或痰热内蕴，阳入于阴时扰动邪气，则咳嗽加重。

（三）思路见地

咳嗽变异性哮喘的中医内涵以“风邪犯肺、气道挛急”为核心，涉及肝气横逆、脾虚生痰、肺卫不固等脏腑功能失调。中西医结合诊断时，既需参考西医客观指标（如气道高反应性），又需结合中医辨证分型（如风咳、痰咳、肝咳），通过“祛风解痉、化痰通络、调和肝肺”等治法，实现标本同治，体现“病证结合”的诊疗优势。

三、咳嗽变异性哮喘中医诊疗特色

（一）病因病机

CVA 的病因复杂，总体责之于“外感风邪引动伏痰，气机逆乱，脏腑失和”，常由六淫侵袭、饮食不节、情志失调、体虚劳倦等因素交织致病，具体分述如下。

1. 外感风邪，伏痰内生 风为百病之长，善行数变，易夹寒、热、燥、湿等邪气侵袭肺络，外感风邪内舍于肺，肺气壅滞，宣降失常，气道挛急，发为突发呛咳。风邪久羁或反复外感，肺脾失调，津液不化，凝聚为痰，伏藏于肺，形成“伏痰宿根”，遇邪引动则痰气交阻，咳嗽缠绵难愈，即“无痰不作咳，痰为哮咳之根”。

2. 饮食不节，痰湿困脾 脾胃为生痰之源，饮食失宜损伤中焦运化，过食生冷，寒饮伤脾，脾阳不振，水湿不化，聚湿成痰，上贮于肺，壅塞气道，致咳嗽痰多、胸闷气促。嗜食肥甘，肥甘厚味酿生湿热，湿热蕴肺，灼津为痰，痰热胶结气道，则致咳嗽，痰黄黏稠、咳吐不利。饮食偏嗜，辛辣燥热之品耗伤肺阴，虚火灼肺，引发干咳少痰、夜间加重。

3. 情志失调，肝肺气逆　情志过极影响肝肺气机升降，诱发或加重咳嗽，肝郁化火，忧思恼怒致肝失疏泄，气郁化火，肝火循经上逆犯肺，灼伤肺络，发为阵咳、胸胁胀痛，即“木火刑金”。肝风内动，肝阳亢盛化风，风邪循经上扰肺络，致气道挛急，表现为呛咳突发突止、咽痒如蚁行。

4. 体虚劳倦，正气不固　久病耗伤或先天禀赋不足，致肺、脾、肾三脏虚损，形成“本虚标实”之证，肺气虚卫弱，肺气不足，卫外失司，易感外邪，反复触发咳嗽，症见咳声低微、自汗恶风。脾气虚痰盛，脾失健运，痰湿内生，上贮于肺，咳嗽痰多、纳呆便溏，即“脾为生痰之源，肺为贮痰之器”。久病及肾，肾不纳气，气浮于上，致咳喘迁延、动则加重；或肾阴不足，虚火灼肺，见干咳少痰、五心烦热。

（二）治疗方案

中医治疗以“祛风解痉、化痰通络、调和脏腑”为原则，采用多维度个性化疗法。

1. 中医辨证论治

(1) 风邪犯肺证：证候可见突发咽痒呛咳，遇风加重，干咳无痰，舌淡红、苔薄白，治以疏风宣肺、解痉止咳之法，予止嗽散合过敏煎加减。

(2) 痰热壅肺证：证候可见咳嗽痰黄黏稠，胸闷气促，舌红苔黄腻，治以清热化痰、宣肺止咳之法，予清气化痰丸加减。

(3) 肝火犯肺证：证候可见咳嗽阵作，胸胁胀痛，情绪波动诱发，舌红苔薄黄，治以清肝泻肺、降逆止咳之法，予黛蛤散合泻白散加减。

(4) 肺脾气虚证：证候可见咳嗽声低，乏力自汗，食少便溏，舌淡胖有齿痕，治以健脾益肺、化痰止咳之法，予六君子汤合玉屏风散加减。

2. 针灸治疗　以肺经、肝经、任脉穴位为主，兼顾调理脾胃。主穴以肺俞、列缺、天突、太渊、太冲、风池为主，风邪盛加风门、合谷；痰多加丰隆、中脘；肝郁加期门、阳陵泉。平补平泻，留针 20~30 分钟，每周 3 次，10 次为 1 个疗程。

3. 穴位贴敷　穴位以肺俞、膻中、定喘、天突为主，配合三伏贴（夏季贴敷）。将白芥子、细辛、甘遂、延胡索等研末，姜汁调糊。功能温肺化痰、祛风解痉，降低气道高反应性。

4. 耳穴治疗　以肺、气管、神门、交感、肾上腺、风溪（过敏区）为主，王不留行籽贴压，每日按压3~5次，每次1分钟，双耳交替。功能调节肺气、镇静解痉，缓解夜间咳嗽及焦虑情绪。

5. 推拿疗法　背部，沿膀胱经推拿肺俞、风门、脾俞，点揉法疏通肺气；胸腹部，分推膻中至胁肋，摩腹健脾化痰；四肢，按揉列缺、太渊、丰隆，掐按太冲疏肝理气。功能调和气血，缓解气道痉挛，改善咳嗽症状。

6. 拔罐疗法　沿背部膀胱经（肺俞至膈俞）走罐，适用于风寒袭肺证；肺俞、风门、大椎留罐5~10分钟，适合痰湿内阻证。功能祛风散寒、疏通肺络，改善气道痉挛。皮肤破损、凝血功能障碍者禁用。

7. 艾灸疗法　以大椎、肺俞、脾俞、肾俞为主穴位，艾条悬灸，每穴10~15分钟，以局部潮红为度。功能温阳散寒、扶正固本，适用于虚寒型咳嗽。阴虚火旺者慎用。

8. 饮食调护　风咳证，可选用罗汉果雪梨汤（罗汉果、雪梨、杏仁）；痰热证，可选用川贝炖枇杷（川贝母、枇杷叶、冰糖）；肺虚证，可选用黄芪山药粥（黄芪、山药、粳米）。避免生冷、辛辣、发物。

9. 情志与导引疗法　通过五音疗法（如角调音乐疏肝）、呼吸冥想缓解焦虑；亦可通过八段锦，重点练习“双手托天理三焦”“调理脾胃须单举”以改善免疫反应等。

四、中西医协同治疗特点与分析

（一）协同治疗特点

西医通过支气管激发试验、肺功能检测、呼出气一氧化氮测定等客观指标明确CVA诊断，排除慢性支气管炎、胃食管反流性咳嗽等疾病。中医在确诊基础上，结合四诊（望、闻、问、切）辨明证型（如风邪犯肺、痰热壅肺、肝火犯肺等），制定个体化方案。例如，西医确认气道高反应性后，中医针对“风邪伏肺”证型采用祛风解痉法，或对“脾虚痰阻”证型施以健脾化痰法，实现病证同治。

西医应用短效β_2受体激动剂（如沙丁胺醇）可快速缓解气道痉挛，吸入性糖皮质激素（如布地奈德）抑制气道炎症，但长期使用可能引起咽部刺激、骨质疏松等副作用。通过中药（如麻黄、僵蚕祛风解痉）、针灸（肺俞、列缺调节气机）等可改善体质、减少复发，但部分患者认为中医治疗起效较慢。急性期联用西药快速止咳与中药祛风化痰（如苏黄止咳胶囊），缓解期以玉屏风散固表防复，可减少激素用量，降低复发率，达到“急则治标，缓则治本”的效果。

（二）协同治疗分析

中西医在CVA治疗中各有优势，需遵循“病证结合、阶段干预、优势互补”的原则。

1. 急性发作期 以西药为主（如支气管扩张剂 + 激素），快速控制咳嗽及气道炎症，辅以中医祛风解痉（针灸天突、中药炙麻黄）缓解痉挛，避免病情进展为典型哮喘。

2. 慢性迁延期 以中医为主，通过辨证分型调和脏腑（如六君子汤健脾、黛蛤散清肝），结合穴位贴敷（三伏贴）改善过敏体质，逐步减少西药依赖。

3. 预防缓解期 采用中医“冬病夏治”（三伏贴）、饮食调护（百合银耳羹润肺）巩固疗效，西医定期监测肺功能，防范复发。

（三）临床决策要点

儿童及孕妇，优先选择中医外治法（推拿、贴敷）减少药物副作用。过敏体质，中西医联合脱敏治疗（如抗组胺药 + 玉屏风散调节免疫）。情志相关咳嗽，疏肝中药（柴胡、白芍）联用心理疏导，改善肝肺气逆。

总之，中西医协同治疗CVA，既发挥西医精准控症的“速效性”，又利用中医调和体质的“根治性”，通过阶段化、个体化方案，实现“止咳 - 防哮 - 固本”的全周期管理，可显著提高疗效并改善患者生活质量。

五、中医治未病

1. 起居调摄，避风御邪 避免冷空气刺激，注意颈部、胸背部保暖；早睡以养肺阴，顺应四时调整起居。

2. 饮食调养，培土生金 饮食宜清淡甘润，多食健脾润肺之品（如山药、百合、银耳、莲子），咳嗽发作期可饮罗汉果蜂蜜水润肺止咳。忌生冷海鲜、辛辣燥热、发物（如虾、蟹、芒果）及过甜、过咸食物。

3. 情志调畅，疏肝理肺　避免忧思恼怒，防止肝气郁结化火犯肺，可通过五音疗法（角调疏肝）、静坐调息（腹式呼吸）疏解压力。

4. 运动养生，强肺固表　选择太极拳、八段锦、慢跑等和缓运动，重点练习“双手托天理三焦”等招式以宣肺气。呼吸训练，每日练习“呬字诀”（六字诀之一）或缩唇呼吸，增强肺活量及气道耐受力。

（张印、崔艺馨、杜婧淳）

第五节　慢性支气管炎

（供稿单位：北京大学第一医院中医、中西医结合科）

慢性支气管炎（chronic bronchitis，CB）是指特应性个体长期暴露于有害因素后，主要由气道炎症反应引起的气管、支气管黏膜慢性非感染性炎性疾病，已成为主要的呼吸系统慢性疾病之一。慢性支气管炎属中医学“咳嗽”范畴，典型症状为持续性咳嗽、咳痰，活动后气短，部分患者可伴有喘息和胸闷，长期吸烟史或职业暴露史是重要诊断线索。西医治疗主要包括支气管扩张剂、吸入性皮质类固醇、抗生素（用于急性加重期）等。本病中西医优势不同，治疗各有特点，中医治疗的优势体现在预防慢性支气管炎的急性发作，以及减轻慢性支气管炎的临床症状。现将中医特色诊疗方案简述如下。

一、慢性支气管炎中医诊疗优势

慢性支气管炎的中医诊疗在整体观念、个性化治疗、副作用少、改善体质、预防和心理调适等方面展现出独特的优势，尤其在应对西医治疗的局限性方面更为突出。中医注重整体调理，从全身角度辨证施治，不仅针对局部症状，还关注患者的体质和生活习惯，力求标本兼治；同时，中医治疗手段多样且温和，如草药、针灸、拔罐等，副作用较小，适合长时间治疗。此外，中医强调“治未病”，通过调整生活方式和饮食习惯预防疾病的发生和发展。相比之下，西医治疗往往更侧重于局部症状的缓解，长期使用某些药物如支气管扩张剂和皮质类固醇可能导致药物依赖性和副作用，且标准化的治疗方案可能不适用于所有患者。因此，中西医结合治疗慢性支气管炎可以充分发挥中西医各自的优势，更有效地控制病情，提高患者的生活质量。

二、慢性支气管炎中医临证经验

（一）综合医院中医科慢性支气管炎患者特点

临床中多数该病患者在综合医院就诊时首诊会选择西医呼吸科，经过肺功能及影像学检查，可以积极有效排除其他肺系疾病，明确慢性支气管炎的西医诊断。但由于西医治疗在停药后复发风险高，且部分西药存在长期使用的依赖性和副作用，使得部分患者在经历一段时间的西医治疗后选择中医治疗，此类患者往往具备以下特点：

1. 确诊时间较长 大多数患者确诊慢性支气管炎需要连续 2 年或以上，每年至少有 3 个月出现咳嗽和咳痰，才能有西医明确诊断。较少数患者症状出现时间短，尚未诊断，首选中医门诊就诊。

2. 季节性和常年性 慢性支气管炎患者在秋冬季节症状加重，与季节发作相关性明显的疾病往往存在天人相应的病机，这恰恰与中医“因时制宜”的诊治思路不谋而合，所以很多患者会尝试中医治疗方法。

3. 疗效不佳或耐药性 部分中重度患者规律使用各类西药，但疗效不佳，或初起有效但随着时间增加而疗效减弱。部分患者因长期使用药物出现副作用，如吸入性皮质类固醇可引起口腔念珠菌感染、声音嘶哑等。部分患者大剂量应用类固醇药物治疗疗效差或无效果，属于类固醇抵抗型慢性支气管炎。部分患者经正规西医药物治疗症状无改善，属于难治性慢性支气管炎。

4. 并发全身多系统疾病 很多慢性支气管炎患者并发全身多系统疾病，如心血管疾病、糖尿病、胃肠道疾病等，西医治疗效果不满意，且因长期咳嗽、咳痰，使得患者情绪、睡眠受到严重影响，造成焦虑、抑郁。

（二）西医诊断标准的中医内涵解读

慢性支气管炎西医诊断标准通常要求患者连续 2 年或以上，每年至少有 3 个月出现咳嗽和咳痰的症状。症状特点：持续性咳嗽、咳痰，活动后气短，部分患者伴有喘息和胸闷。这些标准在中医理论中有其独特的解读和应用：

1. 咳嗽　中医认为咳嗽是肺气失宣的表现，实邪阻肺或肺气虚弱均可导致咳嗽，一般感受外邪引起的咳嗽声重、剧烈、频繁、气急，而因为脏腑内伤引起的咳嗽多声弱气缓。

2. 咳痰　痰是肺失宣降的产物，痰白质稀多为寒证，痰黄质黏多为热证。痰多色白质黏多为痰湿内阻，脾虚不运；痰少不易咳出多为肺阴亏虚或燥热伤肺。

3. 气短　中医认为气短是肺气虚弱的表现，活动后气短加重说明肺气不足，不能主气司呼吸。肺失宣肃，故胸中之气有失疏布，即见气短。

4. 喘息　喘息是肺气郁闭，实邪阻滞、气机不利的表现。

（三）思路见地

中医对慢性咳嗽的认识一直以来都在整体观的影响下，认为咳嗽不只局限于肺一脏，《素问》就有“五脏六腑皆令人咳，非独肺也”的观点，意思是五脏六腑的功能出现问题都会引起咳嗽，所以在治疗过程中要结合四诊考虑。肺主气，司呼吸，开窍于鼻，外合皮毛。肺的功能失调是咳嗽最常见的原因，如外感风寒、风热，或内生痰湿、燥热等，均可导致肺失宣降，引发咳嗽。心主血脉，与肺关系密切，心火上炎可以影响肺，导致肺热咳嗽。临床可见心烦、口干、咳痰黄稠等症状。肝肺相克，肝主疏泄，调节气机，肝气郁结，气机不畅，可以影响肺，导致肺气上逆，引发咳嗽，典型表现有情绪抑郁、胸胁胀痛、咳嗽、痰少而黏。脾肺同源，脾主运化，为后天之本，脾虚则生湿，湿聚成痰，上犯于肺，导致咳嗽，典型表现如咳嗽痰多、色白质黏、胸闷脘痞、食欲不振。肾藏精，主水，与肺有金水相生的关系，肾虚不能纳气，肺失肃降，导致咳嗽，典型表现有咳嗽、气短、腰膝酸软、夜尿频多。

三、慢性支气管炎中医诊疗特色

（一）病因病机

咳嗽的发生与外界不良因素的侵入及体内器官功能的异常紧密相关。咳嗽的原因主要分为两大类：第一，外邪袭肺。六淫之邪（风、寒、暑、湿、燥、火）可以通过口鼻或者皮肤进入人体，首先被影响的就是肺脏，导致肺失宣肃，发为咳嗽。风是最常见的致病因素之一，所以外感咳嗽常以风为先导，或夹寒，或夹热，或夹燥，其中尤以风邪夹寒者居多。第二，脏腑功能失于调节，影响及肺。他脏病变引起的咳嗽，可因情志刺激，肝失条达，气郁化火，木火刑金；或由饮食不当，嗜食辛辣，熏灼肺胃，灼伤肺津；或由过食肥甘，脾失健运，痰浊内生，上干于肺。因肺脏自病者，常因肺系多种疾病迁延不愈，肺脏虚弱，伤阴耗气，肺主气的功能失常，以致肃降无权，上逆作咳。

1. 外感咳嗽

(1) 风寒袭肺：此型症状多为咳声重浊，气急，喉痒，咳痰稀薄色白，常伴鼻塞、流清涕、头痛、肢体酸楚、恶寒发热、无汗等表证，舌苔薄白，脉浮或浮紧。

(2) 风热犯肺：此型症状多为咳嗽咳痰不爽，痰黄或稠黏，喉燥咽痛，常伴恶风身热、头痛肢楚、鼻流黄涕、口渴等表热证，舌苔薄黄，脉浮数或浮滑。

(3) 风燥伤肺：此型症状多为喉痒干咳，无痰或痰少而黏连成丝，咳痰不爽，或痰中带有血丝，咽喉干痛，唇鼻干燥，口干，常伴鼻塞、头痛、微寒、身热等表证，舌质红干而少津，苔薄白或薄黄，脉浮。

2. 内伤咳嗽

(1) 痰湿蕴肺：此型症状多为咳嗽反复发作，咳声重浊，痰多，痰黏腻或稠厚成块，色白或带灰色，胸闷气憋，痰出则咳缓、憋闷减轻。常伴体倦，脘痞，腹胀，大便时溏，舌苔白腻，脉濡滑。

(2) 痰热郁肺：此型症状多为咳嗽气息急促，或喉中有痰声，痰多黏稠或为黄痰，咳吐不爽，或痰有热腥味，或咳吐血痰，胸胁胀满，或咳引胸痛，面赤，或有身热，口干欲饮，舌苔薄黄腻，舌质红，脉滑数。

(3) 肝火犯肺：此型症状多为上气咳逆阵作，咳时面赤，常感痰滞咽喉，咳之难出，量少质黏，或痰如絮状，咳引胸胁胀痛，咽干口苦。症状可随情绪波动而增减。舌红或舌边尖红，舌苔薄黄少津，脉弦数。

(4) 肺阴亏耗：此型症状多为干咳，咳声短促，痰少黏白，或痰中带血丝，或声音逐渐嘶哑，口干咽燥，常伴有午后潮热，手足心热，夜寐盗汗，口干，舌质红少苔，或舌上少津，脉细数。

（二）治疗原则——分区、分级、分期

1. 药物治疗　辨证选取不同的中药方剂。

（1）外感咳嗽

1）风寒袭肺：此证以疏风散寒，宣肺止咳为治则。方药可选择三拗汤、止嗽散等加减。

2）风热犯肺：此证以疏风清热，宣肺止咳为治则。方药可选择桑菊饮加减。

3）风燥伤肺：此证以疏风清肺，润燥止咳为治则。方药可选择桑杏汤加减。

4）另有凉燥伤肺咳嗽，方取杏苏散加减。

（2）内伤咳嗽

1）痰湿蕴肺：此证以燥湿化痰，理气止咳为治则。方药可选择二陈汤合三子养亲汤加减。

2）痰热郁肺：此证以清热肃肺，化痰止咳为治则。方药可选择清金化痰汤加减。

3）肝火犯肺：此证以清肝泻火，化痰止咳为治则。方药可选择黛蛤散合黄芩泻白散加减。

4）肺阴亏耗：此证以滋阴润肺，降气止咳为治则。方药可选择沙参麦冬汤加减。

2. 针灸治疗　针刺疗法以其疗效显著、起效快速、副作用较少、经济实惠且环保的特点而著称，无须依赖药物即可发挥作用。对于慢性支气管炎的患者临床上多选择：肺俞、肾俞、膻中、列缺、太渊、定喘、合谷等。

3. 三伏贴　三伏贴是治疗慢性支气管炎的有效方法之一，穴位一般选择：大椎、定喘、肺俞、膻中。每年夏季“三伏”期间贴敷于上述穴位，每伏连续贴敷 3 天，每次贴 6~8 小时。儿童可以缩短至 2~4 小时。

4. 穴位注射　穴位注射是将治疗药物注入相应穴位，通过重刺激来促进机体的恢复和自身功能的增强。临床多采用穴位注射卡介菌多糖核酸注射液或核酪注射液来治疗慢性支气管炎，穴位多选择尺泽、孔最、天突等。

四、中医治未病

中医在治疗慢性支气管炎时，非常注重“未病先防”的理念，即在疾病发生之前或在疾病的早期阶段就采取措施，以达到预防和减轻疾病的目的。

（一）调整起居作息及生活方式

1. 避免吸烟　烟草是引起慢性支气管炎的主要原因之一，戒烟可以显著降低发病风险。

2. 适量运动　动则生阳，白天运动能提升阳气，增高免疫力。秋冬可以选择散步、太极、八段锦等轻度的运动，春夏可以选择慢跑、跳操、骑行等中强度的运动。

3. 避免熬夜　夜间是养阴的最佳时间，熬夜伤阴，肺阴不足很容易出现干燥喘咳，所以保证 11 点之前入睡对于阴津的养护很重要。

（二）饮食调理

1. 清淡饮食　辛辣伤阴易燥，故应避免辛辣食物；油腻、生冷食物易伤脾胃，生痰湿，故应少吃，尤其晚餐时不建议进食。平素保持三餐规律，饮食清淡的良好习惯。

2. 补充水分　适量饮水，保持呼吸道湿润，有利于痰液排出。可多食用润肺食物，如梨、百合、银耳、蜂蜜等，这些食物具有润肺止咳的作用。

（三）中药调理

1. 预防感冒　外感是诱发慢性支气管炎急性发作的常见因素，平素气虚易反复感冒的患者可以在未生病之时使用一些增强免疫力的中成药，如玉屏风散。

2. 膏方调补　膏方在中医中是一种常见的调补方法，尤其适用于慢性病的调理和康复。对于慢性支气管炎，膏方可以起到一定的调补作用。首先，膏方包含多种药材，可以针对多个方面的症状进行综合调理，如补肺、化痰、润燥、止咳等。其次，膏方药效缓和而持久，适合长期服用，有助于改善体质，增强免疫力。膏方多是个性化定制，可以根据患者的具体病情和体质进行个性化调配，以更加精准地达到治疗效果。

(四) 推拿按摩

每日揉按肺俞、定喘、列缺、照海、天突、太溪等穴,通过按摩穴位,可以促进气血流通,保健肺脏。

(五) 情志调适

情绪波动会影响肺功能,故应保持心情舒畅,避免过度紧张和焦虑。

(六) 环境保护

避免冷空气刺激:冬季外出时戴口罩,避免冷空气直接刺激呼吸道。保持室内空气清新:经常开窗通风,使用空气净化器,减少室内污染。避免长时间接触有害气体和粉尘,如工业废气、汽车尾气等。在污染严重的环境中工作时,佩戴口罩等防护设备。

(张默)

第六节 老年性肺炎

(供稿单位:北京大学第一医院中医、中西医结合科)

肺炎是指终末气道、肺泡、肺间质的炎症性改变,可由病原微生物、理化因素、免疫损伤、过敏及药物所致。老年性肺炎指 65 岁以上人群发生的肺炎,由于该年龄段人群正气虚弱,易感外邪,外邪易引动内伤,发生多种并发症而增高住院率,也是导致老年人死亡的主要原因之一。目前临床治疗主要以抗感染、化痰、止咳、营养支持等对症治疗为主,但随着抗菌药物的滥用、耐药性的产生及其肝肾毒性等副作用,老年性肺炎仍然是临床亟待解决的问题之一。在综合医院发挥中医药优势,利用西医检查和中医诊疗相结合,能够为老年性肺炎患者提供更有效的诊疗措施。

一、老年性肺炎中医诊疗优势

老年性肺炎属中医学“外感热病”范畴,对应“风温肺热病”“肺热病”“肺炎喘嗽”等病证。老年性肺炎患者多伴基础疾病,长期使用抗生素出现耐药,加上寒冷、空气污染等外在因素的影响,易导致肺部感染反复发生，出现较多并发症，伴有多器官功能障碍，而且肺炎会加重原有基础疾病，因而西医单一专科治疗存在较大难度。中医以整体观念、辨证论治为核心，治疗老年性肺炎临床效果尤其显著。临床研究发现，中药或中药联合西药的治疗措施可以加快缓解患者的症状，在减少细菌耐药和并发症、缩短病程方面也具备独特优势。

二、老年性肺炎中医临证经验

（一）综合医院中医科老年性肺炎患者特点

1. 由于老年人抗感染能力及机体免疫力下降，大多数老年性肺炎起病缓慢，容易延误病情。易出现原因不明的多系统症状，或慢性支气管炎病情突然加重，出现咳嗽、咳痰、呼吸困难症状。

2. 老年性肺炎多合并基础疾病，老年人常常存在 1 种及以上的基础疾病，加之合并肺内感染，疾病进展快，病情更加急重。

3. 抗感染药物效果不佳，大多数老年性肺炎首选抗革兰阳性球菌抗生素，但近年来革兰阴性杆菌肺炎发病率明显上升，尤其是院内感染性肺炎。

4. 病程较长，炎症吸收缓慢，症状反复发作，影响生活质量。

（二）老年性肺炎发病特点

1. 发病季节　冬春为多，秋季次之。

2. 发病诱因　天气变化，起居不慎，劳累，长期卧床，患有危重病等。

3. 发病部位　有发于肺卫者；有发于肺气者；也有发于心营者。

4. 发病类型　多属新感或新感引动伏邪。

5. 发病症状　发热，多呈中、低度热，或先出现呼吸道症状后发热，或不发热，或表现为肺部宿疾症状突然加重，或出现意识状态下降、嗜睡、头痛、食欲不振、恶心、腹痛、腹泻、尿失禁、淡漠、虚弱等神经系统和消化系统非特异症状。

（三）西医诊断标准的中医内涵解读

由于高龄和基础疾病的存在，老年性肺炎的临床表现往往不典型，代之以意识状态下降、嗜睡、头痛、食欲不振、恶心、腹痛、腹泻、尿失禁、淡漠、虚弱等症状。老年肺气本虚，痰热壅肺则上蒙清窍，致神昏嗜睡；热扰心神则意识淡漠,此为“肺病及心”之象。肺失宣降则水道失调,脾失健运则湿浊内生,故见纳呆、恶心、腹泻等中焦症状,形成“母病及子”(肺病传脾)的病理传变。久病耗伤气阴,元气不能上荣脑窍则头痛,宗气不足则尿失禁、肢软,此属本虚标实、脏腑同病的复杂病机。此外,呼吸频率增快和心动过速是老年性肺炎较为敏感的表现,由肺失宣降、气机逆乱、痰火扰动心神所致。

三、老年性肺炎中医诊疗特色

(一)病因病机

老年性肺炎是外邪与内伤共同作用的结果。平素患有喘证、哮证、肺胀、痰饮等慢性肺系病患者,由于久病,或损伤肺气,或耗伤肺阴,或气阴两伤,或痰饮留停,或痰饮郁久化热,而成痰热内蕴。肺脏虚损,痰饮或痰热内伏,久病入络,出现痰瘀互结,必然影响肺主卫气的功能,卫表失司,即容易感受外邪,发为老年性肺炎。因此,老年性肺炎存在核心病机:正气亏虚、热毒炽盛、痰瘀互结,这一病机贯穿于病程始终。正气虚弱是老年人易感外邪而患风温肺热病的内因;正虚体质的产生是自然增龄和宿疾二者影响之和。风寒、风热病邪、燥邪入里化热是老年风温肺热病的致病外因。

(二)治疗方案

1. 益气养阴,扶正祛邪　老年性肺炎属于“风温肺热病”的范畴,热病后期气阴两伤,且老年人本身气血津液素亏,因此,益气养阴在治疗中具有重要意义。益气,即选择性味甘温或甘缓的药物以扶助正气,鼓动和激发自身元气以抵御和驱逐外邪。养阴,即使用甘润多汁的药物以滋养阴津,抵消热邪熏灼所导致的病理改变,纠正阴阳失衡,恢复气血津液的正常运行。疾病初期以祛邪为主,益气养阴为辅,疾病后期益气养阴的比重宜较前增加。方药以生脉饮合沙参麦冬汤加减,常用药物有南沙参、百合、五味子、麦冬、天花粉、玉竹、乌梅、甘草、党参等。

2. 清热解毒,抗菌消炎　热毒是贯穿于风温肺热病始终的主要因素。老年人正气亏虚,易外感风热病邪,正虚邪盛,热邪易转化为热毒。清热解毒法一方面可以迅速控制病情,防止病邪蔓延深入,另一方面避免邪盛正衰，机体正气过度消耗，从而达到缩短病程、提高疗效的目的。在老年性肺炎的治疗中，清热解毒法贵在早期截断、直捣病巢，疾病初期宜早用且重用清热解毒类药物，方药以银翘散加减，常用药物有金银花、连翘、黄连、栀子等，可及时控制和截断病情的进一步发展。

3. 祛痰化瘀，宣通心肺 老年人脏腑功能减退，正气亏虚，脾失健运，痰湿内聚，肺失布津，聚津成痰，“脾为生痰之源，肺为贮痰之器”，痰湿郁久化热，或痰与热毒相结，而成痰热；热毒耗伤气阴，气血运行不畅，致瘀阻络脉，痰瘀互结。心肺同属上焦，两者紧邻，病理变化可互相影响，肺失宣降，心主血脉失常，而致痰瘀互结。方药以半夏厚朴汤、三子养亲汤或贝母瓜蒌散加减，常用药物可选用薏苡仁健脾渗湿、清热排脓，瓜蒌清热化痰，两药相配，加强健脾化痰功效；赤芍凉血、活血、化瘀；瓜蒌与赤芍相合加强化痰通络功效。

（三）分期治疗

老年性肺炎治疗过程可分为三期[1]。

1. 初期 卫分证、卫气同病。老年人肺炎起病初期可表现为风热犯肺的卫分证，也可以兼有热毒壅盛等卫分证，出现卫气同病的情况。就诊时患者常见：微恶风寒、发热、汗出、咳嗽、咳白黏痰或黄痰、口干或口渴，乏力、短气，舌质红或暗红，苔黄，脉细数或滑数等。处方以麻杏石甘汤为基础，加柴胡、黄芩、知母、鱼腥草、牛蒡子、紫菀、款冬花等药物，以宣肺止咳、清热解毒，同时配合生薏苡仁、白茅根，两药既可清肺热，又可以渗湿、利尿给邪以出处。

2. 迁延期 经过初期治疗，患者恶寒、发热、汗出等卫分证基本消失，多见咳嗽、咳痰、口干、口渴等气分证的表现，同时，老年人风温风热多有乏力、短气等正气不足的表现。此时用药需标本兼顾，祛邪不忘扶正，在清热同时，宜加入益气养阴等扶正的药物。

3. 恢复期 在热毒留恋气分、迁延不愈的一段时间后，经药物干预，病情进展到恢复期，主要以乏力、短气、纳差等症状为主，兼有咳嗽、咳少

---

[1] 刘言，徐红日，李倩，等．“三期、一法、两结合”治疗老年风温肺热病[J]. 环球中医药，2012，5(12)：925-926.

量痰等肺脏表现。用药以补益肺脾为主。此过程持续时间较长，这一时期的治疗对调理体质、预防复发有重要作用。

四、中医治未病

1. 未病先防　有内伤基础，尤其正气虚弱者，当扶正御邪，防止感邪。肺气虚者以玉屏风散补肺固表，脾虚者用四君子汤培土生金，肾虚者予金匮肾气丸温阳纳气。生活调摄方面，避风寒、节饮食（忌生冷肥甘），适度练习八段锦、太极拳以通经络、升阳气。

2. 既感防萌　已感染邪气，有萌发迹象时，当针对病邪而干预，防止发病。外治方面，可艾灸大椎、肺俞穴散寒；按摩风池、合谷穴祛邪，避免邪气内陷。

3. 已病防变　已病者，随其病邪，先行用药安未受邪之地。肺热者清肺同时兼护脾，防“火克金”；用六君子汤健脾防肺虚及脾。若热毒壅盛，提前用生脉饮护心阴，防“逆传心包”。通腑护阴：肺与大肠相表里，以升降散通腑泄热，防热毒下结肠腑；芦根、麦冬护胃阴，防燥热伤津。

4. 病后防复　有内伤基础，尤其正气虚弱者，病后易出现正虚邪恋，随证调摄，防止复发。日常生活方面，避劳神、节房事，艾灸足三里、关元穴温补元气，增强卫外之力。

（赵海虹）

第七节　慢性阻塞性肺疾病

（供稿单位：北京大学人民医院中医科）

慢性阻塞性肺疾病（简称慢阻肺）由于气道（支气管炎、细支气管炎）和 / 或肺泡异常（肺气肿）所致，临床以持续性、进行性气流受限所引起的慢性呼吸道症状（呼吸困难、咳嗽、咳痰）为特征。早发现、定期随访、中西医结合全程管理是预防疾病进展、减少并发症的最有效方法。

一、慢性阻塞性肺疾病中医诊疗优势

在临床诊疗实践中，慢阻肺仍存在早期诊断率低和治疗不足或不规范等问题。慢阻肺早期诊断率低使大量患者错过了尽早干预的重要时机。中医药诊治慢阻肺具有较好的临床疗效，并获得了显著成果。目前中西医结合诊疗慢阻肺主要体现在：

（1）疾病诊断：现代医学对慢阻肺的诊断逐步完善，肺功能是慢阻肺诊断、分级、评价疗效的客观标准，结合患者的症状、急性加重的频次，慢阻肺分级越来越精准。中医虽没有慢阻肺的病名，但根据其症状特点，将其归属于中医“喘证”“肺胀”等范畴，根据喘证、肺胀的病机特点辨证论治。

（2）药物治疗：急性加重期使用抗生素、支气管扩张剂，必要时机械通气辅助通气等，以减轻气道炎症、改善呼吸困难等症状，大大降低了患者的死亡率；慢阻肺稳定期治疗以支气管扩张剂为基石，改善患者症状。随着对疾病认识的深入，治疗药物不断创新，疗效提高毋庸置疑。但是细菌耐药、气道重塑、呼吸肌疲劳等仍是亟待解决的问题。中医药防治慢阻肺取得了瞩目的成效，在逆转部分细菌耐药、协同抗生素疗效、改变气道黏液高分泌、延缓气道重塑等方面均取得了重要的进展。中西医结合，各取所长，优势互补，能显著提高慢阻肺的临床疗效。

（3）非药物治疗：非药物治疗在慢阻肺治疗中具有举足轻重的作用，肺康复越来越受到重视。慢阻肺患者需要进行呼吸康复训练以改善呼吸功能和肺活量。除了常规的呼吸康复训练，中医健身功法（如太极拳、气功、八段锦等）是肺康复训练的重要组成部分，能提升患者心肺功能、改善活动耐力、提高生活质量。

（4）基础研究：随着现代医学对疾病发病机制的深入认识，中医药的机制研究同步提升。众多的研究逐渐揭示了中医药的作用机制，为中医药的推广提供了科学依据。

二、慢性阻塞性肺疾病中医临证经验

（一）综合医院中医科慢性阻塞性肺疾病患者特点

1. 综合医院西医诊疗水平较高，医疗设施完善，慢阻肺患者的诊断明确、治疗规范。

2. 患者多为高龄患者，具有患病周期长、反复急性加重、合并症多、多心肺共患病及病情更复杂等特点。

3. 部分患者经规范二联或三联用药及充分日常自我管理，仍未能控制病情，出现急性加重，活动耐力下降，生活质量受到严重影响，要求进一步中医改善病情。

4. 部分患者应用吸入剂治疗后不能耐受其中的吸入性激素，有声音嘶哑、咽喉不适及真菌感染等不良反应，主动要求中医治疗。

5. 患者相信祖国传统医学，认可中医治病理念，希望通过中医治疗增强自身体质、提高疗效和综合改善全身症状。

6. 综合医院的哮喘患者可能就诊于急诊科、呼吸科、老年科、ICU、中医科等多个科室，除中医科就诊的患者外，其他科室就诊的慢阻肺患者多合并有心血管、消化、泌尿生殖等多系统合并症，常规西医治疗效果不佳或患者主动要求中医治疗，通过会诊或多学科联合会诊的方式发挥综合医院的中西医结合治疗优势。

（二）西医诊断标准的中医内涵解读

中医对慢阻肺的认识是把西医的诊断标准糅合在病因病机中进行分析，通过症状表现与中医的疾病、病名相对应，继而制定中医的治则治法，因此，中医会从以下角度解读2024年《慢性阻塞性肺疾病全球倡议》（GOLD）诊断标准。

1. 危险因素：年龄≥40岁、早产、出生低体重 该病中年后起病，与后天失养或他病/他邪所伤致肺气虚相关，早产、出生低体重属于中医先天不足、脏体本虚的范畴，久病体虚，或先天禀赋不足，脏体本虚，肺气不充，卫外不顾，外感六淫之邪反复侵袭，肺失宣肃，痰浊阻肺，肺气壅滞不畅，久则气还肺间，肺气胀满不能敛降，而成肺胀。可见，慢阻肺的主要成因是久病肺虚。

2. 危险因素：儿童时期反复发生下呼吸道感染、中重度吸烟、长期粉尘接触史等 慢阻肺是在多种慢性肺系疾病基础上发展而来。下呼吸道感染的细菌、真菌、病毒等病原体及烟雾刺激、粉尘等都属于中医外来邪气的范畴，肺为娇脏，开窍于鼻，主皮毛，直接与外界相通，因而外感六淫瘟邪等外邪侵袭，多首先犯肺，肺气壅滞不畅，津液不归正化则为痰，随着病程迁延、反复为邪气所扰，病位逐渐加深，渐至肺虚不能化津，脾虚不能转输，肾虚不能蒸化，痰浊潴留益甚；痰伏于肺，不能助心行血则成瘀；痰瘀互结，郁闭肺络，肺气胀满不能敛降则咳、痰、喘等迁延反复逐渐加重，导致气道重塑，肺气郁闭，则气流受限，成为难以治愈的慢性病。

3. 慢性咳嗽、咳痰及呼吸困难 目前普遍认为慢阻肺多属于中医"咳嗽""痰饮""喘证""肺胀"等范畴，这是根据慢阻肺的症状表现特点与中医病名相联系得出的结论。痰、瘀是慢阻肺病程中的重要病理产物和致病因素，痰瘀伏肺、肺气郁闭是本病的基本病机。慢性咳嗽提示病程较长，中医认为，久病正虚，正气存内，邪不可干，邪之所凑，其气必虚，提示正气虚弱也是慢阻肺的病因之一，肺主气、司呼吸，肾主纳气，脾为后天之本及气血生化之源，且"痰之本水也，原于肾，痰之动湿也，主于脾""痰之成，气也，贮于肺"，故病位主要在肺、脾、肾，初期病位在肺，后期病位在肺和肾，反复发作迁延不愈终致肺脾肾俱虚。综上，慢阻肺多属本虚标实，痰、瘀、脏虚是慢阻肺的主要病因，也是本病迁延、反复发作、经久不愈的根本原因。

基于慢阻肺本虚标实的病机特点，祛实以化痰、行瘀、理肺为主，补虚以肺脾肾为主，分辨气虚和阴虚。

（三）思路见地：中医个性化、分期分型辨证论治，防、治、控全程管理

针对不同慢性阻塞性肺疾病患者，中医药始终以辨证论治为主，根据患者的不同分期、症状表现判定疾病轻重缓急，结合症状、舌脉确定治法及处方，补虚、化痰、行瘀、理肺是必然治则。

1. 根据症状分轻重、辨阶段 慢阻肺症状复杂，归纳起来可概括为咳嗽、咳痰、气喘、心悸、水肿、紫绀、发热、出血、神昏、喘脱十个主要症状，简称咳、痰、喘、悸、肿、绀、热、血、昏、脱。慢阻肺发病过程中可分为轻、中、重三个不同阶段，第一阶段病情较轻，患者以咳、痰、喘为主要表现；第二阶段病情进一步发展，是慢阻肺较重阶段，患者在咳、痰、喘的基础上，同时出现悸、肿、绀或兼有其中任何一种表现；第三阶段，疾病危重阶段，患者在第二阶段基础上如遇急性感染而出现发热，合并出血倾向，甚至神志障碍及休克，即合并有热、血、昏、脱等表现。

2. 分期分型辨证论治　慢阻肺有急性加重期和稳定期之分别，急性加重期多与感受外来邪气相关，标实为主，以祛邪平喘为先；稳定期以本虚为主，治宜标本兼治，以补虚平喘为要。临床多在标本缓急原则指导下结合脏腑辨证及气血阴阳辨证补虚、化痰、行瘀、理肺等数法并用。

3. 以补虚、化痰、行瘀、理肺为中心治疗原则　补虚主要包括益气和养阴。益气常选党参、黄芪、太子参、白术、茯苓等，养阴常选麦冬、五味子、玄参、玉竹等。化痰可分为：燥湿化痰，如半夏、橘红；温化寒痰，如白芥子、细辛；清化热痰，如竹茹、瓜蒌；润燥化痰，如枇杷叶、款冬花、紫菀。行瘀包括养血活血，如丹参、当归、赤白芍；化瘀活血，如桃仁、红花；清热活血，如丹参、赤芍、益母草；温经活血，如桂枝、当归；祛风活血，如地龙、僵蚕。肺失宣散，以宣肺为主，如麻黄、荆芥、桔梗之类。肺失肃降，理当降肺，如紫苏子、葶苈子、旋覆花等。

4. 防治控全程管理　根据慢阻肺的病因、发生发展及急性加重规律，提供并进行健康宣教、戒烟指导、日常防护指导、自我管理方案、用药指导方案、中医药预防方案、药膳等，医患共同努力完善慢阻肺的防控措施，形成防、治、控的全程环状管理。

三、慢性阻塞性肺疾病中医诊疗特色

（一）病因病机

久病肺虚是慢阻肺的主要成因及病理基础，痰浊、瘀血是其主要病理因素，也是疾病发展的主要环节。

慢阻肺的病机演变过程中，本虚与标实互患是其病机主要特点，肺、脾、肾虚损为本虚的一方面，瘀血、痰浊为邪实的一方面。早期主要为气虚或气阴两虚，临床表现为肺脾气虚、肺肾气虚或肺肾气阴两虚，后期随外感之邪的反复侵扰，痰浊、瘀血交阻不去，导致气损及阳，气虚血瘀，瘀血不去，心血不生，气血阴阳俱损，病位渐至心肝，累及五脏，表现为肝肾阴虚、脾肾阳虚，甚至心阳暴脱、喘脱等证。痰浊、瘀血既是慢阻肺脏腑功能失调的病理产物，又为正气虚损进一步加重的致病因素。痰瘀交阻，三焦气机不利，水津不布，五经不能并行，加重慢阻肺的气血阴阳亏虚，甚则血停为水而见水肿、腹水等症。故本虚导致标实，标实加重本虚，本虚与标实互患是其主要病机特点。

痰瘀互结，闭郁肺络，肺气胀满不能敛降，肺气膨满则痰喘咳等迁延难愈，反复遇外感或烟雾刺激逐渐加重，终成为难以治愈的慢性病。

（二）治疗原则：慢性阻塞性肺疾病的分期治疗

慢阻肺临床有急性加重期和稳定期，正气虚损，瘀痰内阻是慢阻肺的基本中医病机，虚、痰、瘀贯穿疾病始终。正虚早期以气虚为主，逐渐气阴两虚，终致阴损及阳，阴阳两虚，病位主要在肺、脾、肾，涉及心、肝、大肠等脏腑。痰浊、瘀血是主要的病理产物，也是重要的致病因素。急性加重期根据感受外来邪气之不同，通过祛风、散寒、化饮、清热、化痰等法以缓解病情。稳定期可以通过补肺、健脾、益肾、祛瘀、化痰改善临床症状，减少急性加重。

1. 分期辨治

（1）急性加重期：该期以咳嗽、咳痰、喘息为主要表现。伴见发热恶寒、痰白质稀、鼻塞流涕，肢体酸痛，脉浮或紧者，属风寒袭肺证，治宜宣肺散寒，止咳平喘；伴见恶寒、鼻塞、清涕、痰多易咳、痰白稀薄、泡沫，不能平卧，苔白、滑，脉弦、紧者，属外寒内饮证，治宜疏风散寒，温肺化饮；伴见痰多，痰黄或白黏干，咳痰不爽，舌红苔黄腻，脉滑数者，属痰热壅肺证，治宜清肺化痰，降逆平喘；伴见痰多易咳，痰白黏或泡沫，胸闷脘痞，口黏腻，舌淡苔白、腻，脉弦滑者，属痰湿阻肺证，治宜燥湿化痰，宣降肺气；伴见喉中痰鸣，神志恍惚、嗜睡、昏迷、谵妄，舌红或绛，舌苔白、腻、黄，脉滑、数者，属痰蒙神窍证，治宜豁痰开窍。

（2）稳定期：根据脏腑、气血阴阳虚损程度及痰、瘀等兼夹症辨证论治。该期患者多以咳嗽、喘息、气短、动则加重为主要表现。伴见乏力、易感冒、自汗、恶风，舌淡苔白，脉细、沉、弱者，属肺气虚证，治宜补肺益气固卫；伴见纳呆，神疲，食少，脘腹胀满，便溏，自汗，恶风，舌淡、胖大、齿痕，苔白，脉沉、细、缓、弱者，属肺脾气虚证，治宜补肺健脾，降气化痰；伴见神疲乏力、腰膝酸软，面目浮肿，胸闷，耳鸣，夜尿多，咳而遗溺，舌体胖大、有齿痕，脉沉、弱者，属肺肾气虚证，治宜补肾益肺，纳气定喘；伴见干咳、痰少，口干咽干，自汗、盗汗，腰膝酸软，手足心热，耳鸣，头昏、头晕，舌淡苔少、花剥，脉弱、沉、缓、弦者，属肺肾气阴两虚证，治宜补肺滋肾，纳气定喘。以上诸证兼见口唇色暗，舌淡暗、紫暗、暗红、有瘀斑，肌肤甲错，脉涩者，提示合并瘀血，治宜辨证结合化瘀诸法。

2. 常见兼夹复杂证候

（1）气虚血瘀，痰热郁肺：喘息气促，咳嗽痰黄，胸闷烦躁，口干便秘，或口唇紫，身热汗出，短气乏力，舌淡红或暗红，苔黄或黄腻，脉弦滑或滑数。治宜清肺化痰，祛瘀平喘。

（2）气虚血瘀，痰浊壅肺：喘促气短，咳嗽痰多，色白黏或呈泡沫状，脘闷纳呆，倦怠乏力，口唇暗淡，舌淡或淡暗，苔薄腻或厚腻，脉滑。治宜降气化痰，祛瘀平喘。

（3）阴虚血瘀，热痰恋肺：喘息气促，咳痰量少，色黄质黏，不易咳出，口干不欲饮，身热心烦，夜眠欠安，或痰中带血，或肌肤甲错，肤见瘀斑，舌紫暗或红绛，脉细数。治宜凉血活血，养阴化痰。

（4）气阴两虚，痰瘀互阻：喘憋心悸，动则尤甚，咳痰量少，质黏难咳，唇甲紫绀，失眠心烦，声低气怯，少气懒言，口干便秘，舌嫩红或淡暗，边有瘀斑，苔少或薄腻，中间剥脱，脉细或细涩。治宜益气养阴，化痰活血。

（5）脾肾阳虚，水湿泛滥：喘促心悸，不得平卧，咳痰清稀或呈泡沫状，面浮肢肿，畏寒尿少，脘痞纳呆，舌淡胖，苔白腻或水滑，脉沉细。治宜温阳健脾，利肺行水。

（6）肝肾阴虚，痰蒙心窍：喘促咳逆，咳痰不爽，神志恍惚，嗜睡昏迷，或烦躁谵语，肢体瞤动，撮空理线，循衣摸床，舌暗红或红绛，苔白腻或黄腻，脉弦细滑或滑数。治宜涤痰开窍，平肝息风。

（三）治疗方案

1. 药物治疗

（1）分期论治

1）急性加重期：风寒袭肺证，予三拗汤合止嗽散，中成药选用通宣理肺丸、感冒疏风颗粒。外寒内饮证，予小青龙汤合半夏厚朴汤，中成药选用风寒咳嗽颗粒、小青龙颗粒。痰湿阻肺证，予半夏厚朴汤合三子养亲汤加减，中成药选用咳喘宁胶囊、苓桂咳喘宁胶囊、苏子降气丸。痰蒙神窍证，予涤痰汤加减，中成药中偏痰浊蒙窍者选苏合香丸；偏痰热蒙窍者选安宫牛黄丸或局方至宝丸。

2）稳定期：肺气虚证，予人参胡桃汤合人参养肺丸加减，中成药选玉屏风颗粒、补肺丸。肺脾气虚证，予六君子汤合黄芪补中汤加减，中成药选用补中益气丸、参苓白术丸。肺肾气虚证，予人参补肺饮加减，中成药选用百令胶囊、右归丸。肺肾气阴两虚证，予保元汤合人参补肺汤加减，中成药选用生脉饮口服液、百令胶囊、百合固金丸、麦味地黄丸、左归丸。以上诸证兼有瘀血者可以辨证加减活血祛瘀之品，中成药如补肺活血胶囊。

（2）常见兼夹复杂证候

1）气虚血瘀，痰热郁肺：麻杏龙石汤或蒌芩止嗽煎加味。药物常用麻黄、杏仁、广地龙、生石膏、瓜蒌、贝母、黄芩、赤芍、丹参等。

2）气虚血瘀，痰浊壅肺：麻杏二陈汤加减。药物常用麻黄、桃仁、杏仁、茯苓、半夏、陈皮、当归、前胡、紫菀、太子参等。

3）阴虚血瘀，热痰恋肺：犀角地黄汤合漏芦连翘散加减。药物常用水牛角、生地黄、赤芍、牡丹皮、漏芦、连翘、知母等。

4）气阴两虚，痰瘀互阻：麦味五参汤加减。药物常用太子参、南沙参、北沙参、麦冬、五味子、玄参、丹参、贝母等。

5）脾肾阳虚，水湿泛滥：桑苏桂苓饮加减。药物常用桑白皮、紫苏子、桂枝、茯苓、白术、泽泻、党参、防己等。

6）肝肾阴虚，痰蒙心窍：菖蒲郁金汤合涤痰汤加减。药物常用菖蒲、郁金、半夏、胆南星、茯苓、竹茹、钩藤等。

2. 针刺　辨证取穴或循经取穴。主穴：肺俞（双）、大椎、风门（双）。咳甚者，配尺泽、太渊；痰多者，配足三里、中脘、丰隆；体虚易感冒者，配足三里；痰壅气逆者，配天突、膻中；肾虚失纳之虚喘者，配肾俞、关元、太溪；心悸者，配心俞、内关。

3. 艾灸　依据不同证候选择热敏灸、雷火灸等，取穴部位同上，气虚、阳虚者，宜灸或针灸并用，以艾条温和灸为主，在留针期间或起针之后进行，每穴灸 5~10 分钟，以局部潮红为度。阳虚重者，可选取督脉行艾灸或隔药灸。

4. 穴位贴敷　取穴：大椎、肺俞、定喘、肾俞等穴。药物组成：白芥子 30g、甘遂 15g、细辛 15g、延胡索 10g、干姜 10g、丁香 10g。将上述药物共研细末，黄酒调膏贴敷，常配合服用中药。

5. 拔罐疗法　选择背部膀胱经、肺经及肩胛骨内侧，辨证取穴，拔罐进行治疗。

6. 腹部按摩疗法　脾为生痰之源，肺脾气虚为常见证候，亦有多数慢阻肺患者伴有胃肠功能紊乱，腹部是经络分布最广的部位，可以促进胃肠功能恢复，联合腹部导引疗法，有利于调神，炼精化气。

7. 火针及铜砭刮痧疗法　解表散寒，疏通经络，行气利水，有利于激发阳气，祛邪外出，急性期及稳定期均可应用。

8. 中医传统功法　慢阻肺稳定期，推荐患者常规进行太极拳、八段锦、六字诀、五禽戏、呼吸导引术，促进肺功能康复。

四、中医治未病

慢阻肺多发于中老年人，与长期烟雾暴露，病程进展与防护不当，以及六淫之邪侵袭、饮食不当、过劳密切相关。作为一种慢性进展、容易反复发作的疾病，减少急性加重次数，延缓肺功能进展，提高生活质量尤为重要，中医治未病理念可贯穿慢阻肺全程。

（一）未病先防

烟雾暴露与慢阻肺发生、进展密切相关。稳定期慢阻肺患者戒烟以控制该危险因素，预防“咳”“喘”等症状再发和加重。“忧伤肺，思伤脾，恐伤肾”，稳定期慢阻肺病位多与肺脾肾三脏相关，抑郁、焦虑等情绪会加重稳定期慢阻肺患者病情，因此，应鼓励患者保持乐观积极的态度。“正气存内，邪不可干”，患者可通过习练八段锦、太极拳等提高自身体质、活动耐力，减少急性加重。脾胃为后天之本，痰湿是慢阻肺的重要病理产物，平素饮食要均衡，参考“五谷为养，五果为助，五菜为充”的理念进行膳食调养，避免感受外来寒邪、风邪等邪气。

（二）既病防变

稳定期慢阻肺患者病情并非一成不变，随着病情进展，急性加重期频次逐渐升高，恢复时间延长，因此，要倡导患者早期诊治，做好日常防护，适当康复锻炼，结合中医药治疗，规范用药，减少疾病加重次数及减轻急性加重期症状，辨证补益肺脾肾气及结合化痰祛瘀等法治疗。

（三）瘥后防复

慢阻肺患者初愈后大多气血津亏，肺脾肾虚损，治疗时既要除邪务尽又要顾及人体正气，促进气血脏腑功能恢复平衡，进而防止疾病复发。主张通过中药口服、日常生活调摄、肺功能锻炼、冬病夏治“三伏贴”等防止疾病复发。

（冯淬灵、刘亚倩）

第八节　慢性阻塞性肺疾病急性加重

（供稿单位：贵州省人民医院中医科）

慢性阻塞性肺疾病急性加重（acute exacerbation of chronic obstructive pulmonary disease，AECOPD）是慢阻肺临床过程中的重要事件，对患者疾病进展、生活质量和社会经济负担都造成了严重的负面影响。同时，它也是一种常见的、可预防和可治疗的慢性气道炎症性疾病，是综合医院最常见的治疗病种之一，在临床工作中属于中西医协作诊治类疾病。

一、慢性阻塞性肺疾病急性加重中医诊疗优势

中医认为，AECOPD 属于“肺胀”“喘证”等范畴。综合医院中医科的 AECOPD 患者通常表现为呼吸困难加剧、咳嗽频繁或加重、痰量增多或痰性状改变（如痰色变黄或变绿）、发热等症状。这些患者可能伴有心率加快、血压升高、精神状态改变等全身症状。在综合医院中医科，治疗 AECOPD 患者时，中医会采用辨证施治的原则，根据患者的具体症状和体质进行个体化治疗。

AECOPD 的发病机制主要与肺、脾、肾三脏功能失调有关，其中肺气虚弱是发病的首要因素。治疗上，中医会根据不同的证型采取不同的治疗方法。结合中药、针灸、拔罐、推拿等方法，以缓解症状、改善肺功能、减少急性加重的频率和严重程度。同时，中医治疗还会注重整体调理，生活

调摄，包括合理饮食、适当运动、避免烟尘刺激、保持情绪稳定等，增强患者体质，提高免疫力，以达到治本的目的。中医治疗可以有效缓解症状，改善患者的生活质量。

二、慢性阻塞性肺疾病急性加重中医临证经验

（一）辨证口服中药汤剂或中成药

1. 风寒袭肺证

主要证候：咳嗽，喘息，恶寒，痰白、清稀，舌苔薄白，脉紧。次症：发热，无汗，鼻塞、流清涕，肢体酸痛，脉浮。

治法：宣肺散寒，止咳平喘。

方药：三拗汤（《太平惠民和剂局方》）合止嗽散（《医学心悟》）加减。

组成：麻黄、杏仁、荆芥、紫苏叶、白前、百部、桔梗、枳壳、陈皮、炙甘草。

中成药：通宣理肺丸、杏苏止咳颗粒、感冒疏风颗粒。

2. 外寒内饮证

主要证候：咳嗽，喘息气急，痰多，痰白稀薄、泡沫，胸闷，不能平卧，恶寒，舌苔白滑，脉弦、紧。次症：痰易咳出，喉中痰鸣，无汗，肢体酸痛，鼻塞、流清涕，脉浮。

治法：疏风散寒，温肺化饮。

方药：小青龙汤（《伤寒论》）合半夏厚朴汤（《金匮要略》）加减。

组成：麻黄、桂枝、干姜、白芍、细辛、法半夏、五味子、紫苏子、杏仁、厚朴、炙甘草。中成药：风寒咳嗽颗粒、小青龙颗粒。

3. 痰热壅肺证

主要证候：咳嗽，喘息，胸闷，痰多，痰黄、白黏干，咳痰不爽，舌质红，舌苔黄腻，脉滑、数。次症：胸痛，发热，口渴喜冷饮，大便干结，舌苔厚。

治法：清肺化痰，降逆平喘。

方药：清气化痰丸（《医方考》）合贝母瓜蒌散（《医学心悟》）加减。

组成：瓜蒌、半夏、浙贝母、栀子、桑白皮、黄芩、杏仁、白头翁、鱼腥草、麦冬、陈皮。

中成药：蛇胆川贝液、清气化痰丸。

4. 痰湿阻肺证

主要证候：咳嗽，喘息，痰多，痰白黏，口黏腻，舌苔白、腻，脉滑。次症：气短，痰多泡沫，痰易咳出，胸闷，胃脘痞满，纳呆，食少，舌质淡，脉弦。

治法：宣肺散寒，止咳平喘。

方药：半夏厚朴汤（《金匮要略》）合三子养亲汤（《韩氏医通》）加减。

组成：法半夏、厚朴、陈皮、薤白、茯苓、枳壳、芥子、紫苏子、莱菔子、豆蔻、生姜。中成药：咳喘宁胶囊、咳喘顺丸、苏子降气丸。

5. 痰蒙神窍证

主要证候：喘息气促，神志恍惚、嗜睡、昏迷、谵妄，舌苔白、腻、黄。次症：喉中痰鸣，肢体瘛疭，甚则抽搐，舌质暗红、绛、紫，脉滑、数。

治法：豁痰开窍。

方药：涤痰汤（《奇效良方》）加减。

组成：半夏、天南星、天竺黄、茯苓、陈皮、枳实、丹参、人参、石菖蒲、细辛、生姜。中成药：苏合香丸、安宫牛黄丸或局方至宝丸。

（二）中医特色技术

1. 针法

（1）取穴：主穴肺俞（双）、大椎、风门（双）。配穴：咳甚者，配尺泽、太渊；痰多者，配足三里、中脘；体虚易感冒者，配足三里；痰壅气逆者，配天突、膻中；肾虚失纳之虚喘者，配肾俞、关元、太溪；心悸者，配心俞、内关。

（2）操作要点：针刺大椎、中脘、尺泽、关元，采用提插捻转相结合的手法。针刺肺俞、风门、心俞、肾俞，采用提插捻转相结合的手法。针刺合谷、太渊、内关、太溪，以捻转为主，提插为辅进行。针刺天突穴，用小幅度提插捻转行针法，得气后不留针。针刺足三里，采用提插捻转相结合的行针手法。急性加重期每日针刺1次。急性加重期多为邪实，或虚实夹杂，故针用泻法或平补平泻法。

2. 灸法　气虚、阳虚者，宜灸或针灸并用，取穴同上。以艾条温和灸为主，在留针期间或起针之后进行，每穴灸5~10分钟，以局部潮红为度。

3. 拔火罐　阴虚内热，或肺部感染有热象者，宜针后拔火罐。在起针后，用较大火罐或广口玻璃瓶拔于大椎与两肺俞之间。如患者消瘦，可用小火罐拔于两侧肺俞穴处。

4. 穴位贴敷　主穴选取肺俞、大椎、风门、天突、膻中等穴。药物组成：白芥子、甘遂、细辛、延胡索、干姜、丁香。将上述药物共研细末，装瓶备用。操作方法：患者取坐位，穴位局部常规消毒后，取药粉，用鲜姜汁调和，做成圆饼贴于上述穴位，成人贴4~6小时，儿童贴2~3小时。治疗选三伏天进行。

5. 康复锻炼

(1)缩唇呼吸：经鼻吸气，将嘴唇撅起像吹笛子一样缓慢呼气，吸气与呼气的比例为1∶2，逐渐延长至1∶3或1∶4。

(2)腹式呼吸：取舒适放松体位，双手可放至腹部，经鼻吸气，吸气时胸部不动，腹部尽量向外扩张；经口呼气，呼气时，胸部不动，腹部尽量向内收缩，可用双手力量挤压腹部，促进膈肌上抬。

注意事项：①久病体弱及有严重心功能障碍者慎用；②锻炼场地温度应适宜，不宜过低或过高；③初学者动作幅度不宜太大，以防摔倒或扭伤；④胸闷、气喘剧烈者不宜锻炼；⑤每天不少于2遍。

（张葵）

第九节　神经急重症呼吸功能障碍

(供稿单位：天津市环湖医院中医科)

呼吸功能障碍是神经科疾病常见的并发症之一，其表现为患者呼吸节律异常、呼吸形式改变等，进一步发展可导致肺部感染，呼吸衰竭，从而加重病情。

一、呼吸功能障碍中医诊疗优势

目前的西医诊疗，对于急危重症患者多采用机械通气方式改善氧合，虽大大降低了死亡率，但给机体造成了很多并发症，如呼吸机相关膈肌功能障碍、呼吸机相关性肺炎、呼吸机诱导肺损伤等。最终导致患者呼吸功能下降、对呼吸机长期依赖和较差的临床结局。对于无意识障碍患者多采用呼吸训练，以提高呼吸肌兴奋性，从而提高呼吸肌功能，但呼吸训练方法较为复杂，需要学习后方可掌握，因此不能快速取得训练效果，还应与其他治疗方法配合使用。此时，中医治疗的优势——“有效、简便、无副作用”就体现了出来。此外，在整体观念方面，中医会从人体整体出发，考虑呼吸功能障碍可能和脏腑功能失调有关，与肺、脾、肾等脏腑紧密相连。例如，肺主气司呼吸，肾主纳气，当呼吸功能出现问题时，中医会综合调理这些脏腑，而不只是关注呼吸器官本身。

根据呼吸功能障碍的临床症状特点，本病多归属于中医“喘证”“肺痿”“肺胀”“肺不张”等疾病范畴。中医病机多为肺气不足、痰瘀互阻、肺失宣降。多途径中医诊疗可起到宣通肺气的作用，从而改善呼吸功能障碍且安全无不良反应。

二、呼吸功能障碍中医临证经验

（一）脑系科医院中医科呼吸功能障碍患者的特性与协作性

脑系科医院中患者呼吸功能障碍多由疾病本身引发，它会影响心肺顺应性，影响神经肢体康复。患者可出现在中医科室或者不同的西医科室，而在需要会诊的西医科室中所出现的呼吸功能障碍患者往往是神经急重症术后卧床，或者病情较重无法自主进行呼吸训练，抑或是单纯呼吸训练欠佳等不同情况需要中医医生、中医治疗师共同参与治疗。

（二）患者特点、西医标准的中医解读、思路见地

呼吸功能障碍的患者多存在呼吸频率异常、呼吸深度改变及呼吸节律的紊乱，此外，在气体交换、活动耐力方面均存在不同程度的异常。从中医角度解读，呼吸功能与肺、肾等脏腑关系密切。肺活量等相关指标下降多与肺气不足、肺气亏虚有关，肺主气司呼吸，肺气不足则呼吸无力，出现呼吸功能障碍的表现。此外，肾主纳气，有摄纳肺所吸入清气的作用。呼吸功能障碍也可能是肾不纳气的表现。

肺通气和换气功能障碍，从中医整体观念看，与气血运行不畅有关。气血瘀滞会影响肺气的宣发肃降，促使呼吸功能不能正常进行。

三、呼吸功能障碍中医诊疗特色

1. 中药饮 以健脾清肺法、化痰通腑泄热法为主。可辨证应用二陈汤、六君子汤、泻白散、大承气汤等。

2. 针刺治疗 针刺以补肺益肾、健脾益气,以三焦针法为主,分别从脾、肺、肾等论治,选用中药或针刺肺俞(调理肺脏气机之要穴)、脾俞(健脾益气,利湿升清)、肾俞(温肾助阳,纳气定喘)、膈俞(八会穴中的血会,能降逆平喘,宽胸理气)等,以及配合腹针疗法,选用上脘、中脘、下脘、气海、关元并配合天枢等穴位以调节全身阴阳之气。针刺相关穴位可刺激深部的脊神经及交感神经,影响神经递质的释放,起到调节内脏功能的作用。此外,可以刺激到膈肌等与咳嗽相关的肌群,改善膈肌的活动度与厚度,有利于患者咳嗽反射的发生,进而改善呼吸肌功能[1]。

3. 穴位贴敷 选用黄芪、党参(补脾益肺),紫菀(温肺下气),麻黄、紫苏子(宣肺平喘),黄精(补脾益气、润肺滋肾)等中药,制成膏剂贴敷于上述针刺穴位,协作治疗以改善患者呼吸困难症状,从而提高肺功能。中药穴位贴敷应用于各类呼吸功能障碍患者,具有操作方便、易于实施,不良反应小等特点。

4. 呼吸操六字诀 “六字诀”是中国传统的以呼吸吐纳为主的健身功法,练习时,吸气默念“吸”字,全身放松并适当延长呼气,同时默念“嘘(xū)、呵(hē)、呼(hū)、呬(sī)、吹(chuī)、嘻(xī)”,通过六个字的特定发音口型、唇齿喉舌的用力不同来调整和控制体内气息,同时配合上肢动作,引导持续稳定的气流,以牵动脏腑经络气血的运行。呼吸吐纳配合动作导引,在外锻炼筋骨肌肉,在内调节脏腑气机,可以减少呼吸死腔,降低呼吸功耗和氧耗,增加呼吸肌力和耐力,改善肺通气功能,提高肺活量,延缓肺功能下降,达到“调身、调息、调心”和治病保健的目的。此外,呼吸操锻炼可以促进痰液排出,减少呼吸道感染机会。

5. 针刺结合拔罐疗法 拔罐选穴:大椎、风门、肺俞等,具有清热泻

---

[1] 张叶涵,唐明,黄凡,等. 三焦调气针法治疗卒中后呼吸功能障碍的临床观察[J]. 广州中医药大学学报,2024,41(6):1517-1521.

火、解毒除湿的功效。针罐结合主要通过改善痰液性质、减少痰量来减轻炎性反应，以此改善肺功能。

四、中医治未病

对于神经急重症患者应注重“既病防变”，尽早进行呼吸功能障碍相关中医干预，以降低呼吸功能障碍程度的发生和发展。此外，在“未病先防、愈后防复”方面，我们应在日常生活中及愈后顺应四时，注重调畅气机，避免外感风邪，适度运动，增强肺功能，保持肺气宣畅。如中医康复锻炼六字诀、太极拳、八段锦等可增强呼吸肌力量、改善呼吸功能，动作舒缓，适合长期坚持。

针对神经急重症呼吸功能障碍的中医治疗多样，但需根据患者实际病情与西医相结合选择相适应的方法，且呼吸功能障碍与吞咽功能具有很大的相关性，二者之间又相互影响，因此，治疗过程中应把二者关联起来进行诊治。

（杨洁）

第二章
消化系统疾病

第一节　功能性消化不良

(供稿单位:北京大学国际医院中医科)

功能性消化不良(functional dyspepsia,FD)是临床上常见的消化系统疾病。功能性消化不良的临床表现为持续或反复发作的上腹痛、上腹灼热感、反酸、早饱和餐后饱胀,无法单纯通过器质性、系统性或代谢性疾病等因素解释。根据罗马Ⅳ诊断标准,功能性消化不良为起源于胃十二指肠区域的消化不良症状,主要症状包括上腹饱胀感、早饱感、上腹痛、上腹烧灼感、嗳气、食欲不振、恶心、呕吐等,且缺乏能解释这些症状的任何器质性、系统性或代谢性疾病因素。上述症状出现至少6个月,而且近3个月符合以上诊断标准即诊断为功能性消化不良。

根据患者的主要症状,功能性消化不良可分为2种亚型:上腹痛综合征(epigastric pain syndrome,EPS)、餐后不适综合征(postprandial distress syndrome,PDS),尽管功能性消化不良通常不会造成严重后果,但其难以完全治愈的特点可能给患者带来心理负担,影响情绪状态,降低生活质量。

西医主要以促胃肠动力药、消化酶、抑酸剂、胃黏膜保护剂、抗焦虑抑郁药及根除幽门螺杆菌(Hp)等治疗为主,但长期疗效欠佳,易反复发作。中医以其独特的辨证论治体系,因人制宜,诊治该病优势突出。

一、功能性消化不良中医诊疗优势

(一)个体化治疗,辨证论治

中医认为病因复杂多样,包括情志失调、劳倦过度、先天禀赋不足、饮食不节及感受外邪等多种因素。这些因素可以单独或相互交织，导致气机阻滞、饮食积滞、肝失疏泄、气滞血瘀及脾胃虚弱等一系列病理变化，最终引发功能性消化不良。根据病因病机的不同，在治疗时需要综合考虑患者的具体情况，采取个体化的辨证论治方案，以恢复脾胃的正常功能和气机的正常运行。

（二）手段多样，针药并用

中医治疗功能性消化不良的手段多样，包括口服中药、中成药、外用穴位贴敷及中药膏摩等多种药物治疗手段。此外，针灸和推拿等非药物治疗方法也被广泛应用于临床实践中。这些治疗方法通过改善胃肠动力、降低内脏敏感度、增强黏膜屏障功能等多方面作用，有效改善胃肠道功能和心理状态，为患者提供了更多元化的治疗选择。

中西医结合治疗模式能够为患者提供更为全面和个性化的长期管理方案。该方案包括定期诊断和调整治疗方案，旨在实现症状的持续缓解和生活质量的显著提升。同时，这种综合治疗方式也有助于提高患者的依从性，使其更愿意积极配合治疗过程，从而达到更好的治疗效果。

（三）心身并治

随着生物 - 心理 - 社会医学模式的提出，临床诊疗中对心理社会因素的关注逐渐提高，而非仅仅着眼于器质性改变或机体功能障碍等躯体表现。七情是中医病因学说的重要组成部分，当情志刺激超过人体调节范围时可通过伤及脏腑或影响脏腑气机致病。气机失调是心身疾病的病机共性，可贯穿于心身疾病全过程。情志刺激可影响周身气机，脏腑气机异常也可诱发情志病变的产生。中医治疗功能性消化不良离不开调节气机的思路，通过补气、理气、降气等治法来恢复脏腑气机的平衡，从而缓解情志因素对脏腑造成的影响。在临床用药上，治疗功能性消化不良时常需配合疏肝解郁类的药物来实现心身并治。

二、功能性消化不良中医临证经验

（一）综合医院中医科功能性消化不良患者特点

1. 患者年龄分布广 在年龄分布上，综合医院的功能性消化不良患者人群覆盖了从儿童到老年人的各个年龄段。这意味着无论是正处于生长发育期的儿童、面临工作与生活双重压力的中年人，还是身体机能逐渐衰退的老年人，都可能以消化不良为主诉前往综合医院中医科就诊。这种广泛的年龄分布特点，要求中医科医生在诊疗过程中必须充分考虑患者的年龄因素，针对不同年龄段的生理特点和心理需求，制定个性化的治疗方案。

2. 心身共病多见　功能性消化不良患者往往伴随着心身共病的现象。患者在出现胃肠道功能紊乱的同时，还常常伴有焦虑、抑郁、失眠等心理问题。这种心身共病的情况不仅增加了治疗的复杂性，也对患者的生活质量造成了严重影响。因此，在中医科的治疗中，除了关注患者的胃肠道症状外，还需要重视其心理健康状况，通过心理咨询、放松训练等方式帮助患者缓解心理压力，从而达到心身并治的效果。

（二）西医诊断标准的中医内涵解读

功能性消化不良的诊断标准为病程超过 6 个月，近 3 个月有症状发作。另外，对 4 个核心症状（上腹痛、早饱、餐后不适、上腹烧灼）的程度进行评估，即症状程度达到了令人不适的程度，影响日常生活。上腹痛综合征的诊断标准必须包括上腹痛和上腹烧灼不适中的 1 项或 2 项，发作至少 1 天 / 周。应除外胆囊或奥狄括约肌功能障碍所致的疼痛。餐后不适综合征的诊断标准必须包括餐后饱胀不适和早饱中的 1 项或 2 项，发作至少 3 天 / 周。如症状在排气、排便后缓解或消失不考虑为消化不良症状。

上腹痛综合征归属于中医的“胃痛”或“胃脘痛”，餐后不适综合征归属于中医“胃痞”。在本病的初期阶段，主要病机为寒凝、食积、气滞和痰湿等。随着邪气的积聚，正气逐渐被耗伤，导致病机从实证转变为虚证，或者呈现出虚实夹杂的状态。病程较长时，可能会出现络脉瘀阻或转化为热证，从而出现寒热交替的症状。功能性消化不良的基本病机是脾虚气滞，胃失和降。病性多表现为本虚标实，虚实夹杂，以脾虚为本，气滞、食积、痰湿、血瘀等邪实为标。

（三）思路见地

1. 从湿热论治　随着现代社会生活节奏的加快，人们的饮食习惯也发生了显著变化。越来越多的人偏好高脂肪、高糖分的食物及辛辣刺激性食物，这些食物容易导致体内湿热积聚于中焦部位，进而影响脾胃的运化。长期如此，会导致脾胃升降功能失调，胃气壅滞，腑气不通，最终引起功能性消化不良的系列症状。

《素问·脏气法时论》云“脾苦湿”，并提出苦寒燥湿的治疗原则。《证治汇补·痞满》提出“痞同湿治”，治疗上倡导“上下分消其气”，针对里实证加以疏导之法，提出行气、疏导的治疗思想。肥甘厚腻与辛辣刺激之食物均为湿热之品，现代人嗜食肥甘厚腻及辛辣刺激的饮食习惯，常可导致湿热积滞胃肠，湿与热结，中焦气机阻滞造成腑气不通而发病。针对中青年的功能性消化不良多从湿热论治。

2. 从肝脾论治　功能性消化不良的主要病位在胃，但其发病与肝、脾的功能密切相关。脾虚是功能性消化不良发病的基础，并且贯穿于疾病的整个过程。同时，肝郁也是导致功能性消化不良发生的重要因素之一。从中医病因学角度分析，情志因素在功能性消化不良的发病中扮演着重要角色。精神心理因素通过影响脑 - 肠轴，进而改变内脏敏感性、激活特定脑区及调节脑肠肽的分泌，这些变化会导致胃肠动力和内脏感觉出现异常，最终诱发功能性消化不良。

现代研究揭示，脾的运化功能与胃肠动力紧密相连，而肝的疏泄作用则与中枢神经系统及神经 - 内分泌系统的调节密切相关。当肝失疏泄、脾失健运时，往往表现为脑 - 肠轴功能的紊乱。在临床上，通过健脾和疏肝，能够有效调控脑肠肽的分泌，进而调节脑 - 肠轴的紊乱状态，促进胃肠运动，降低内脏高敏感度，从而显著改善功能性消化不良的临床症状。

三、功能性消化不良中医诊疗特色

（一）病因病机

饮食不节、情志失调、劳倦过度、感受外邪、先天不足等多种病因均可导致功能性消化不良。饮食不节，导致食物停积不化，损伤脾胃，胃气壅滞；忧思恼怒，则肝失疏泄，横逆犯胃，胃失和降，甚则气机郁滞而致气滞血瘀；脾胃虚弱，运化失职，气机不畅或中焦阳气虚弱，均可使脾虚气滞，胃失和降，气机失调而发病。肝脾失调、气机阻滞是功能性消化不良的基本病机。

（二）治疗原则—分型论治

功能性消化不良可分为上腹痛综合征和餐后不适综合征两种亚型，上腹痛综合征的治疗原则是理气止痛，餐后不适综合征的治疗原则是理气消痞。

（三）治疗方案

中医对功能性消化不良的辨证分型主要包括脾胃虚弱型、肝气郁结型、痰湿阻滞型和脾胃湿热型等。

1. 药物治疗

（1）脾胃虚弱证：主要表现为上腹部隐痛或痞满，食欲不振，大便稀溏，舌淡苔白，脉细弱。治疗宜健脾益气，方用香砂六君子汤加减。

（2）肝气郁结证：主要表现为胸胁胀满疼痛，情绪波动时症状加重，嗳气频繁，口苦咽干，舌红苔薄黄，脉弦数。治疗宜疏肝解郁，方用逍遥散加减。

（3）痰湿阻滞证：主要表现为胃脘痞满，纳呆恶心，口黏口腻，大便不爽，舌苔白腻或微黄腻，脉滑。治疗宜化痰利湿，方用二陈汤加减。

（4）脾胃湿热证：主要表现为胃脘灼热疼痛，口苦口黏，恶心呕吐，大便稀烂不爽，舌红苔黄腻，脉滑数。治疗宜清热利湿，方用芩连平胃散加减。

2. 中医特色治疗　常用的中医特色治疗包括穴位贴敷、艾灸、针灸、中药膏摩等。例如，使用穴位贴敷脾俞、中脘、神阙、天枢等穴位，以达到缓解症状的作用。

四、中西医协同治疗特点与分析

中医注重整体调理和个体化治疗，能够从根本上改善患者的体质和脏腑功能；而西医则擅长精确诊断和对症治疗，能够迅速缓解患者的症状。两者相结合，既能够提高治疗效果，又能够减少药物副作用和并发症的发生。

饮食习惯是功能性消化不良调护的重要切入点。中西医协同可以全面地对患者进行健康宣教，从饮食禁忌到中药药膳，为患者提供全方位的饮食生活指导。情志因素是功能性消化不良的重要诱发因素，西医治疗除抗焦虑抑郁药物外，心理疏导、行为治疗等多种治疗手段可弥补中医治疗的不足。

五、中医治未病

1. 保持心情舒畅 保持开朗的心境能有效预防功能性消化不良的发生并缓解消化不良的临床症状。为了保持心理健康，应避免悲观和焦虑情绪，积极参与集体活动，多与他人交流，确保充足的睡眠，并学会自我调节与护理。

2. 注重饮食调护 饮食调护对功能性消化不良患者尤为重要。减少碳酸饮料、油炸食品、咖啡、牛奶、奶酪、甜食、豆类及辛辣食物的摄入能保护胃肠黏膜。合理的饮食调护对于预防和治疗功能性消化不良具有重要意义。

3. 坚持规律生活 保持起居规律，定时定点吃饭，避免饥一顿、饱一顿，并进行适度的体育锻炼，如练习太极拳、太极剑、八段锦等节奏和缓的非竞技体育项目来锻炼身体。

（姚小芹、熊祎虹）

第二节　老年功能性便秘

（供稿单位：北京医院中医科）

功能性便秘（functional constipation，FC）属于功能性肠病的一种，主要表现为排便困难、排便次数减少或排便不尽感，且不符合肠易激综合征的诊断标准[1]，老年人功能性便秘目前主要根据罗马Ⅳ标准和患者主诉进行诊断。老年人功能性便秘与其特定的病理生理因素息息相关，老年人膈肌、腹肌、肛提肌与结肠壁平滑肌收缩能力普遍下降，且随增龄胃肠

[1] DROSSMAN D A，CHANG L，CHEY W D，et al. 罗马Ⅳ：功能性胃肠病　肠 - 脑互动异常［M］. 方秀才，侯晓华，译 . 北京：科学出版社，2016.

黏膜萎缩、分泌液减少，粪质容易干燥而排便困难[1]，焦虑、抑郁是便秘发病过程中的危险因素[2]，全身器质性疾病及药物等因素亦可引发便秘。

一、老年功能性便秘中医诊疗优势

辨证论治是中医的特色和优势。中医治疗老年功能性便秘强调辨证论治，传统的辨证分型论治以虚实为纲，进行个体化治疗。这种方法能够更精准地针对病因进行治疗，提高治疗效果。中医治疗老年功能性便秘不仅包括内服药物，还包括外用药物、针灸、推拿等多种治疗手段。这种综合治疗方法能够从多方面调节老年人的身体状况，改善便秘症状。中医药治疗老年功能性便秘的副作用相对较小，尤其对于年老体弱及伴有高血压、心功能不全等排便费力的患者，中医药治疗更为温和，易于患者接受。

二、老年功能性便秘中医临证经验

（一）西医诊断标准的中医内涵解读

西医诊断：参照功能性便秘罗马Ⅳ的诊断标准，60 岁及以上老年人出现下列 2 个或 2 个以上的症状：至少有 25% 的排便感到费力；至少 25% 的排便为块状便或硬便；至少有 25% 的排便有排便不尽感；至少有 25% 的排便有肛门直肠的阻塞感；至少有 25% 的排便需要人工方法辅助（如指抠、盆底支持）；每周少于 3 次自发排便。如果不使用泻药，松散便很少见到。诊断肠易激综合征依据不充分。患者须在诊断前 6 个月出现症状，在最近的 3 个月满足诊断标准[3]。

功能性便秘的分类：慢性功能性便秘是老年人最常见的便秘类型，根据患者的肠道动力和直肠肛门功能改变的特点分为 4 个亚型：

[1] 柯美云，王英凯．老年人慢性便秘的流行病学和研究进展[J]．实用老年医学，2010，24(2)：92-94.

[2] 赵劢，谭至柔．成年人慢性便秘流行病学的研究现状[J]．世界华人消化杂志，2014，22(7)：939-944.

[3] 梅应兵，甘爱萍，李高文，等．老年便秘的中医证型及不同年龄分布规律[J]．湖北中医杂志，2013，35(4)：23-25.

(1)慢传输型便秘：老年人结肠动力减退，易发生慢传输型便秘，其特点是结肠传输时间延长，主要表现为排便次数减少、粪便干硬、排便费力[1]。

(2)排便障碍型便秘：即功能性排便障碍，既往称为出口梗阻型便秘，主要表现为排便费力、排便不尽感、排便时肛门直肠堵塞感、排便费时，甚至需要手法辅助排便等，此型便秘在老年人中亦多见。

(3)混合型便秘：患者同时存在结肠传输延缓和肛门直肠排便障碍的证据。

(4)正常传输型便秘：多见于便秘型肠易激综合征，腹痛、腹部不适与便秘相关，排便后症状可缓解，老年人较少见[2]。

除符合以上诊断要点外，同时需除外肠道或全身器质性病因及药物因素所致的便秘。

功能性便秘的西医诊断标准强调排便症状的持续性和频率，如排便费力、硬便、排便不尽感等。这些症状可以对应到“便秘”“大便难”“脾约”“秘结”等中医诊断。相对于西医诊断标准的亚型，中医则更注重整体观念和辨证论治，将人体作为一个有机的整体，综合考虑各脏腑之间的关系，不仅是脾、胃、肠的病变，还考虑到肺失宣降、肾气不足、肝气郁结等对排便的影响，认为便秘与脾胃的运化功能、肠道的传导功能失调有关。西医治疗功能性便秘主要依赖于药物治疗，而中医治疗则更侧重于调整患者的整体状态，通过内服药物、饮食调理、情志护理、运动按摩等多种手段综合干预便秘。

（二）思路见地

老年人“多病一体”的特点提示我们，共识不能仅局限于功能性便秘，还需重视对与便秘相关的合并疾患的干预，并考虑某些药物的影响，做到整体与局部结合，统筹兼顾。老年病临床虚证虽然多见，但老年人便秘也常夹有实证或是因虚致实证（气滞、血瘀、燥热、痰湿等），需要攻补兼

[1] BHARUCHA A E, WALD A M. Anorectal disorders [J]. Am J Gastroenterol, 2010, 105(4): 786-794.

[2] SHAHID S, RAMZAN Z, MAURER A H, et al. Chronic idiopathic constipation: more than a simple colonic transitdisorder [J]. J Clin Gastroenterol, 2012, 46(2): 150-154.

施，尤其对于高龄老年人，补虚与泻实的灵活应用是治疗的关键[1]，不可一味补虚。

三、老年功能性便秘中医诊疗特色

（一）病因病机

老年人便秘病因多与老年久病、元气亏损、气血不足、润养失调有关，或由年老情志不舒、饮食积滞、气机郁滞、传导失职而致。便秘乃大肠传导失常所致，其病位在大肠，发病则与脾、胃、肺、肝、肾等脏腑功能失调密切相关。

关于老年人功能性便秘，有研究指出其可具备单一证候，也可为复合证候，尤以复合证候多见，单纯证型不足复合证型的1/4，反映了本病证候的复杂性，提示便秘不是单一脏腑功能失调，而是多脏腑功能失衡所致[2]。也有研究显示，老年人便秘证型纯虚证或纯实证甚少，临床以复合证型为主，多为3个证型相互兼夹，年龄越大证型越复杂，兼夹证越多；出现较多的证型由高到低依次为阴虚证、气虚证、热结证、肝郁证、血瘀证[3]。

（二）治疗原则

便秘分为实证和虚证。实证的基本病机为腑气闭塞不通；虚证的基本病机为肠失温润，推动无力，导致大肠传导功能失常。老年便秘临床以复合证型为主，其治疗当分虚实。实证以祛邪为主，肝郁化火型以清肝泻火为主，辅以导滞之品，标本兼治，邪去便通；虚证以扶正为先，依气虚、血虚、阳虚、阴虚的不同，主用补益中焦、养血通便、温补脾肾、滋阴润肠之法，酌用理气之药，标本兼治，正盛便通。六腑以通为用，老年患者脏腑亏虚，正气不足，治疗便秘以缓下为宜，以大便软为度，避免长期使用大黄、芒硝类苦寒之药，尽量避免巴豆、牵牛等峻下之药，防止损伤正气。

---

[1] 常婧舒，石杨，李秋贵．大承气汤合补益之品治疗高龄老人之便秘[J]. 中国全科医学，2014，17(10)：186-187.

[2] 汪红兵，陈剑明，张声生．老年功能性便秘中医病机规律临床流行病学调查[J]. 中国中医药信息杂志，2011，18(12)：21-23.

[3] 梅应兵，甘爱萍，李高文，等．老年便秘的中医证型及不同年龄分布规律[J]. 湖北中医杂志，2013，35(4)：23-25.

（三）治疗方案

1. 药物内服疗法

（1）中气不足：虽有便意，但排便困难，汗出气短，便后乏力，神疲懒言，舌淡苔白，脉弱。治法：补益中焦、升清降浊。方药：以补中益气汤加减，药用生白术、生黄芪、麻子仁、陈皮、当归、枳实、莱菔子、升麻等。中成药：芪蓉润肠口服液等。

（2）脾肾阳虚：排便困难，腹中冷痛，四肢不温，小便清长，舌淡苔白，脉沉弱。治法：温补脾肾。方药：济川煎加减，药用当归、牛膝、肉苁蓉、泽泻、升麻、枳壳等。中成药：便通胶囊等。

（3）阴虚肠燥：大便干结，口渴喜饮，皮肤干燥，舌红苔燥，脉弱。治法：滋阴润肠。方药：增液汤合润肠丸加减，药用生地黄、玄参、麦冬、火麻仁、桃仁、当归、枳壳等。中成药：滋阴润肠口服液、麻仁软胶囊等。

（4）肝郁化火：大便干结，头晕牙痛，目赤肿痛，口苦耳鸣，两肋胀痛，舌边红，苔黄燥，脉弦数。治法：清肝泻火。方药：加味逍遥丸加减，药用牡丹皮、栀子、白芍、柴胡、当归、黄芩等。中成药：当归龙荟胶囊等。

（5）单方验方：①决明子 30g，水煎，分两次服，适用于慢性热结便秘；②番泻叶或玄明粉，口服，3~6g/ 次，开水泡服，多适用于实证便秘[1]。

2. 药物外用疗法

（1）灌肠疗法：生白术、桃仁、肉苁蓉等[2]，制成煎剂 150~200ml，用时加温至 40℃灌肠，在肠道内药液保留约 20 分钟后排出大便。根据病情需要，可 3~4 小时后重复灌肠，每日不超过 2 次，连续使用不超过 3 天。若应用该治疗后出现明显腹泻或其他严重不良反应，应立即停用。

（2）贴敷疗法：将中药方剂制成糊放于神阙穴，外敷无菌纱布，用胶布固定。有学者用大黄敷脐治疗老年功能性便秘，疗效确切。

---

[1] 中华中医药学会．功能性便秘诊疗指南［J］．中国中医药现代远程教育，2011，9（17）：127-128.

[2] 林晖，孙健，曹莲瑛，等．针刺结合中药灌肠治疗虚证便秘临床研究［J］．中医学报，2016，31（4）：613-616.

3. 非药物疗法

(1) 针灸治疗：主穴，多选大肠俞、天枢、脾俞、三阴交等；配穴，乏力者加针足三里，腹胀加针大横。针刺时，将治疗部位常规消毒后，选用毫针直刺或斜刺进针，行补法，得气后留针 20 分钟，留针期间行针 1 次，每天治疗 1 次，阳气不足者可加艾灸，可在针刺基础上加灸神阙、气海。

(2) 饮食调护：合理膳食，在尊重老年人饮食结构的基础上，提倡多食用促进肠蠕动的粗纤维食物，如黑面包、燕麦片、菠菜、芹菜、萝卜、黄花菜、菌类、木耳、海带等，同时鼓励白天尽量多饮水，慎用或忌用烈酒、浓茶、咖啡、韭菜、蒜、辣椒等刺激食物，坚持定时定量进餐。另需结合老年人不同体质，辨体施膳，如阴虚质，早晚喝牛奶 250ml 或冲服蜂蜜水；阳虚质，羊肉 100g 切片加水 500ml，煮烂入粳米 50g，每日早晚空腹温服。

(3) 运动按摩：每天晨起可于户外散步或室内慢走 20~30 分钟；呼吸肌及盆底肌群锻炼，每天平卧或坐位时进行腹式呼吸运动，即吸气时鼓腹并放松肛门、会阴，呼气时收腹并缩紧肛门、会阴，气呼尽略加停顿再呼吸，如此反复 6~8 次；行腹部按摩：协助患者取仰卧位或半卧位，嘱患者自然放松，用手的大小鱼际肌在患者脐周 10cm 范围内沿顺时针方向按摩，手指施加力量以轻推、揉捏为主，力量速度较轻慢，10~15min/ 次，每日早晚各 1 次；脚底按摩：每晚睡前用热水（39~42℃）给予足浴，联合足底按摩泡足 30 分钟，指导患者用拇指指腹按摩足底中下部结肠反射区，刺激肠蠕动。

(4) 生物反馈：主要通过放松盆底肌训练、排便模拟训练和直肠敏感性训练改善直肠感觉及排便动力异常，协助患者建立排便的正常生理功能，以达到治疗目的。

四、中西医协同治疗特点与分析

老年人便秘是由诸多因素导致的，中西医协同诊疗是有一定优势和中国特色的，如何才能将该共识意见让中医、西医临床医生接受和应用，还需要中医不断地学习西医的诊疗技术，西医认真地学习中医整体思维、个体化辨证论治理念，使用中药时关注辨“证”、而非只辨“症状”和“疾病”。

1. 采取公认的技术手段明确诊断，尊重现代医学的循证依据，在中西医各自常规的治疗方法和措施层面上进行合理的结合，基于老年人多重用药的安全隐患，积极推广应用非药物疗法。

2. 老年人功能性便秘较为顽固，单一疗法效果往往欠佳，建议小剂量联合使用中西药，也可以择期将同类药物替换或交叉使用，以免长期使用固定方案产生耐药或引发不良反应。

3. 避免大量或长期服用蒽醌类刺激性泻药，大黄、番泻叶、芦荟、决明子、何首乌等是目前公认的引起结肠黑变病的主要因素，部分蒽醌类泻药有导致肝功能损伤的风险，服药过程中需定期检查肝功能。

五、中医治未病

1. 饮食调整　建议老年人增加膳食纤维的摄入，多吃蔬菜、水果和全谷物。保证充足的水分摄入，可以促进粪便软化。

2. 运动按摩　鼓励老年人进行适量的体力活动，如散步、慢跑等，配合腹部按摩，可以促进肠道蠕动，帮助排便。

3. 建立规律的排便习惯　鼓励老年人在每日固定时间进行排便，最好是在餐后，利用胃结肠反射来促进排便。

4. 心理干预　通过交流减轻老年人的心理压力和焦虑情绪，必要时可进行心理咨询或心理治疗。

5. 定期体检　定期进行肠道相关检查，如肛门指诊、粪便隐血试验等，以便及时发现并处理问题。

6. 药物管理　定期评估老年人使用的通便药物，避免使用可能导致便秘的药物，或调整剂量和用药时间。

对于老年便秘的早期干预不仅能够减轻便秘症状，还能提高老年人的生活质量，减少因便秘引发的其他健康问题。

（常婧舒、李晔）

第三节　难治性幽门螺杆菌感染

（供稿单位：北京大学第一医院中医、中西医结合科）

幽门螺杆菌（Helicobacter pylori，Hp）感染是胃炎、消化性溃疡、胃黏膜相关淋巴组织淋巴瘤的主要致病因素，也是胃癌最主要的、可控的危险因素。根除 Hp 可有效降低胃癌的发生率和死亡率。然而，大规模的 Hp 根除治疗和抗生素的不规范使用导致 Hp 对多种抗生素的耐药率升高，加之菌株毒力差异影响抗生素敏感性及细菌定植深度、生物膜形成等因素，导致难治性 Hp 感染出现。《第六次全国幽门螺杆菌感染处理共识报告》指出，连续规范的不同药物组合方案根除治疗 ≥2 次仍未成功的 Hp 感染称为难治性 Hp 感染。

Hp 是现代医学微生物学概念，中医医家多将其归属于“邪气”范畴，符合湿热外邪侵袭的致病特点，因此，可将其归属于“湿热邪气”。中西医在对难治性 Hp 感染的治疗中各有优势，二者相结合构成的病证结合个体化诊疗方案为难治性 Hp 感染的治疗提供了更为全面、有效的解决方案，为临床治疗提供了更多的选择。北京大学第一医院中医、中西医结合科在张学智主任的带领下，在 Hp 中西医结合治疗领域深耕多年，制定《幽门螺杆菌感染的中西医结合诊疗方案》《第二次中国中西医整合治疗幽门螺杆菌相关“病 - 证”共识》等指导性文件，发表多篇高水平学术论文，在难治性 Hp 感染的中西医协同诊疗、提高临床疗效方面具有丰富经验。现将特色诊疗简述如下：

一、难治性幽门螺杆菌感染中医、中西医结合诊疗优势

难治性 Hp 感染一般采用抗生素治疗，抗生素具有抑菌杀菌效应强、起效快的优点，但多存在获得性耐药，并伴有多种不良反应的问题。作为 Hp 感染主要的非抗生素疗法，中药在降低 Hp 耐药性、减少抗生素使用、减少不良反应和改善胃黏膜病变等方面具有独特优势。中医从整体观念出发，将西医诊断治疗与中医辨证施治相结合，即病证结合，强调不滥用抗生素，主张重视治疗前的病情评估和提高初次治疗的成功率。

根据症状、体征、既往对药物耐受性等因素对患者进行分层管理，在根除治疗前后或同时加载中药，形成“先中后西”“先西后中”“中西并用”等治疗方案，能够明显提高 Hp 根除率和患者依从性，减少获得性耐药的发生。

二、难治性幽门螺杆菌感染中医临证经验

（一）综合医院中医科难治性幽门螺杆菌感染就诊患者特点

1. 多次治疗失败史 这些患者往往经历过多次三联或四联疗法，但由于存在抗生素耐药等问题，常规西医疗法效果不佳，未能根除 Hp 感染。

2. 症状复杂 部分患者伴有慢性萎缩性胃炎、肠化生等癌前病变，出现上腹痛、腹胀、反酸、烧心、嗳气等症状。有些患者可能同时患有糖尿病、高血压、冠心病等慢性疾病，限制了某些抗生素的使用，合并用药可能增加治疗复杂性，需权衡药物相互作用及安全性。长期治疗无效还可能导致患者出现焦虑、抑郁等情绪问题，进一步加重胃肠功能紊乱，多种疾病及症状难以通过单一疗法缓解。

3. 对中药接受度较高 就诊于中医科的患者多对中医药疗法抱有较高的期望，愿意尝试中西医结合治疗。此外，癌前病变患者西医对其尚无有效的防治方法，因而也会转向中医治疗，以期延缓甚至逆转病理变化。

（二）思路见地

对于难治性 Hp 感染，进行“个体化整体评估”，开展分阶段、标本兼治的“个体化整体治疗”，即进行整体调节和胃内微环境调节—根除治疗—根除后疗效巩固治疗[1]。

评估内容为梳理患者不利于接受标准治疗的状况、选择合适的抗生素种类及用量。首先，判断是否存在抗衡因素，如高龄，年龄<70 岁成人如有肝肾系统疾病、免疫系统疾病合并用药，应进行获益风险评估来判断

---

[1] 叶苏漫，叶晖，史宗明，等．难治性幽门螺杆菌感染中西医协作治疗策略的探讨[J]．中国中西医结合消化杂志，2022，30(6)：450-455，460.

根除治疗的必要性。决定根除时应该详细获取既往疾病史及抗生素应用史,个体化决定根除治疗方案。其次,评估目前消化道症状的分数,以及确定是否有肠道菌群紊乱的存在。患者有以慢性腹泻为主要临床表现的肠道菌群失调时,应使用益生菌调整菌群,临床上双歧杆菌三联活菌、地衣芽孢杆菌活菌有很好效果;有明显消化道症状者,应使用中成药荆花胃康胶丸、半夏泻心汤缓解反酸、烧心、腹胀等临床症状,以增加患者接受标准治疗时的依从性。第三,进行血清学 Hp-IgG 抗体分型检测来确定 Hp 菌株类型及毒力的影响以选择合适的抗生素和抑酸剂;确认既往治疗方案,通过过敏史、青霉素皮试结果判断是否存在青霉素过敏来决定阿莫西林的使用,克拉霉素、左氧氟沙星、甲硝唑等耐药率高的药物不应重复使用。阿莫西林的给药频率、给药剂量是否应发生变化及联用呋喃唑酮的安全性需要大规模的临床研究来证实。第四,在治疗前、治疗中、治疗后,可分别运用中药进行治疗。

三、难治性幽门螺杆菌感染中医诊疗特色

1. 病因病机　Hp 属于具有湿、热性质的外邪。患者常因饮食不洁,感受湿热外邪,致脾胃损伤,升降失常,运化失司,湿浊内生,内外合邪,湿热内蕴;湿热困脾,阻滞气机,土壅木郁,肝失疏泄;Hp 缠绵不去,耗气伤正,脾胃虚弱,久则虚寒内生;气机不畅,久病入络,血行受阻,则胃络瘀血。若病情尚浅,Hp 根除后脾胃功能得复;若正气已伤,或病变深入,则脾胃受损,气滞、湿阻、血瘀或并存,表现为虚实夹杂,日久郁而成毒。因此,Hp 感染的证候变化多存在脾胃湿热、脾虚郁滞、正虚毒盛的规律。

2. 治疗方案　对于难治性 Hp 感染,《第二次中国中西医整合治疗幽门螺杆菌相关“病 - 证”共识》[1]提出“标本兼治的分阶段综合疗法”:治疗前的“调态”,在正式治疗之前,使用中药或微生态制剂进行调理,改善机体的内环境,以增强患者的免疫功能;同步使用中西药物,增强西药的根除效果,同时减少抗生素的不良反应;治疗后的中药巩固。根除治疗

---

[1] 胡伏莲,张声生,张学智,等. 第二次中国中西医整合治疗幽门螺杆菌相关“病 - 证”共识[J]. 胃肠病学和肝病学杂志,2024,33(12):1581-1588.

后，继续使用中药进行巩固治疗。中医辨证施治可参考以下证候分类及方药。

（1）脾胃湿热证

主症：胃脘灼热或疼痛，口黏或口臭；次症：嘈杂反酸，渴不欲饮，纳呆泛恶，大便黏滞不爽，身重困倦；舌脉：舌质红，舌苔黄腻或厚，脉滑数。

治法：清热化湿。

主方：连朴饮加减。

主要药物组成：黄连、厚朴、石菖蒲、法半夏、芦根、薏苡仁、栀子、蒲公英、茯苓、竹茹、甘草。

（2）寒热错杂证

主症：胃脘痞满，遇冷加重，口干或口苦；次症：餐后胃脘胀痛，大便时干时稀，恶心呕吐，肠鸣；舌脉：舌淡红，苔黄或黄白相间，脉细数。

治法：平调寒热。

主方：半夏泻心汤加减。

主要药物组成：法半夏、黄连、黄芩、干姜、甘草、人参、大枣。

（3）肝胃不和证

主症：胃脘胀满或攻撑作痛，胁肋胀闷不舒；次症：症状因情绪不遂复发或加重，喜长叹息，嗳气，反酸，口干口苦；舌脉：舌淡红或红，苔薄白，脉弦。

治法：疏肝理气和胃。

主方：柴胡疏肝散加减。

主要药物组成：北柴胡、陈皮、白芍、川芎、枳壳、甘草、香附。

（4）脾胃气虚证

主症：胃脘胀满或隐痛，餐后胀满不适加重；次症：倦怠乏力，食少纳呆，气短懒言，大便稀溏，排便无力，面色萎黄；舌脉：舌淡，或有齿痕，苔薄白，脉细弱或沉弱。

治法：健脾益气。

主方：香砂六君子汤加减。

主要药物组成：党参、白术、茯苓、甘草、木香、砂仁、陈皮、法半夏。

(5)脾胃虚寒证

主症：胃脘隐痛或隐隐不适，胃脘喜按或喜暖；次症：劳累或受凉后发作或加重，空腹症状加剧，食后缓解，大便稀溏或完谷不化，四末不温，泛吐清水，神疲乏力；舌脉：舌淡胖，或有齿痕，苔薄白或白滑，脉沉迟无力。

治法：温中健脾。

主方：黄芪建中汤加减。

主要药物组成：黄芪、桂枝、白芍、生姜、大枣、茯苓、陈皮、法半夏、木香、砂仁、甘草。

(6)胃络瘀阻证

主症：胃脘痞满或痛有定处，胃脘痛如针刺；次症：夜间加重，胃脘拒按，进食后加剧，呕血，黑便；舌脉：舌质暗红或有瘀点、瘀斑，脉弦涩。

治法：化瘀通络。

主方：失笑散合丹参饮加减。

主要药物组成：五灵脂、蒲黄、丹参、檀香、砂仁、三七粉、延胡索、川楝子、甘草。

上述各方可随证加减：若湿偏重者，加苍术、藿香、白蔻仁；若热偏重者，加黄芩、石膏；若恶心呕吐者，加旋覆花、橘皮；若气滞腹胀者，酌加槟榔、枳实、紫苏梗、香橼皮、大腹皮；若嗳气较频者，加沉香、半夏、旋覆花等；若纳呆少食者，加神曲、炒谷芽、炒麦芽；上腹疼痛者，酌加川楝子、延胡索、郁金；食后胀满者，酌加焦槟榔、厚朴；反酸、烧心者，酌加煅瓦楞子、乌贼骨；脾胃虚弱伴大便稀溏者，宜加炒白术、炮姜；脾胃虚弱里寒较甚，呕吐，肢冷，加桂枝、高良姜、附子；血瘀兼有胀满不适，可加三棱、莪术；瘀血难解者，酌情加地龙、土鳖虫；兼有瘀毒、肠上皮化生、上皮内瘤变者，可加山慈菇、藤梨根、白花蛇舌草、半边莲、半枝莲等。

四、中医治未病

从中医治未病的角度出发，针对难治性 Hp 感染，需注重整体调理与预防结合，通过扶正祛邪、改善体质、调整生活方式等多方面干预，减少感染风险及复发可能。

（一）未病先防：增强脾胃功能，改善胃内环境

1. 调理脾胃，扶助正气　健脾益气：中医认为“脾胃为后天之本”，脾胃虚弱是Hp感染的根本内因。可通过四君子汤、参苓白术散等方剂，或日常食用山药、茯苓、薏苡仁等健脾食物，增强脾胃运化功能，提高机体抗邪能力。也可针灸足三里、中脘、脾俞等穴位，调节胃肠动力与免疫功能；艾灸神阙、关元穴温补脾肾，增强正气。

改善湿热环境：Hp多与湿热邪气相关，可通过连朴饮、半夏泻心汤等方剂清利湿热，调整胃内环境，抑制Hp滋生。黄芩、黄连等中药具有直接抑菌作用，可结合体质辨证使用。

2. 饮食调摄　抑菌食疗：日常可摄入大蒜、洋葱、卷心菜等食物，抑制Hp繁殖；蜂蜜、蔓越莓可减少细菌黏附胃壁。

避免伤胃饮食：忌辛辣、油腻、煎炸食物，减少胃黏膜刺激；少食生冷，避免寒湿内生；反酸者减少牛奶摄入，以低纤维、易消化饮食为主。

（二）既病防变：防止病情加重与复发

1. 疏肝理气　情志不畅可致肝郁犯胃，诱发Hp相关症状。日常可服用逍遥散、柴胡疏肝散疏肝解郁，或练习太极拳、八段锦调和气机。

2. 规律作息　避免熬夜，保证充足睡眠，维护气血运行平衡；适度运动（如快走、瑜伽）增强免疫力，减少湿热内生。

（三）瘥后防复：巩固疗效，预防再感染

1. 巩固体质，定期调理　根除Hp后，继续服用健脾益气中药，修复胃黏膜，恢复脾胃功能，防止Hp再次定植。定期复查舌象、脉象及体质状态，及时调整药方，避免湿热、气滞等病理因素积累。

2. 家庭与口腔防控　家庭共防：Hp可通过共餐传播，建议家庭成员同步筛查，感染者分餐或使用公筷，餐具定期消毒。

口腔清洁：Hp可定植于口腔，使用含金银花、黄芩的漱口水或中药牙膏，减少口腔菌群传播至胃部。

3. 增强免疫与恢复微生态平衡　补充益生菌：Hp根除治疗易破坏肠道菌群，可服用含嗜酸乳杆菌的益生菌制剂，或食用酸奶、发酵食品，恢复菌群平衡，减少复发。

中药增强免疫：黄芪、党参、灵芝等可调节免疫，降低Hp感染后的炎症反应，减少癌变风险。

中医“治未病”理念强调以体质为本，通过健脾祛湿、调和气血、改善生活方式，从根源上阻断 Hp 感染及复发。对于难治性 Hp，需中西医结合，在规范抗生素治疗基础上，辅以中药整体调理，增强疗效并降低耐药风险。

（张学智、赵海虹）

第四节　慢性萎缩性胃炎

（供稿单位：北京大学第三医院中医科）

慢性萎缩性胃炎（chronic atrophic gastritis，CAG）是以胃黏膜萎缩、胃固有腺体减少为主要病理特征的慢性胃部疾病。CAG 临床表现可见上腹部隐痛、胀满、痞闷、嗳气、食欲不振、恶心、呕吐、便溏、贫血、消瘦等症状，根据这些病症特征，可将其归属于中医“胃痞”“虚痞”“痞满”“嘈杂”“胃脘痛”等病的范畴。运用中医药独特的辨证论治理论和中医养生方法，此病临床取得了让患者满意的疗效。

一、慢性萎缩性胃炎中医诊疗优势

西医学认为对慢性萎缩性胃炎没有特别有效的方法。中重度患者不加任何干预则可能进一步发展，伴有上皮内瘤变者发生胃癌的风险可有不同程度的增加。慢性萎缩性胃炎合并肠化生患者，少数出现上皮内瘤变，经历长期的演变，少数病例可发展为胃癌，低级别上皮内瘤变大部分可逆转而较少恶变为胃癌。患者一旦发生萎缩性胃炎，萎缩的胃黏膜不可逆转，临床的治疗目的是缓解症状和改善胃黏膜炎症。具体内容包括一般治疗、根除 Hp 治疗、黏膜保护剂治疗、制酸或抑酸剂治疗、促动力剂治疗、助消化药治疗和其他治疗。

辨证论治、综合治理是慢性萎缩性胃炎中医的优势所在。中医认为其病因、病机复杂，病程长久，病势缠绵，且有癌变趋势，临床症状表现多样，兼夹疾病复杂，累及脏腑众多，因此，对其需要辨证论治，综合治理，治养结合，祛邪扶正兼顾，如此方可收到满意临床疗效。通过中医中药全面和系统的治疗，包括中药的定期调养，科学的饮食养生习惯培养，良好的情绪管理，许多慢性萎缩性胃炎患者取得了满意的疗效，特别是西医学疗效不佳的胃腺体萎缩、肠上皮化生、异型增生等，这展示了中医药独特的优势，值得深入研究。

二、慢性萎缩性胃炎中医临证经验

（一）综合医院中医科慢性萎缩性胃炎患者特点

就诊综合医院中医科的慢性萎缩性胃炎患者，常常有明确的胃镜检查结果，部分患者并没有明显的临床表现。部分有症状患者，主要以消化不良症状来诊。患者典型症状主要表现为非特异性消化不良症状，如上腹胀满、疼痛、反复嗳气、腹胀、餐后饱胀及早饱感，进食可加重或减轻。还可有身体消瘦、食欲减退、反酸烧心、恶心呕吐等症状。部分患者还可出现消瘦、乏力、健忘、焦虑、抑郁等精神症状。伴随症状可能出现面色苍白无华、头晕头痛、多梦等表现，或出现口腔溃疡、轻微黄疸、肢体麻木等情况。

（二）西医诊断标准的中医内涵解读

慢性萎缩性胃炎的临床症状和体征无特异性，不能作为诊断的依据，一般症状有上腹部不适、胃部疼痛、饱胀、食欲不振、嗳气、恶心、消瘦等，部分患者伴有失眠、焦虑等精神症状，确诊主要靠胃镜和胃黏膜活组织病理检查。

（1）患者的症状：主要和胃受纳水谷、腐熟水谷及通利下降的生理功能相关。慢性萎缩性胃炎患者，接受容纳饮食、腐熟消化食物、吸收传递营养的功能减退，就会出现上腹部不适、胃部疼痛、饱胀、食欲不振、嗳气、恶心、消瘦等症状。

（2）萎缩的胃黏膜：《素问·经脉别论》讲“生病起于过用”，“过用”即过度作用。中医认为人的形体脏腑，如果长时间没有节制地过度应用，例如，饱食、酗酒、药物、情志过极等刺激，超过了胃黏膜的消化能力，就会造成胃腑的损伤，导致疾病。胃黏膜的萎缩，说明患者胃腑有过度使用的一个发病过程。

(3)幽门螺杆菌感染：胃部幽门螺杆菌的感染，也同时说明胃的运化、通降功能的减退，破坏了胃部正常的生态环境，导致胃内幽门螺杆菌在胃肠道过度增殖。

(三) 思路见地

中医认为，胃位于腹腔上部，上连食管，下通小肠，承上启下，为三焦之枢纽。主要功能是受纳、消化、吸收饮食，中医称受纳腐熟水谷，素有“太仓”“水谷之海”之称，其生理特性是主通降。因此，慢性萎缩性胃炎的关键病机状态，就是胃的功能不全，导致其通降功能受损，中焦郁滞。CAG 病因、病机复杂，病程长久，病势缠绵，且易癌变，患者就诊时常常是“内伤脾胃，百病由生”的状态，即患者临床表现多样，兼夹疾病复杂，累及脏腑众多，中西医临床治疗困难。因此，对 CAG 患者，既需要发现局部重点问题，又需要兼顾关联脏腑，还需要兼顾身体全局状态，应用“从态论治”思想，认识到 CAG 本虚标实、虚实夹杂之病机特点，完整认识病机。

三、慢性萎缩性胃炎中医诊疗特色

(一) 慢性萎缩性胃炎的基本病机

胃腑虚弱、中焦郁滞是慢性萎缩性胃炎的基本病机。慢性萎缩性胃炎患者胃局部功能上的障碍，落实在形体上的变化，就是现代医学观察到胃微观形态的改变：胃黏膜慢性炎症和胃固有腺体的减少，胃窦部 G 细胞减少，黏膜腺体萎缩消失，黏液细胞、壁细胞、主细胞等受损；“阳化气，阴成形”，即胃的“阴质”损伤和“阳气”不足的现代病理基础，临床表现为低酸、低胃液状态。因此，中医认为慢性萎缩性胃炎基本的内在病机为胃腑虚弱，运化水谷能力减退。

其次，由于胃的主要生理功能是受纳腐熟水谷和通降排泌，在保持通畅的基础上，完成水谷和浊气的运化。因此，慢性萎缩性胃炎患者在脾胃虚弱的基础上，造成脏腑气化功能不足，形成中焦郁滞的基本病机。

在此基本病机基础上，不同体质的患者被不同生活状态诱因刺激，进一步产生气滞、食积、湿热和血瘀等诸多兼证，构成错综复杂的当前病机。

（二）慢性萎缩性胃炎的兼夹病机

由于慢性萎缩性胃炎病程长，随着患者处于不同的患病时期，具备不同的身体状态，遭受不同的疾病因素，在临床就诊时，常常会在脾胃虚弱、中焦郁滞的基本病机基础上，表现出当前特有的病机特点，需要临床医生在抓住基本病机的基础上，针对当前病机，重点把握气滞、食积、湿热、瘀血等诸“毒”因素对CAG的影响，做出有针对性的判断。

部分患者出现上皮内瘤变，极少数患者出现癌变，也与“毒”邪发病状态相关。胃为水谷之海，多气多血。生理上，水谷精气汇聚于此，为正气；病理上，气滞、食积、痰湿、瘀血亦停聚于此，这些致病因素以“毒”来概括，毒邪发病，对胃黏膜产生刺激，逐步出现胃固有腺体的减少，部分患者出现上皮内瘤变，极少数患者出现癌变。所以，治疗慢性萎缩性胃炎应不忘排毒，根据患者状态，判断患者气滞、食积、痰湿、瘀血的情况，针对当前病机特点，治疗以保持胃腑功能通畅为要务。

1. 肝胃气滞证　胃的受纳腐熟功能，最容易受到肝气疏泄的干扰，是慢性萎缩性胃炎早期最为常见的病机。肝属木，为刚脏，性喜条达而主疏泄；胃属土，为多气多血之腑，喜濡润而主受纳。因为郁怒伤肝，肝失疏泄，气失条达，肝气郁结，气机阻滞导致肝胃气滞、气机痞阻。一方面，由于喜忧愁思虑，思则气结，胃气壅实，肝气疏泄不及，胃气不得宣通，胃的受纳腐熟功能受损导致肝胃气滞的状态；另一方面，病由肝气疏泄太过所致，肝气旺盛，横逆犯胃，导致脾胃气弱，胃的受纳腐熟功能受损。

2. 胃腑食积证　患者一方面因为饮食过量，胃纳过盛，脾运不及，或饥饱失常，进食无规律，日久则宿食停滞，胃失和降，气机郁阻，损脾伤胃。另一方面，因为过食生冷或过食肥甘厚味，导致宿食不化，郁而化热，使胃失和降，气机滞阻，脾失健运，日久损及脾胃，气机不和，遂成胃病。

3. 痰湿阻滞证　患者素体脾虚，久坐少动，再因过食肥甘厚味，或辛辣，或饮烈酒，以致痰湿中阻，或宿食不化，郁而生湿，或情绪不畅，郁久生痰，导致痰瘀互结中脘脾胃，阻碍气机，形成痞满之证。

4. 胃阴不足证　患者素体阴虚，或患热病伤阴，或长期熬夜劳累，或久嗜辛辣烧烤，或胃热郁火日久耗伤胃阴，胃阴不足，脉络失其濡养导致慢性萎缩性胃炎。

5. 胃络瘀血证　患者患病日久，或者情绪久郁，气滞日久，血行不畅，血脉凝涩，瘀血内结，遂成胃病，其病势缠绵。

6. 脾胃虚弱证（脾胃虚寒证）　患者或年高体衰，气血渐弱，或素体脾胃虚弱，或久病脾胃受损，或劳倦过度，均可致中焦虚寒，寒从内生，脉络失于温养，或者脾胃虚寒，复因感受外寒，内外合邪则成此证。

（三）慢性萎缩性胃炎的治疗原则

CAG 治疗需要“从态论治”。首先，要把握脾胃虚弱、中焦郁滞之基本病机，其次，把握痰饮、水湿、瘀血、食积诸“毒”对 CAG 的影响，补虚泻实，还需要从整体调整，治养结合，祛邪扶正，多角度、多方法调治，使脾胃系统运化功能恢复。

1. 治中焦如衡——平调中焦　慢性萎缩性胃炎，病在胃腑中焦，病性本虚标实，治疗贯彻“治中焦如衡——平调中焦”的原则，当升清降浊，燥润相济，平调中焦，使其升降有序，胃运化、受纳、腐熟、通降功能复常。

2. 治胃以通降为要　胃为六腑，属阳明燥土，阳常有余，阴常不足，为病多实、多滞，因而，治疗胃腑病证，应时刻着眼于“通泄”，尤以“通”为要。只有通，才能疏其壅塞，消其郁热，导引食浊、痰饮、瘀血下行，以保持消化道通畅，即“通则不病”。

（四）慢性萎缩性胃炎的治疗方案

1. 慢性萎缩性胃炎基础方　根据慢性萎缩性胃炎的基本病机：胃腑虚弱，中焦郁滞；参考患者常见的临床表现：面色萎黄，形体消瘦，纳差食少，胃脘疼痛、痞闷饱胀、嗳气不舒，乏力困倦等，确定慢性萎缩性胃炎以健胃运脾、调畅中焦为基本治疗方法。根据姜良铎教授用药经验，结合临床用药习惯，最终确定治疗慢性萎缩性胃炎的基础方：柴胡 15g、党参 9g、炙甘草 6g、石斛 9g、黄芩 9g、半夏 12g、瓜蒌 15g、白芍 9g、枳壳 9g、紫苏梗 9g、佛手 9g、三七 6g、丹参 15g、鸡内金 9g。

方解：方以柴胡、党参、半夏三药为君药，柴胡疏胃，党参健胃，半夏降胃，共同来健胃运脾，通调中焦。此方还可和解少阳气机，使三焦元气通畅，振奋 CAG 患者虚弱之元气，有助于胃气恢复。配瓜蒌，上开宣胸肺气机，中和降脾胃气机，下通调大肠气机，其一味药贯通上、中、下三焦气机，再配枳壳、苏梗、佛手和降胃腑气机，使胃腑气机通畅，恢复胃腑受纳、通降的功能；再辅鸡内金助胃气运化，白芍、石斛益胃腑气阴，丹参、三七活胃络，甘草调和诸药。全方共奏健胃运脾、通调中焦之功效，可以起到斡旋胃腑气机、调和胃腑气血、益胃腑气阴、通胃腑血络、修复萎缩之腺体之功能，恢复胃腑受纳、运化、通降食物功能。

2. 辨证加减　在此基本病机基础上，根据患者不同体质状态，不同的刺激诱因和就诊时临床表现，给予恰当的加减治疗。

（1）肝胃气滞证

表现：胃脘胀满，攻撑作痛，痛连两胁，嗳气频作，大便不畅，每因情志因素而痛作，苔薄白，脉弦。

治法：疏肝理气和胃。

常用组合：

1）香橼、佛手、绿萼梅：三药组合，性平味苦辛酸，入肝、脾、胃、肺经为主。功能：疏肝理气，和胃止痛，宽中化痰。用于肝胃气滞，胸胁胀痛，脘腹痞满，呕吐嗳气，消化不良，痰多咳嗽等症。特点：三味药都属于轻灵的理气药，理胃气而不燥，和胃而不伤正，偏于行气疏肝，和解情绪。用量各5~10g。

2）枳壳、厚朴花、玫瑰花：三药组合，性温味辛苦，入脾、胃、肝经为主。功能：理气宽中，行滞消胀，行气解郁。用于胸胁气滞，胀满疼痛，食积不化，痰饮内停等症。特点：三味药合起来，苦辛性温，行气、化浊、解郁力量较强，对胃脘滞胀、纳少痞满、舌苔厚腻的病症效果佳。用量各10~15g。

3）其他常用药：患者呕恶较甚，疼痛难止，气机郁甚，加川楝子、延胡索、生姜以增强疏肝降气止痛之力。嗳气频繁，胃气上逆，宜加旋覆花、代赭石、紫苏梗，降逆和胃。

（2）胃腑食积证

表现：胃脘痞满疼痛，纳谷不香，不思饮食，时时嗳腐吞酸，或时常呕吐，呕吐物酸腐不消化，吐后痛减，大便不爽，味道酸臭，舌苔厚腻，脉滑等。

治法：健胃消食和胃。

常用组合：

1）炒麦芽、焦神曲、焦山楂：三药组合，性温味甘辛，入脾经、胃经、肝经为主。功能：行气消食，健脾开胃。焦山楂擅于消油腻肉类食滞；焦麦芽擅长消淀粉类食物，兼有疏肝养心之效；焦神曲则利于化米面食物。用于胃脘痞满，纳谷不香，不思饮食，时时嗳腐，或呕吐物酸腐，大便不爽，味道酸臭，舌苔厚腻，脉滑等食积症。特点：三药组合，消食化积，力量柔和，消而不伐，缓缓收功。用量各 10~30g。

2）青皮、陈皮、焦槟榔：三药组合，性温味酸、苦、辛，重点入脾胃经，兼及肝胆、大肠。功能：善于疏肝破气，消积化滞，下气化痰。适用于饮食过量，暴饮暴食，积滞日久不化之胃脘胀满，纳谷不下，时呕吐酸腐，大便秘结，味道臭秽，舌苔厚腻，脉弦滑数等食积明显的证候。特点：三药组合，疏肝破积，下气消滞力量明显，建议短期应用，收功停药。用量各 5~10g。

3）其他常用药：食停胃脘者，脘腹痞满，不思饮食，多见于食滞初起，胸脘痞闷，嗳腐吞酸，并有欲吐之势。治可因势利导，宜用吐法。方选瓜蒂散或用盐汤探吐，食积得出，一吐痛除。食积肠道者，口苦，口臭，腹胀腹痛，便秘，食积化热，舌苔黄，宜加大黄、芒硝、厚朴以涤除。

（3）痰湿阻滞证

表现：胃痛胸闷，咳吐稠痰，心下痞满，或按压疼痛，舌苔白腻，脉象弦滑。

治法：解郁化痰，和胃理气。

常用组合：

1）陈皮、茯苓、法半夏：取法二陈汤，性微温味苦辛燥，入脾、胃、肺经为主。功能：燥湿化痰，和胃宽中。用于痰湿中阻，或宿食不化，郁而生痰，阻碍气机，形成消化不良，恶心呕吐，胸膈痞闷，痰多咳嗽、餐后明显，色白易咳，胃脘痞满，肢体困重，舌苔白滑或腻，脉滑等症。特点：三药理气燥湿，降气和胃，因本方性燥，故咽干、口干、舌红少苔、阴虚津少燥热者慎用。用量各 5~10g。

2）黄连、瓜蒌、法半夏：三药组合，取法小陷胸汤，性寒味苦辛润，入胃、脾、肺经为主。功能：清热化痰，宽胸散结。主治：痰热互结，胸脘痞闷，心下痞满而软，按之则痛，脉浮滑者；或咳痰黄稠，舌苔黄腻，脉滑数者。特点：方中黄连清热泻火，半夏化痰开结，二药合用，辛开苦降，善治痰热内阻。更以瓜蒌荡热涤痰，宽胸散结。三药共奏清热化痰、宽胸散结之功。用量：黄连 6g、瓜蒌 30g、法半夏 12g 为宜。

3）其他常用药：若患者常常呕吐，呕吐多为清水痰涎，胃脘胀闷不食，可选小半夏汤，药用半夏15g、生姜15g化饮和胃降逆。若患者常常后背畏寒，眩晕，心悸，舌苔水滑，脉弦滑，为痰饮内停，水气上犯，可选桂枝、茯苓、白术温中化饮，用量：桂枝9g、茯苓12g、白术9g为宜。

（4）胃阴不足证

表现：胃脘灼热嘈杂，或痞胀，或隐痛，或灼痛，饥不欲食，口燥咽干，或口干渴不喜饮，或兼腰酸乏力，手足心热，大便秘结，舌红少苔或光剥，脉多弦细等。

治法：养阴益胃。

常用组合：

1）沙参、麦冬、玉竹：三药组合，性寒润味甘淡，入胃、脾、肺经为主，功能：养胃滋阴，生津益气。主治：肺胃阴虚，胃脘灼热，或隐痛，或灼痛，饥不欲食，口燥咽干，或口干渴不喜饮，手足心热，舌红少苔或光剥，脉多弦细。特点：三药有滋阴润燥、益气养阴之效，可以充盈濡养萎缩之胃体，养有形之胃，补不全之形，有利于胃固有腺体和黏膜的恢复。用量每味10~20g为宜。

2）生地黄、玄参、瓜蒌仁：三药组合，性寒润味咸甘淡，入胃、肾、肺经为主。功能：滋阴润燥，滑肠通便。主治：胃肾阴虚，胃脘燥热、灼痛，饥不欲食，口燥咽干，手足心热，腰膝酸软，便秘，舌红少苔或光剥，脉弦细。特点：三药可滋阴润燥，润胃阴之燥，济津液之枯，助胃气下行，使其通降之功复常。用量每味10~30g为宜，生地黄根据患者阴虚体质状态可用20~60g。

3）其他常用药：临床中亦常喜用功劳叶、桑叶、蒲公英，其药性轻灵，具备滋阴补肾而兼清火之效，又无滋腻碍胃之弊，对有胃中虚热的患者尤为适宜。康复新液对胃阴虚之萎缩性胃炎亦有良效，空腹服用效果佳。

（5）胃络瘀血证

表现：胃脘常常疼痛，痛有定处，痛处拒按，痛如针刺或如刀割，食后痛甚，或见吐血便血，舌质紫暗，脉涩。

治法：活血化瘀，祛瘀生新。

常用组合：

1）赤芍、丹参、郁金：三药组合，性微寒味辛苦，入心、肝经为主。功能：活血解郁，化瘀止痛。主治：胃脘常常疼痛，痛有定处，痛处拒按，痛如针刺或如刀割，食后痛甚，舌质紫暗，脉涩。特点：三药具有活血祛瘀，通经止痛，清心除烦，凉血散瘀之效。用量每味 10~15g 为宜。

2）蒲黄、五灵脂、三七：蒲黄、五灵脂，出自失笑散。五灵脂性甘温，活血散瘀；蒲黄，辛平，行血消瘀。三七：活血、止血、定痛。三药相伍，活血化瘀、通络止痛之效显著。主治：胃脘疼痛，痛有定处，痛处拒按，痛如针刺或如刀割，食后痛甚，或时有黑便，舌质紫暗，脉涩。特点：三药止痛活血之效专，还能活血止血，使瘀血去、新血生。用量：蒲黄、五灵脂 10~15g 为宜，三七 3~9g 为宜。

3）其他常用药：CAG 初病在气，久病可因升降失常生瘀，化源异常生瘀，血溢脉外生瘀，久病入络生瘀。所以，治疗 CAG 关键在于要针对患者状态恰当运用活血法，有层次运用和血、活血、逐瘀等法。瘀血严重，常采用活血逐瘀药，如莪术、酒大黄、刺猬皮等品。此类药物对胃黏膜防御因子保护功能具有增强和激活作用，并能不同程度地软化所并发的增生性病变。

（6）脾胃虚弱证（脾胃虚寒证）

表现：面色萎黄或者皖白，胃脘隐隐作痛，四肢无力，气短困倦，少气懒言，喜按喜暖，得食痛减，时呕清水，食少纳差，乏力神疲，四肢欠温，大便稀溏，舌质淡，脉软弱。

治法：温中健脾。

常用组合：

1）桂枝、黄芪、饴糖：方出自小建中汤。三药组合，性温味甘，归心脾胃经，甘温补中，辛甘化阳，三药合用，温阳益气、补虚健胃之效显著。主治：同上。特点：三药温阳益气之效专，还能通阳缓急止痛。用量：桂枝 6~12g、黄芪 10~30g、饴糖 15~30g 为宜。舌苔厚腻，饮酒多者，不适宜。

2）干姜、附子、白术：方出自理中汤。三药组合，性辛温味甘，归脾胃肾经。干姜、附子，祛寒温脾，助肾温阳，配合白术，重点温中焦之脾胃阳气。三药合用，具备辛温祛寒、理中健胃之效。主治：面色皖白，胃脘寒痛，腹胀畏寒，口润不渴，不喜寒饮，喜按喜暖，四肢不温，大便稀溏，遇寒则重，舌质淡胖，脉沉迟。特点：三药祛寒温阳之效专，还能健脾止泻。用量：炙附子6~12g、干姜6~12g、炒白术9~15g为宜。

3）其他常用药：脾胃气虚，症见饥时胃痛，得食则舒，痛而兼胀，嗳气泛酸，苔白脉弦细等。治疗以木香、砂仁、陈皮，取香砂六君子意，健脾和胃。阴寒内盛，症见腹痛明显，四肢不温，或腹中肠鸣，振水声，苔白腻、脉弦细等，此中阳虚衰，阴寒内盛。治宜蜀椒、干姜、饴糖，取大建中汤意，温中补寒，降逆止痛。

四、中医治未病

慢性萎缩性胃炎，三分治，七分养，需要记住以下要点：

1. 不生气　生气不能进餐，必待气消。饭好吃，气难咽，生气后进餐易导致胃胀、胃痛，消化不良。

2. 不饱餐　饱餐必要散步，餐后不能卧床。中医讲，“饮食自倍，肠胃乃伤”，少食为养，多食为毒，所以不可饱食。

3. 味不过　味过易伤五脏，气机难平和。每种味道的食物都有药性，偏食任何一种味道都会损伤五脏，扰乱脏腑气机。五味平和、五味俱全的食物才可称为美味佳肴，裨益身心。

4. 不久坐　“久坐伤肉”，中医讲，脾主肌肉四肢，久坐会伤脾胃，影响脾胃消化功能。常年坐办公室，户外运动很少的人，脾胃运化功能常常多弱。

5. 常运动　运动可以改善脾胃的功能。脾主肌肉四肢，通过散步、慢跑等合理运动，锻炼四肢肌肉，常常可以促进脾胃运化。

（王春勇）

第五节　慢性泄泻

（供稿单位：广东省人民医院中医科）

泄泻（diarrhea）是临床常见病症，可分为急性和慢性两种。综合医院门诊急性泄泻患者多先至消化内科或急诊科就诊，一般予以对症治疗或完善相关检查后进行针对性治疗，大多可以取得不错的效果，故本节仅述慢性泄泻（chronic diarrhea）。通常将病程>2个月的腹泻或间歇期在2~4周内的复发性腹泻称为慢性泄泻，属于中医学“久泻”范畴。临床上，胃肠功能紊乱、慢性胆囊炎、肠道菌群失调、肠易激综合征、糖尿病、肿瘤、腹部手术等多种疾病和治疗可引发慢性泄泻。现代医学认为慢性泄泻的发生与肠道内水、电解质转运失常，胃肠动力异常及肠黏膜分泌异常等有关。西医对本病的治疗药物主要有微生态制剂、解痉药物、止泻类药物、肠道动力调节药物及抗焦虑药物等，效果相对受限且病情易反复。慢性泄泻病程迁延，反复发作，日久不愈，甚至波及患者的体力、精神状态、营养吸收及日常工作等方面，严重影响人们的健康和生活。本病在临床实践中可中西医协作诊治，且中医优势更为明显。笔者所在的广东省人民医院以中药内服为主，配合中药保留灌肠、中药热奄包、针刺、艾灸、穴位贴敷等手段综合治疗各种慢性泄泻，如功能性腹泻、腹部手术后腹泻、肿瘤化疗及靶向治疗引起的腹泻、腹泻型肠易激综合征、溃疡性结肠炎和克罗恩病等，疗效显著。现将中医特色诊疗简述如下：

一、慢性泄泻中医诊疗优势

西医治疗本病在明确部分病因方面具有一定的优势，比如肠道肿瘤、肠道感染性疾病、炎症性肠病等，对于明确病因、进行针对性治疗有较好的优势。但对于功能性腹泻、腹部手术后腹泻、肿瘤化疗及靶向治疗引起的腹泻、腹泻型肠易激综合征等，中医治疗优势明显。对于溃疡性结肠炎和克罗恩病等引起的慢性泄泻，中医能协同西医提高疗效。对于慢性泄泻，中医能在整体观和辨证论治思想指导下进行个体化的治疗。

二、慢性泄泻中医临证经验

（一）综合医院中医科慢性泄泻患者特点

临床上，来综合医院求医的慢性泄泻患者大多数已先在消化内科等西医专科诊疗过多次，大多数患者已经完善了胃肠镜或腹部CT等相关检查，因腹部占位性病变（如肿瘤）、感染性因素（如肠结核、阿米巴和细菌性痢疾等）、甲状腺功能亢进（简称甲亢）、慢性胰腺炎、慢性肝炎等引起者，大多在西医专科进行针对性的治疗后，症状可改善或消失。但是其他原因引起的慢性泄泻，单纯应用西医治疗手段往往效果欠佳，从而寻求中医治疗，此类患者往往具备以下特点：

1. 首诊多在消化内科，单纯西医治疗效果欠佳。对于肠道非感染性原因引起的慢性泄泻，如炎症性肠病（溃疡性结肠炎、克罗恩病）、腹泻型肠易激综合征，此类患者多为单纯应用西医治疗后效果仍欠佳，严重影响日常生活质量。

2. 相关检查比较完善，治疗效果欠佳。大多数患者因在消化内科等西医科室诊疗多次，胃肠镜、腹部 CT、大便寄生虫等相关检查均已完善，病因明确（如炎症性肠病）或不明确（如功能性腹泻），但治疗效果欠佳。

3. 西医对症处理有效，完全缓解较难。西医应用微生态制剂、解痉药物、止泻类药物、肠道动力调节药物及抗焦虑药物等治疗能对症止泻，药效过后常复作，效果相对受限。

4. 担忧药物不良反应。因一旦停药则腹泻复作，故长期使用上述药物，特别是解痉药物和抗焦虑药物，患者思想负担较大。

5. 主动寻求中医治疗，中西医协同治疗原发病。部分患者的慢性泄泻是在其他疾病的相关治疗后出现的，严重影响患者原发病的规范治疗，如肿瘤患者因化疗、放疗、靶向治疗引起的腹泻，患者一方面想通过中医治疗缓解腹泻，同时还希望通过中医调理顺利完成西医的抗癌治疗疗程。

总之，来综合医院中医科就诊的慢性泄泻患者多数经历过西医治疗，或因效果不佳，或因病情反复，或因担心药物的不良反应等多种因素寻求中医治疗。中医能够从机体整体出发、个体化辨证论治，结合中医内服外治综合治疗，往往能取得不错的疗效。

（二）诊断标准相关中医内涵解读

《慢性腹泻》《泄泻中医诊疗专家共识（2023）》中明确了慢性泄泻诊断标准，现将大便性状与中医病机相结合，从中医角度给予解读。

1. 大便清稀，每因抑郁恼怒或遇精神紧张时大便次数增加，或伴随有胸胁胀满、嗳气、纳呆等症状，这是肝气犯脾所致。肝主疏泄，助脾胃运化，若肝气郁滞，肝失疏泄，横逆犯脾可引起腹泻。

2. 大便时溏时泻，完谷不化，面色萎黄不华。稍进食油腻或劳累时大便次数明显增加，神疲乏力，这是脾胃虚弱所致。脾虚则生湿生滞，无力升清，小肠受盛化物能力下降，清浊混杂，引起大肠传导功能失常，津液合污而下。

3. 五更泻，多见于中老年患者，伴有腰膝酸软冷痛、脘腹喜温喜按、肠鸣即泻、形寒肢冷等症状，这是脾肾阳虚所致。脾肾共司水液代谢之平衡，若肾气不足，甚则命门火衰，肾阳虚，故关门失守，发为腹泻。

（三）思路见地：中医个性化治疗

慢性泄泻病程长，易反复发作，病机复杂，其发病虽与饮食、情志、劳倦等因素密切相关，但其核心病机不离脾虚。同时，慢性泄泻又与肝、肾密切相关，肝、肾所引起的腹泻也多在脾虚的基础上发生。临床治疗以健脾化湿为主，兼顾疏肝与温肾，同时结合“急则治其标、缓则治其本”的原则灵活处理。

1. 健脾贯穿整个治疗过程，运脾因时制宜　“湿”是腹泻的主要病理产物和致病因素，湿胜则濡泻，故健脾祛湿应贯穿整个治疗过程。古言“四季脾旺不受邪”，临床诊疗慢性泄泻，即使病家没有明显的脾虚症状也应酌情加健脾药物，程度轻者配伍怀山药、炒扁豆、茯苓、炒白术、莲子、大枣、焦神曲，脾虚明显者加黄芪、党参、炙甘草。即使诊断为实证，也可在祛除邪实药物的基础上，配伍健脾药，勿犯虚虚实实之戒。脾主长夏，长夏季节湿气尤盛，是一年中气候最炎热、最潮湿的季节，也是慢性泄泻易加重的季节，治疗时在健脾渗湿的基础上，加以少量白蔻仁、苍术、厚朴、藿香等芳香燥湿之品，可起到事半功倍之效。

2. 兼顾疏肝理气　脾土的升降畅达和健运不息依赖肝的疏泄有常，肝郁克脾，脾失健运则发为泄泻。临床应不忘肝气不疏或肝气郁结克侮脾土之病因，可选用疏肝理气之品，如陈皮、青皮、乌药、枳壳、赤芍等。

3. 适当利小便以实大便　《景岳全书·泄泻》：“泄泻之病，多见小水不利，水谷分则泻自止。故曰：治泻不利小水，非其治也。”慢性泄泻若有水湿内停，可加车前子、泽泻、白茅根、淡竹叶、马齿苋等分利水湿，但须中病即止。因慢性泄泻多为脾虚失运或脏腑虚损，虽有水湿，若过度分利，易劫其津液，耗伤正气。

4. 久病及肾，温脾暖肾兼顾　慢性泄泻后天无力充养先天，或年老体虚，肾阳不足，不能暖土，脾阳愈虚，久泄不止。临床温补脾肾常用附子、干姜、补骨脂、吴茱萸、桂枝、淫羊藿、巴戟天等药。

5. 止泻勿忘治风与升阳　脾虚日久，运化不利，水湿内生。风能胜湿，轻可去实，又可助肝疏泄，使气机条畅，水湿得化。故临床常在健脾的基础上加入小剂量“升麻、柴胡、羌活、独活、煨葛根、防风”等风药。

6. 通腑与涩肠互济　《儒门事亲》云“陈莝去而肠胃洁”，故在临床上可先行通腑，使邪去而正安，达到以通为补之效。慢性泄泻虽有积滞，但毕竟虚实夹杂，因而通腑药用量宜小。临床可选用熟大黄、生大黄。久泄不止，滑脱不禁，急当治其标，故临床上可稍佐收敛固涩、理气升阳之品，使其涩而不滞。临床上若脾虚无邪，寒热不显者，可选用莲子、芡实；脾胃虚寒者，选用煨肉豆蔻、益智仁、赤石脂、炮姜炭；兼有胃肠湿热者，可酌情选用秦皮、地榆炭、石榴皮；若见肾阳亏虚、滑泻不止者，用赤石脂、禹余粮、煨诃子等。但因湿热、血瘀、食滞等实邪尚在者，则应慎用收涩药物，以防闭门留寇。故临床上常通腑与涩肠配伍应用，以达下不伤正、敛不留邪、互制互济、相反相成之功。

7. 瘥后防复　瘥后防复对于久泻等慢性疾病尤其适用。病从口入，慢性泄泻者应避免食物对脾阳的损伤，应忌食生冷油腻之品。同时还应注意腹部保暖，避免受凉。此外，调适心情、适当锻炼、规律作息都有助于防止慢性泄泻的复发。

三、慢性泄泻中医诊疗特色

（一）病因病机

感受外邪、饮食不节、起居无常、情志不调、病后体虚、禀赋不足和年迈体虚等是慢性泄泻的主要病因。其病因病机以虚实夹杂为主，其中虚者为饮食伤胃、病后体虚、禀赋不足和年迈体虚等等致脾胃虚弱，运化失司，水液停滞；实者以肝郁乘脾、外感风寒湿邪、饮食及瘀血内停影响脾胃功能而发病，其中各种病因所致的脾胃虚弱是慢性泄泻发生的核心病机。其病变脏腑在脾胃，与肝、肾密切相关。

1. 脾胃虚弱证　此类患者多症见大便时溏时泻，迁延反复，完谷不化，面色萎黄不华。稍进食油腻或劳累时大便次数明显增加，神疲乏力，舌淡胖、边有齿痕、苔薄白，脉细弱。多由感受外邪、饮食不节、起居无常、情志不调、病后体虚、禀赋不足和年迈体虚等病因导致脾脏功能受损，运化失常，湿邪无以化而发病。

2. 脾肾阳虚证　此类患者多症见五更泻，腰膝酸软冷痛，脘腹喜温喜按。肠鸣即泻，形寒肢冷，舌胖大边有齿痕、苔薄白，脉沉细。多由脾阳受损，后天不能充养先天，久之必损及肾阳至脾肾阳虚；或因肾阳不足，不能温煦脾阳，使水谷不化致病。

3. 肝郁乘脾证　此类患者多症见大便清稀，每遇抑郁恼怒或精神紧张时大便次数增加。可能伴随有胸胁胀满，嗳气，纳呆，舌边红、苔薄黄，脉弦细。多由情志失畅日久，肝失疏泄，横逆犯脾而发病。

（二）治疗方案

1. 药物治疗　应依据辨证选取不同的中药方剂。

（1）脾胃虚弱证：此证需健脾益胃，化湿止泻。可予参苓白术散、人参健脾丸、补脾益肠丸等加减。脾阳虚者可合用理中丸；中气下陷伴滑脱不禁者，可合用补中益气丸。

（2）脾肾阳虚证：此证需温肾健脾，固涩止泻。可予四神丸、参倍固肠胶囊、固本益肠片等加减。

（3）肝郁乘脾证：此证需抑肝扶脾。可予痛泻要方、痛泻宁颗粒加减。

2. 针灸治疗

（1）普通针刺：主穴可选足三里、天枢、大肠俞、上巨虚、下巨虚、阴陵泉、百会等。脾胃虚弱者配脾俞、胃俞；肝气乘脾者配肝俞、太冲、神门、内关；肾阳虚衰者配肾俞、命门、关元。

（2）灸法：多选腹部的任脉俞穴，常用神阙、气海、关元、天枢、足三里。寒湿内盛或脾胃虚弱可用隔姜灸、温和灸或温针灸；肾阳虚衰可用隔附子饼灸。可每日或隔日治疗 1 次。

（3）穴位贴敷治疗：取附子、炮姜、小茴香、木香、吴茱萸、肉豆蔻、五味子、五倍子按比例（1∶2∶2∶2∶2∶2∶2∶2）研末，食醋调成膏状敷于神阙、关元、气海、脾俞、天枢等穴位。根据皮肤柔嫩程度，选择贴敷 2~8 小时，每 3~7 天 1 次。贴敷注意：要结合患者的体质、年龄及对药物的耐受情况等针对性地处理贴敷药物。对于体质较弱的患者与老年患者，贴敷药物的时间可以略微缩短，对一些药物敏感的患者要密切观察，若皮肤产生灼烧感、热辣感时，要将膏药及时移除。如敷后皮肤出现发热、发痒，并且很舒服的感觉，贴敷时间可以略微延长。当药物完全干燥之后，可将其移除。贴后忌食生冷辛辣，禁冷水洗浴。

（4）耳针：取大肠、小肠、腹、胃、脾、神门。每次选用3~5穴，毫针刺法，或压丸法，每3天换贴1次，每日按压4~5次。

（5）穴位注射法：常选取天枢、上巨虚、足三里。药物可选维生素B_1注射液、维生素B_{12}注射液、黄芪注射液，每穴每次注射0.5~1ml，每日或隔日1次。

（6）灌肠疗法：将中药直接灌入肠道，高浓度药物作用于局部，有利于药物发挥治疗作用。脾胃虚弱者以参苓白术散为主方加减；脾肾阳虚者常用四神丸为主方加减；肝郁脾虚者以痛泻要方加减。寒甚者加附子、肉桂；腹胀者加木香、枳壳；腹痛者加延胡索、炒白芍；黏液脓血便者加地榆、槐花等。中药浓煎至150ml左右，用纱布过滤药液，药温控制在38℃左右，灌肠前嘱患者排清大便，取膝肘卧位，用导管插入肛门12~15cm，缓慢注入药液，每次150ml。灌肠后抬高臀部，让患者平卧40分钟以上，以防药液外流。每日1~2次，15日为1个疗程。

（7）推拿治疗：推拿以中医经络理论为指导，内脏疾病可反映于体表腧穴，通过推拿对穴位进行刺激，以按、揉、推、擦等手法为主，促进气血运行，调整脏腑功能，改善局部循环和营养，直接调整脏腑功能的盛衰。推拿疗法主要运用于治疗小儿腹泻。

综上所述，慢性泄泻是一个以症状为主的病症，治疗前应进行必要的相关检查，明确诊断，以防误诊、漏诊。中医治疗应紧紧抓住辨证论治这一核心，先确定证型，再以中药内服为主，配伍中医外治法，往往收效显著。

四、中医治未病

1. 顺应自然，规避外邪　对慢性泄泻患者应指导其顺应四时气候变化规律，规避四时不正之气，同时祛邪勿忘扶正蠲养正气，春夏养阳，秋冬养阴，补养脏腑精气阴阳以防患于未然。

2. 畅达情志,同调心身　情志影响慢性泄泻的发生发展。七情太过与慢性泄泻的发病关系密切,尤以忧思伤脾、恼怒伤肝最为多见。故慢性泄泻患者应避免忧虑、颓丧、恐惧、悲伤等不良情绪,保持平和的心境,使机体正气旺盛,气血流畅,恢复“形神合一”的最佳状态。临床治疗时勿忘心理疏导及干预,以提高治疗效果。

3. 忌口和食疗以顾护后天　慢性泄泻患者避免饱食过量,避免过食肥甘、生冷、馊腐、不洁之物,宜进食清淡易消化的食物,可进食米汤、米粥调养胃气;或以炒薏苡仁、炒山药、炒白扁豆、冬瓜等煲粥食用,通过膳食健脾化湿。脾肾阳虚者饮食方面宜选择姜、蒜、羊肉、牛肉、荔枝、龙眼肉等性温之品,不宜使用绿茶、海鲜、苦瓜等寒凉之物,膳食上选用当归生姜羊肉汤等温补脾肾之品。肝郁者可选用萝卜、金橘、槟榔、山楂等行气食物,平时可冲泡菊花、玫瑰花等花茶疏肝解郁。

（谭为）

第六节　溃疡性结肠炎

（供稿单位:河南省人民医院中医科）

溃疡性结肠炎是一种病因不明、发病机制不清的结直肠慢性非特异性炎症性疾病,临床表现为持续或反复发作的腹泻、黏液脓血便,伴腹痛、里急后重和不同程度的全身症状,病程多在 4~6 周及以上,可有皮肤病变、黏膜病变、关节损伤、眼部病变、肝胆疾病等肠外表现。溃疡性结肠炎在临床工作中属于中西医协作诊治类疾病,在综合医院中可以持续或反复发作的腹痛、腹泻、黏液脓血便、里急后重或不同程度的全身症状为主诉就诊于中医科,或以疾病发展阶段出现的不适为病症在相关科室住院治疗。中药灌肠是中医科极具特色的疗法,肠道局部灌冲药液后,药物通过肠壁迅速吸收,从而改善患者症状。通过中药口服配合中药保留灌肠,15 天 1 个疗程,经过 1~2 个疗程,溃疡性结肠炎患者的症状均有不同程度的好转。

一、溃疡性结肠炎中医诊疗优势

目前，西药治疗溃疡性结肠炎的方法主要有4种：氨基水杨酸、糖皮质激素、免疫抑制剂、生物制剂，具有起效迅速、近期临床缓解率高等优点，但激素依赖、不良反应和治疗的耐药性等问题亟需解决，开发安全有效的治疗方法仍是当今难题。中医药治疗溃疡性结肠炎通过辨证与辨病相结合，采用内服方药、中药灌肠、针灸、埋线等多种方法，具有疗效确切、效果明显、作用范围广泛、副作用小等优点，在缓解患者症状、提高生活质量、改善预后等方面存在着明显的优势。不仅避免了西药治疗带来的不良反应，且治疗费用低廉，深受患者欢迎，具有广阔的应用前景。

二、溃疡性结肠炎中医临证经验

（一）综合医院中医科溃疡性结肠炎患者特点

1. 疾病认知和就诊动机　综合医院中医科的溃疡性结肠炎患者对疾病的认知受西医观念影响，通常是在综合医院的其他科室（如消化内科）进行了检查诊断后，对溃疡性结肠炎有了初步认识。就诊动机多由于在西医治疗过程中出现了药物副作用、疗效不佳等情况，从而希望尝试中医治疗作为补充或替代。

2. 病情特点　由于综合医院患者来源广泛，其病情可能更复杂多样。有些患者病情较为严重，如出现急性暴发型溃疡性结肠炎，伴有严重的腹泻、大量脓血便、高热等症状，经过西医紧急处理后，转至中医科进行后续的调理和康复。

3. 治疗方案和预期效果　综合医院中医科通常中西医结合治疗溃疡性结肠炎。在急性期，用西药控制炎症、缓解症状，如使用氨基水杨酸类药物、糖皮质激素等。在缓解期则更注重中医的调理，如通过中药汤剂扶正祛邪、调整脏腑功能。患者对于治疗效果的预期可能更偏向于快速缓解症状，尤其是对西药所带来的即时效果有一定期望，同时也希望中医能在后续巩固治疗、减少复发方面发挥作用。

（二）西医诊断标准的中医内涵解读

中医将西医的标准化诊断糅合在辨证中进行分析，本文从以下角度解读诊断标准。

1. 腹泻　胃主收纳腐熟水谷，脾主运化。脾健胃和则水谷化生气血以行营卫。若过食生冷，极易导致寒湿内生，损伤脾阳，致气血搏结壅滞肠中，发生腹泻。

2. 白浊黏液　寒湿侵于肠胃，因寒性凝结，湿性黏滞，寒湿相兼，以致气滞血涩，肠液凝滞，与肠中秽浊之物相结，则为白浊黏液。

3. 白冻黏液　误食生冷不洁食物，损伤脾胃，致使运化失职，水湿内停，中阳受遏，湿从寒化，寒湿滞肠，气血凝泣，化为白冻黏液。

4. 泻下赤白黏冻　脾气素虚，或原有食滞，或本有湿阻，但未至发病，复因情志失调，忧郁恼怒，精神紧张，以致肝气失于疏泄，横逆乘脾犯胃，脾胃受制，运化失常，气滞血涩，饮食难化，日久胶结，可渐成泻下赤白黏冻。

5. 脓血　饮食过量，致宿食停滞，或恣食油腻，湿热内蕴，肠道气血瘀滞，化为脓血。

（三）中医治疗溃疡性结肠炎的思路见地

1. 整体观念为纲，多脏同调　中医治疗溃疡性结肠炎始终秉持整体观念。人体是一个有机整体，大肠的病变并非孤立存在，而是与脾、胃、肝、肾等脏腑密切相关。例如，脾主运化，若脾失健运，则水湿内生，聚于大肠，可致泄泻、便溏等。因此，在治疗时，当遵循整体观念的原则，通过调理脾胃功能以运化水湿、疏肝理气以助脾运、温补肾阳以暖脾土等多脏同调的方式，从根本上改善机体的内环境，促进大肠功能恢复正常。

2. 辨证论治为要，分期分型　强调辨证论治，依据疾病的不同阶段和临床表现细致分型。溃疡性结肠炎初期，多以实证为主，常见湿热蕴结、寒湿困脾等证型。湿热蕴结者，以腹痛、泻下脓血、肛门灼热、舌红苔黄腻等为主要特征，治疗以清热利湿解毒为主，如选用芍药汤加减，针对热与湿的轻重不同灵活调配药物。随着病情发展，病程迁延，可出现虚实夹杂之证，如肝郁脾虚型，既有情绪相关症状，又有大便溏薄等脾虚表现；脾肾阳虚型则在久泻基础上伴有形寒肢冷、腰膝酸软等肾阳虚衰之象。对于这些证型，分别采用疏肝健脾、温补脾肾等相应治法，选用合适方剂并根据患者个体差异进行药物加减。到疾病后期，正气渐虚，注重扶正固本，兼顾祛邪，或益气养血，或滋阴补肾，调整机体阴阳平衡，促进肠道黏膜修复与正气恢复，提高机体抗邪能力，预防疾病复发。

三、溃疡性结肠炎中医诊疗特色

（一）病因病机

溃疡性结肠炎，有感受外邪、饮食所伤、情志失调及脏腑虚弱等病因。在外因方面，与湿盛的关系最为明显，多因湿邪侵入脾胃所致，即“湿胜则濡泻”；在内因方面，与脾虚的关系较密切，因脾虚失运，食物不能化为精微，水湿内生而致泄泻，所谓“泄泻之本，无不由于脾胃”。病变过程中脾失健运，可造成湿盛，而湿盛又可影响脾的运化，所以，脾虚与湿盛往往互为因果，相互影响。一般来说，急性期以湿盛、湿热为主，慢性期以脾虚、脾肾两虚为主。

（二）辨证分型

1. 湿热阻滞型　腹部疼痛，泻下脓血或赤白黏冻，里急后重，肛门灼热，胸脘痞闷，小便短少，舌苔黄腻，脉滑数，可考虑芍药汤加减。

2. 寒湿凝滞型　腹痛拘急，泄下赤白黏冻，白多赤少，或为纯白冻，里急后重，口淡乏味，中脘痞闷不渴，头重身困，小便清白，舌质淡，苔白腻，脉濡缓，可用半苓汤加味。

3. 伤食积滞型　腹痛肠鸣，大便稀溏，杂有残渣和未消化食物，气味酸臭如败卵，泻后痛减，脘腹胀满，嗳腐酸臭，常伴呕吐，不思饮食，苔垢浊或厚腻，脉滑。可用保和丸加味。

4. 瘀阻肠络型　泄泻日久，泻后有努责滞下不尽之感，腹部刺痛，痛有定处，按之痛甚，痛时欲便，但便下粪少，夹有黏冻或暗血，面色晦滞，舌边有瘀斑或舌质暗红；口干不欲多饮，脉沉涩。可采用少腹逐瘀汤加减。

5. 热毒腐肠型　发热急骤，壮热口渴，头痛烦躁，胸满不食，腹痛剧烈，泻下血水如赤豆汁状或蛋花状，后重特甚，便次频频，舌红绛，苔黄燥、脉滑数。甚至昏迷痉厥，此为暴发急重之证。可选用白头翁汤合黄连解毒汤加减。

6. 肝郁脾虚型　腹痛欲泻，泻后痛减，大便溏薄，黏液较多，时夹血液，日行 3~4 次，左小腹坠胀或里急后重。伴有纳差，胸脘痞满，嗳气不舒，性情急躁等，每因情志波动则症状加重，脉弦，舌质红，苔薄白而腻。

可采用四逆散合痛泻要方加减。

7. 脾虚湿盛型　腹胀，纳差，身困乏力，大便溏薄，脓血杂下，久而不止，日行 3~6 次不等，伴有腹痛绵绵，气短形惫，舌质淡，苔白腻，脉缓。可用升阳益胃汤加减。

8. 阴虚燥热型　大便坚硬如粟状，2~3 日 1 次，或大便始则坚硬，继之以溏便，夹有黏冻或下鲜血，脐下疼痛，虚坐努责，恶食，烦躁口渴，至夜转甚，舌质红，苔薄或花剥，脉细数。可用黄连阿胶汤合当归银花汤加减。

9. 脾气虚弱型　大便时溏时泻，迁延反复，完谷不化，或黏液便，饮食减少，食后脘闷不舒，稍进油腻则大便次数明显增多，面色萎黄，神疲倦息，舌淡苔白，脉细弱。可采用参苓白术散加减。

10. 脾肾阳虚型　久泻不愈，泻下稀薄，带有白冻，腹部绵绵作痛，喜按喜温，口淡不渴，食少神疲，或五更作泻，形寒畏冷，腰脊酸软，甚或四肢逆冷，滑脱不禁。舌淡苔薄，脉虚细。可用真人养脏汤加味。

（三）治疗方案

1. 药物治疗　病证结合选取汤药或者合适的中成药口服治疗。

2. 直肠给药法　又称保留灌肠，通过肠壁吸收药液以达到治疗的目的。

灌肠Ⅰ号：炉甘石、白及、滑石、白芷、当归、琥珀、甘草。方取生肌散加减，对于有溃疡、糜烂、脓血便血不止者有较好的疗效。

灌肠Ⅱ号：黄芪、苍术、制附子、补骨脂、红藤、地榆、蛇床子、五倍子。适用于脾肾阳虚、脾气虚弱、寒湿凝滞、肝郁脾虚等证型。临床以黏液便为主，久泻不止。肠镜检查以结肠慢性炎症改变为特点。

灌肠Ⅲ号：黄芪、炒白术、陈皮、当归、甘草、柴胡、党参、升麻、制乳香、没药。用于中气不足、虚气下陷的久泻患者，如脾气虚弱型、肝郁脾虚型、脾肾阳虚型等，具备脾虚气陷、升举无力表现者，皆可选用。同时，本方在补气的基础上加用活血化瘀药，可促进炎症吸收，改善局部组织的血液循环，有利于局部组织的康复。对慢性恢复期的患者有巩固治疗的作用。

3. 针灸　针刺以疏通气血经脉为主。针刺治疗腹痛、里急后重，可以选用外关、中脘、隐白、申脉等穴。艾灸腹部的中脘、天枢，背部的脾俞、胃俞、大肠俞等穴可以温通经络、活血止痛、温阳止泄。

4. 针药结合　药物与针灸并用，可以达到标本兼治的目的，同时可以明显缩短疗程。

5. 拔罐　适用于寒湿凝滞、脾气虚弱、脾肾阳虚型的患者。

6. 穴位注射　药用当归注射液或维生素 B_1 针剂。取穴：天枢、足三里、上巨虚、关元。

四、中医治未病

1. 注重院内及科普宣教　从中医的养生饮食方案着手，关注各临床科室溃疡性结肠炎人群特点，给予个性化指导方案。对于本病的护理，在辨证施护外，尤应加强健康养生知识的教育，比如，畅达情志、饮食有节、起居有常、劳逸结合、节制房事等。

2. 注重情绪管理　很多溃疡性结肠炎患者因长期腹泻，身体消耗很大，若情志失调，精神紧张，会导致迷走神经功能失调，易出现饮食不振、睡眠不佳、乏力、消瘦、贫血等全身症状，从而加重病情。这群人更需要注重情绪等管理以调节身心及气血平衡。

3. 注重饮食调养　医食同源，食物也是药物，用之得当，亦可治病。本病饮食调养要以淡素为主，素中兼荤，随体质而定，以能消化吸收为原则。

（王雪梅）

第七节　糖尿病腹腔镜减重术后胃食管反流病

（供稿单位：首都医科大学附属北京世纪坛医院中医科）

《中国肥胖和2型糖尿病外科治疗指南(2014)》中将代谢手术正式列入指南，成为肥胖伴2型糖尿病的正式治疗措施之一。在临床上，虽然减重手术治疗可明显改善肥胖伴糖尿病患者的血糖，甚至可使一些患者的糖尿病得到“缓解”，但手术治疗有一定的短期和长期风险，远期并发症包括营养缺乏、胆石症、内疝形成等胃肠病，短期风险则包括术后3个月内出现的胃食管反流病(GERD)。指南中明确指出 GERD 是腹腔镜下袖状胃切除术的最主要并发症之一。我科与胃肠外科针对胃肠减重术后的胃食管反流进行了长期研究,在发病机制、证候分布、辨证论治、针药应用等多个方面均积累了一定经验。

一、糖尿病腹腔镜减重术后胃食管反流病的中医治疗优势

糖尿病腹腔镜减重手术,如胃转流术、袖状胃切除术等,旨在通过改变食物的生理流向或缩小胃的容积来减轻体重,进而改善糖尿病病情。然而,这些手术可能导致胃肠解剖结构和生理功能的改变,从而增加胃食管反流病的风险。糖尿病腹腔镜减重术后胃食管反流病(GERDAL)是指伴有明显肥胖的糖尿病患者,在接受了腹腔镜减重术后 3 个月内,出现的以烧心、反酸、胃灼热及食物反流等症状为特征的胃肠道疾病。主要分为非糜烂性反流疾病(NERD)、反流性食管炎(RE)和巴雷特食管(BE)三大临床类型。

中医治疗强调辨证施治,即根据患者的具体病情、体质、生活习惯等因素进行个体化治疗。对于 GERDAL 患者,中医可以根据其症状、舌脉等表现,制定针对性的治疗方案。在 GERDAL 的治疗过程中,中医治疗不仅关注反酸、烧心等症状本身,还注重调理患者的整体状态。通过中药、针灸、推拿、穴位贴敷等多种手段,可以综合调理患者的脾胃功能,促进胃肠蠕动,增强胃肠屏障功能,从而减轻反流症状。与西医药物相比,中医治疗通常具有较小的副作用。中药多为天然植物成分,针灸、推拿等疗法也无须药物介入,因此,更适合长期调理和康复。

此外,中医治疗注重“治未病”,即通过调理患者的体质和生活习惯,预防疾病的复发。对于 GERDAL 患者,中医可以通过调整饮食、作息、情绪等方面,降低反流症状的复发率。

二、糖尿病腹腔镜减重术后胃食管反流病的中医临证经验

(一)综合医院糖尿病腹腔镜减重术后胃食管反流病患者特点

减重代谢外科被广泛接受的术式包括腹腔镜下袖状胃切除术(LSG)、腹腔镜 Roux-en-Y 胃旁路术(LRYGB)、胆胰转流十二指肠转位术

（BPD-DS），其中LSG因减重降糖效果明确、不改变胃肠道的走行、手术操作简单，已经成为全世界开展最多的减重术式。

GERDAL患者常常面临病程漫长且症状反复发作的困扰，即便尝试使用西药治疗，效果也往往不尽如人意。这类患者因为长时间受到反酸、烧心等症状的折磨，对传统的西药治疗逐渐失去信心，因此开始寻求中医治疗的帮助。

中医之所以成为他们的选择，是因为中医能够针对个体差异，提供更加个性化的治疗方案。对于已经接受过质子泵抑制剂（PPI）、胃黏膜保护剂等西药治疗，但症状仍然顽固的患者，中医会根据他们的具体病情，灵活采用不同的治疗方法。

（二）西医诊断标准的中医内涵解读

对于GERDAL的西医诊断，可以集中概括为三点：接受过LSG手术、出现直接或间接反流症状、PPI治疗有效。其中接受过LSG手术决定了GERDAL患者必然存在脾胃亏虚的内因，这是由于手术对胃体实质性的损害必然引发脾胃正气的亏损，但这种亏虚却不会因胃体阴分的损伤而转化为阴虚火旺，相反的，多表现为脾胃气虚、通行功能减弱，从而导致胃内容物与胃液不得下行而上泛，发为反酸、烧心，此时可见口中有酸液上泛；或酸液较少反流刺激引发咳嗽、咽喉炎症、胸部疼痛等表现，而使用PPI试验性治疗，则可以通过症状的缓解确定反酸的存在。同时，由于水谷停滞胃肠时间大大延长，影响胃中阳气蒸腾气化，若脾胃运行正常，则清阳上升、浊阴下降，否则，停滞日久，由正转邪，即成为湿热、痰浊。而痰湿中阻，进一步加重脾胃转运负担，使得不通者愈发阻塞，最终久病入血，形成胃损-运滞-痰湿-血瘀的闭环链条。

（三）思路见地

中医的治疗方案主要包括两大类：一是祛邪法，通过行气、活血、化痰等方法，帮助患者排出体内的邪气，缓解反酸、烧心等症状；二是扶正法，通过健脾、养胃、温阳等手段，增强患者的体质，提高身体的抗病能力。在实际治疗中，中医会根据患者的具体情况，单独使用祛邪法或扶正法，或者将两者结合起来，以达到最佳的治疗效果。

特别值得注意的是，对于接受过胃肠切除手术的患者，他们的胃肠蠕动功能会明显减弱，因此，在为他们制定中医治疗方案时，需要特别注意补益脾胃、固护正气，而不能过度依赖行气导滞的治疗方法。这是因为，对于胃肠蠕动功能已经减弱的患者来说，过度的行气导滞可能会进一步加重他们的病情。

简而言之，中医治疗 GERDAL 患者时，会根据患者的个体差异和病情特点，灵活采用行气、活血、化瘀的祛邪法，以及健脾、养胃、温阳的扶正法，同时特别注意补益脾胃、固护正气，以确保治疗效果最大化。对于接受过胃肠切除手术的患者，中医治疗会更加谨慎，避免使用可能加重病情的方法。

胃减容术后 3 个月内出现的烧心、反酸是 GERDAL 最常见的典型症状，胸痛亦是常见症状；其他不典型症状有上腹痛、胃胀、嗳气、恶心等消化不良症状，或同时伴有咽喉不适、吞咽困难、睡眠障碍；食管外症状表现有慢性咳嗽、支气管哮喘、慢性喉炎、牙侵蚀症等，并发症包括上消化道出血、食管狭窄等。

GERDAL 的治疗应遵循“六腑以通为用”的基本原则，着眼于一个“通”字，以行气导滞、推陈致新为最主要治疗方法。虽然导致 GERDAL 的直接原因是金创所伤，其证候类型也因人而异，有脾胃虚弱、湿热中阻、瘀血阻络、肝胃不和等不同，但所有的治疗均应以“行气”为基本点，在此之上补益攻伐。用药上尤其应使用入于胃肠，并能直接推动消化道运转、促进肠道蠕动的药物，如厚朴、大腹皮、木香、槟榔、香橼、佛手等药物，以此类药为组方核心，大剂量使用，达到“通行肠道”的目的，同时配合补气的党参、人参、黄芪，使胃肠运动有源源不断的动力供给，再酌情清热利湿或活血化瘀，但清热、活血、化瘀药均不宜多用，因为 GERDAL 患者胃腑受伤、本体已虚，难以耐受长期、大量的寒湿攻伐药物。

三、糖尿病腹腔镜减重术后胃食管反流病的中医诊疗特色

（一）病因病机

GERDAL 的主要病因为刀械损伤胃之实质，使胃之形体受损，蠕动功能恢复不良。次要病因包括术后调养不当，感受外邪；情志不遂、思虑太过；饮食不节、烟酒无度；素罹胆病、胆邪犯胃。

GERDAL 的主要病机为刀械损伤，胃腑受损，蠕动失常，胃失和降，胃气上逆。形体受损，功能不足，水谷运化无力，津液代谢失常，水谷失于运化，变生湿浊，日久化热，而成湿热中阻，湿热上泛，加重反酸。胃土不足，肝木乘之，肝胃不和，胃气上逆，亦较常见。刀械切削，血肉伐伤，血溢脉外，不循脉道，转生瘀血，血瘀于胃，加重病情。从气血盈亏来看，术后虽然达到了降低体重的目的，但阴血等有形物质耗伤，患者术后饮食饭量的减少亦是脾胃功能减弱的表现。本病病位在食管和胃，与肝、胆、脾等脏腑功能失调密切相关。

总体而言，本病的根本原因是胃减容手术对胃造成了直接损伤。本病为本虚标实证，外伤导致的脾胃不足是“本虚”，而刀械伤遗留的瘀血、脾胃伤变生的湿热、土虚木乘出现的肝逆，均为“标实”。

（二）治疗原则

西医学治疗原则：抑制胃酸分泌、保护胃黏膜。中医治疗原则：以畅达气机为要，依病情分别施以养胃健脾、清利湿热、疏肝养胃、活血祛瘀等治疗。

轻度 GERDAL 可单纯用中医治疗，以辨证口服汤剂为主；对于诊断为中、重度反流性食管炎（B 级、C 级、D 级）及难治性反流性食管炎患者可进行中西医结合治疗[1]。GERDAL 随着术后时间的推移和胃蠕动功能的逐渐恢复，多数患者预后良好，3~6 个月内反流可逐渐缓解消失，但有部分患者可能病情迁延不愈，需长期服用药物控制症状[2]。

（三）治疗方案

1. 中药辨证治疗

（1）胃虚脾弱证

治法：养胃健脾，降逆止酸。

主方：六君子汤（《医学正传》）合旋覆代赭汤（《伤寒论》）。

药物：旋覆花 15g、代赭石 30g、人参 6g、生姜 6g、半夏 9g、大枣 6g、

[1] 汪忠镐，吴继敏，胡志伟，等．中国胃食管反流病多学科诊疗共识［J］．中国医学前沿杂志（电子版），2019，11（9）：30-56.

[2] 中华中医药学会脾胃病分会．胃食管反流病中医诊疗专家共识意见（2017）［J］．中国中西医结合消化杂志，2017，25（5）：321-326.

甘草 6g、陈皮 10g、白术 15g、茯苓 15g。

加减：嗳气频者，加砂仁、豆蔻；大便溏薄甚者，加赤石脂、山药。

（2）湿热中阻证

治法：清热利湿，宽中和胃。

主方：清中汤（《医宗金鉴》）合温胆汤（《备急千金要方》）。

药物：陈皮 10g、半夏 9g、茯苓 15g、甘草 10g、黄连 6g、栀子 8g、白豆蔻 12g、生姜 6g、大枣 6g、竹茹 10g、枳实 15g。

加减：口苦呕恶重者，加焦山栀、香附、龙胆草。

（3）瘀血阻络证

治法：活血化瘀，行气止酸。

主方：血府逐瘀汤（《医林改错》）。

药物：桃仁 10g、红花 10g、当归 10g、生地黄 15g、川芎 10g、赤芍 12g、牛膝 15g、桔梗 10g、柴胡 10g、枳壳 10g、甘草 10g。

加减：胸痛明显者，加制没药、三七粉、全瓜蒌；瘀热互结甚者，加牡丹皮、郁金。

（4）肝胃不和证

治法：舒肝养胃。

主方：柴胡疏肝散（《医学统旨》）。

药物：柴胡 10g、陈皮 10g、川芎 10g、香附 12g、枳壳 12g、白芍 10g、炙甘草 6g。

加减：胃胀明显者，加香附、紫苏梗、香橼、佛手；反酸、烧心明显者，加乌贼骨、煅瓦楞、珍珠母。

2. 常用中成药

（1）越鞠丸：理气解郁，宽中除满。用于胸脘痞闷，腹中胀满，饮食停滞，嗳气吞酸。

（2）舒肝和胃丸：舒肝解郁，和胃止痛。用于胃脘胀痛，胸胁满闷，呕吐吞酸，腹胀便秘。

（3）左金丸：清肝泻火，降逆止呕。用于胁肋胀痛、呕吐口苦、嘈杂吞酸等肝火犯胃证。

（4）加味左金丸：平肝降逆，疏郁止痛。用于肝郁化火、肝胃不和引起的胸脘痞闷、急躁易怒、嗳气吞酸、胃痛少食。

3. 针灸　取穴中脘、足三里、内关、公孙、脾俞、胃俞。配穴：肝胃不和配曲池、阳陵泉、太冲；脾胃虚弱配气海、关元、三阴交。用平补平泻法。脾胃虚弱者留针期间行艾条灸，取穴气海、关元、中脘、足三里。

4. 耳针　选穴脾、胃、大肠下段、三焦。用王不留行籽外压，以胶布固定，每隔 3 日更换 1 次。

5. 按摩　患者平卧，左手掌顺时针方向摩脐，右手助力，每日不拘时间，时时按摩。

四、中医治未病

GERDAL 的中医治未病策略，既重视未病先防，也强调已病防变。在未病先防上，食疗是关键。推荐在术前 1 周即开始食用山药粥、红枣糯米粥等，这些食物能健脾和胃，增强脾胃功能。同时，术后 1 周内避免过食生冷、辛辣、油腻食物，减少烟酒摄入，以维护脾胃健康。此外，每日进行简单的腹部按摩，以肚脐为中心，顺时针、逆时针各按揉 50 次，有助于促进胃肠蠕动，预防反流。

对于已病患者，中医强调辨证施治。药物方面，可选用左金丸、柴胡疏肝散等方剂，以疏肝解郁、和胃降逆。理疗上，除针灸、拔罐外，还可按摩足三里、内关等穴位，每次每穴按摩 3~5 分钟，每日 1~2 次，有助于调和气血，减轻反流症状，防止病情恶化。对于术后患者，睡觉时应将上身抬高，使身体与床面形成 15° 角，也可有效防治 GERDAL 相关症状。

（郭杨志、杨涛、李国菁、潘国凤、姜敏）

第八节　肝硬化

（供稿单位：海南医科大学第一附属医院中医科）

肝硬化是由一种或多种原因引起的，以肝脏弥漫性纤维化、假小叶形成、肝内外血管增殖为特征的疾病。代偿期无明显临床症状；失代偿期因肝脏变形硬化、肝小叶结构和血液循环途径显著改变，以门静脉高压和肝功能严重损伤为临床特征，患者常因并发腹水、消化道出血、脓毒症、肝性脑病、肝肾综合征和癌变等导致多器官功能衰竭而死亡。在综合医院中可以单纯以乏力为主诉就诊于中医科，或以疾病发展阶段出现的不适（如腹水、上消化道出血、肝性脑病、合并肝癌等）在中医科或者相关科室住院治疗。中西医发挥不同优势，针对疾病不同阶段进行相关治疗。

一、肝硬化中医诊疗优势

肝硬化病因复杂，病程长，症状多变。中医治疗肝硬化的优势首先体现在肝硬化早期抗肝纤维化上，中医药有很好的抗纤维化作用。根据中医辨证，可以选择疏肝健脾、活血化瘀、软肝散结的汤药进行加减，同时也有很多成药如鳖甲软肝片、扶正化瘀胶囊、安络化纤丸、鳖甲煎丸等可供选用。其次体现在全身辨证论治。中医认为肝硬化的病机是本虚表实，虚实夹杂，针对这个病机，中医治疗的原则是扶正祛瘀，攻补兼施，根据患者的不同情况，灵活变通。如果患者以实为主则祛邪，采用行气、化瘀、利水等治疗，配合补虚；虚证为主则扶正，采用滋养肝肾、补肝肾阴或者温补肾阳、健脾温肾等方式来补虚，再兼以祛邪。中医在治疗肝硬化的同时还可以调理全身其他脏腑功能。再次，中医治疗肝硬化的优势还体现在治疗手段多样化，除了中草药、中成药外，还可以与多种中医外治法相结合，比如中药脐部贴敷、中药灌肠、中药离子导入、中药穴位注射、艾灸、足浴等，在临床上值得推广。

二、肝硬化中医临证经验

（一）综合医院中医科肝硬化患者特点

肝硬化患者来中医科就诊前已经于感染科、消化科、肿瘤科或者肝胆外科就诊，由于本病的复杂性，很多患者需要中医配合治疗。在综合医院中医科就诊或者住院请中医会诊的患者往往具备以下特点：

1. 多数肝硬化患者因为病程长，病情反复发作，而导致正气亏虚，若加上居住地区湿热环境，患者多呈虚实夹杂且易夹湿夹热的病机特点。

2. 肝硬化代偿期患者部分自觉症状不明显，然思想负担较重，故寻求中医调理。

3. 肝硬化失代偿期患者可能由于反复腹水、低蛋白血症、上消化道出血等原因出现乏力、消瘦、恶心、食欲减退甚至厌食、腹胀、餐后加重、荤食后易泻、黄疸等等不适症状，经单纯西医治疗症状改善不明显而找中医配合治疗。

（二）西医诊断标准的中医内涵解读

肝硬化中医的诊断根据患者不同症状，可分属于胁痛、臌胀、黄疸、积证、肝积等病证。

1. 以右胁肋部疼痛为主的患者　表现为右胁肋部疼痛，可伴乏力、腹胀、嗳气、呃逆、急躁易怒、口苦纳呆、厌食恶心等。该类患者中医病证属于胁痛范畴，常见证型主要有：肝郁气滞、邪犯少阳、瘀血阻络、肝胆湿热、肝阴亏虚。

2. 以反复腹水、低蛋白血症为主的患者　表现为乏力、消瘦、恶心、食欲减退甚至厌食、腹胀、餐后加重、腹部膨隆等。该类患者中医病证属于臌胀范畴，常见证型主要有：气滞湿阻、水湿困脾、湿热蕴结、肝脾血瘀、脾肾阳虚、肝肾阴虚。

3. 以腹胀伴黄疸为主的患者　表现为身目发黄、尿黄、消瘦、乏力、腹部胀满、餐后加重、腹部膨隆、恶心，伴食欲减退甚至厌食等。该类患者中医病证属于黄疸范畴，以虚实夹杂多见，常见证型：阳黄—湿重于热、阴黄—寒湿阻遏、阴黄—瘀血阻滞。

（三）思路见地：中医个性化、分层分期治疗

针对不同的肝硬化人群，中医药的特点始终是因人而异，辨证论治，根据患者标本虚实具体情况，急则治标，缓则治本，通过调理阴阳、气血、寒热的平衡，促进机体的恢复。根据肝硬化不同病因区分，临床中最常见的有以下几类：

1. 病毒性肝炎　针对病因治疗为主，在西医抗病毒治疗的基础上，配合中医辨证施治，扶正祛邪，可以适当使用党参、黄芪、白芍、丹参、赤芍、叶下珠、苦参、白花蛇舌草、半枝莲、田基黄、鸡骨草、五指毛桃等药物益气养阴，活血解毒。

2. 脂肪性肝病　包括酒精性肝病和非酒精性脂肪性肝病，同样强调

病因治疗。酒精性肝病患者应严格戒酒，非酒精性脂肪性肝病患者注意控制高脂饮食，适当加强锻炼，并选用具有一定祛湿降脂、行气活血功效的中药配合治疗，如红曲、红景天、丹参、法半夏、茯苓、陈皮、泽泻、荷叶、山楂、石菖蒲、香附、五味子等。

3. 自身免疫性肝病　因该病与遗传因素、免疫因素和环境因素相关，在西医治疗的基础上，配合中药以提升正气为主，具体可选用补益气血阴阳的药物以提高免疫力，如党参、黄芪、太子参、西洋参、白芍、麦冬、枸杞子、山药、黄精、山茱萸等。

4. 胆汁淤积性肝病　主要为各种原因引起的肝内、外胆道梗阻，需积极治疗原发病，适当配合具有疏肝利胆功效的中药，如鸡内金、金钱草、郁金、海金沙、丹参、赤芍、红景天、柴胡、黄芩、山楂等。

三、肝硬化中医诊疗特色

（一）治疗原则

1. 根据肝硬化不同疾病阶段分期

（1）代偿期肝硬化：可无症状或症状较轻，且多呈间歇性，多因劳累而出现，休息后可缓解。主要症状有乏力、食欲减退、消化不良、恶心呕吐、右上腹疼痛和腹泻等。其中以肝区不适、乏力和食欲不振出现较早，且较突出。主要中医辨证分型包括：

1）湿热内蕴证：治以清热祛湿。方选茵陈蒿汤加减（茵陈蒿、栀子、大黄）。

2）肝郁脾虚证：治以疏肝健脾。方选逍遥散加减（当归、柴胡、白芍、白术、茯苓、薄荷、生姜、甘草）。

3）瘀血阻络证：治以活血通络。方选膈下逐瘀汤加减（五灵脂、当归、川芎、桃仁、牡丹皮、赤芍、乌药、延胡索、甘草、香附、红花、枳壳）。

4）肝肾阴虚证：治以滋养肝肾。方选一贯煎加减（北沙参、麦冬、当归、生地黄、枸杞子、川楝子）。

（2）失代偿期肝硬化：病情较重，临床症状多样，可见以下不同表现。

1）全身症状：消瘦乏力，精神不振，重症者衰弱而卧床不起。皮肤干枯粗糙，面色灰暗黝黑。常有贫血、舌炎、口角炎、夜盲、多发性神经炎、浮肿、不规则低热；肝脏解毒功能减退，肠道吸收的毒素进入体循环；形成门脉血栓或内膜炎。

2）消化道症状：食欲明显减退，进食后即感上腹不适和饱胀，恶心，甚至呕吐，进油腻食物易引起腹泻、腹胀难忍，晚期可出现中毒性鼓肠、黄疸。

3）出血倾向及贫血：有鼻衄、齿龈出血、皮肤瘀斑和胃肠黏膜糜烂出血等。

4）内分泌失调症状：内分泌紊乱，有雌激素、醛固酮及抗利尿激素增多。

5）蜘蛛痣、朱砂掌：是比较容易发现的体征。

此期主要中医辨证分型包括：

1）水湿困脾证：治以温中健脾，行气利水。方选实脾饮加减（干姜、附子、白术、茯苓、炙甘草、厚朴、大腹皮、草果仁、木香、木瓜）。

2）湿热蕴结证：治以清热利湿，攻下逐水。方选中满分消丸加减（白术、人参、炙甘草、猪苓、姜黄、茯苓、干姜、砂仁、泽泻、陈皮、知母、黄芩、黄连、半夏、枳实、厚朴）。

3）血瘀水停证：治以活血化瘀，行气利水。方选调营饮加减（莪术、川芎、当归、延胡索、赤芍、瞿麦、大黄、槟榔、陈皮、大腹皮、葶苈子、赤茯苓、桑白皮、细辛、肉桂、炙甘草、白芷、生姜、大枣）。

4）阳虚水盛证：治以温补脾肾，化气利水。方选附子理中丸合五苓散加减（人参、白术、炙甘草、附子、干姜、猪苓、泽泻、茯苓、桂枝），或肾气丸合五苓散加减（熟地黄、山茱萸、牡丹皮、山药、茯苓、泽泻、肉桂、附子、牛膝、车前子、猪苓、桂枝、白术）。其中偏于脾阳虚者用附子理中丸合五苓散，偏于肾阳虚者用肾气丸合五苓散。

5）阴虚水停证：治以滋肾柔肝，养阴利水。方选六味地黄丸合五苓散加减（熟地黄、山茱萸、牡丹皮、山药、茯苓、泽泻、白术、猪苓、桂枝）。

2. 根据不同中医病症表现分型

（1）胁痛：①肝郁气滞，治拟疏肝和胃、理气止痛，方拟柴胡疏肝散加减；②邪犯少阳，治拟和解少阳、疏肝止痛，方用小柴胡汤加减；③瘀血阻络：治拟活血化瘀、通络止痛，选用血府逐瘀汤或复元活血汤加减；④肝胆湿热：治以清热利湿、理气通络，方选龙胆泻肝汤或蒿芩清胆汤加减；⑤肝阴亏虚：治拟养阴柔肝、缓急止痛，方拟一贯煎加减。

（2）臌胀：①气滞湿阻，柴胡疏肝散合胃苓汤加减；②水湿困脾，实脾散加减；③湿热蕴结，中满分消丸加减；④肝脾血瘀，调营饮加减；⑤脾肾阳虚，附子理苓汤加减；⑥肝肾阴虚，一贯煎合六味地黄丸加减。

（3）黄疸：根据肝硬化病程长的疾病特点，本病的黄疸多以虚证或虚实夹杂为主。①阳黄—湿重于热，治以利湿化浊运脾，佐以清热，方拟茵陈五苓散合甘露消毒丹加减；②阴黄—寒湿阻遏，治拟温中化湿、健脾和胃，方用茵陈术附汤加减；③阴黄—瘀血阻滞，治以活血化瘀消癥，方拟鳖甲煎丸加减。

3. 根据肝硬化不同临床并发症分类

（1）黄疸症状：身目黄染如金，倦怠乏力，烦躁不宁，纳食欠佳或不欲食，恶心厌油，肝区胀痛，腹部膨隆，双下肢水肿，尿少如浓茶，大便溏。舌脉：舌暗红，苔黄腻，脉弦滑。中医治法：清热解毒，利湿退黄。选用方剂：甘露消毒丹加减（滑石、茵陈、黄芩、石菖蒲、川贝母、木通、藿香、射干、连翘、薄荷、白豆蔻）。

（2）出血症状：轻者可见牙龈出血、鼻衄或肤下瘀斑，重者病势突变，大量呕吐鲜血或大便下血。舌脉：舌红苔黄，脉弦数。中医治法：泻火解毒，凉血止血。选用方剂：犀角地黄汤加减（水牛角、生地黄、芍药、牡丹皮）。

（3）神昏症状（肝性脑病）：神昏谵语，昏不识人，发热，黄疸，烦躁不宁，口臭，便秘，溲赤尿少。舌脉：舌质红绛，苔黄燥，脉细数。中医治法：清热解毒，醒脑开窍。选用药物：安宫牛黄丸。

（4）脱证症状：病情继续恶化，出现昏迷甚，汗出肤冷，肢厥，气促，撮空理线，两手抖动。舌脉：舌淡，脉细微弱。中医治法：回阳救逆，益气固脱。选用方剂：生脉散、参附龙牡汤加减（人参、麦冬、五味子、附子、龙骨、牡蛎）。

（二）治疗方案

1. 药物治疗

（1）根据辨证分型选用中药汤剂（详见上述）。

(2) 中成药

1) 扶正化瘀胶囊：活血祛瘀，益精养肝。用于肝纤维化、肝硬化属“瘀血阻络，肝肾不足”者，临床表现为胁下痞块，胁肋疼痛，面色晦暗，或见赤缕红斑，腰膝酸软，疲倦乏力，头晕目涩，舌质暗红或有瘀斑，苔薄或微黄，脉弦细。

2) 安络化纤丸：健脾养肝，凉血活血，软坚散结。用于肝纤维化、早中期肝硬化，辨证属肝脾两虚、瘀热互结者，临床表现为胁肋疼痛、脘腹胀满、神疲乏力、口干咽燥、纳食减少、便溏不爽、小便黄等。

3) 复方鳖甲软肝片：软坚散结，化瘀解毒，益气养血。早期肝硬化属瘀血阻络、气血亏虚，兼热毒未尽者，临床表现为胁肋隐痛或肋下痞块，面色晦暗，脘腹胀满，纳差便溏，神疲乏力，口干口苦等。

2. 针灸治疗　取穴：水分、水道、三焦俞、委阳、阴陵泉。

方义：水分健脾和胃、泌别清浊、利水化湿，水道利水消肿、通经活络，三焦俞疏调三焦、通利水道，委阳、阴陵泉祛风除湿、通络止痛，共奏疏风温阳利水之功。

随证配穴：阳水加肺俞、列缺、合谷疏风宣肺、通调水道。阴水以脾虚为主者加脾俞、足三里、三阴交健脾渗湿利水；以肾虚为主者加灸肾俞、关元、足三里温阳化气行水。臌胀神昏者，选水沟、风池、神庭、十宣开窍醒神。

操作：阳水疏风利水，以针刺为主，泻法；阴水温阳利水，针灸并用，补法。肺俞、脾俞不宜直刺、深刺；肾虚者关元穴重灸；其他穴常规操作。臌胀出血者，暂不宜针灸治疗。

3. 三棱针刺血疗法　取腰俞、肾俞、委中、阴陵泉。患者取合适体位，常规消毒皮肤，以三棱针点刺或一次性无菌注射器针头点刺穴位，出血数滴，若无血流出，可加拔火罐以促进血液流出。臌胀伴出血者不宜。

4. 耳针　取穴：肝、胆、胰、脾、腹、大肠、小肠、神门、三焦、内分泌、交感。压穴方法：每次选用 3~5 个穴，穴位常规消毒，待干后用医用胶布将王不留行籽贴于以上耳穴，每次每穴按 15~20 次，每日按 5~7 遍，以能耐受为宜。每次贴压单侧耳穴，每 3 日更换 1 次，两侧交替，10 次为 1 个疗程。毫针刺法：常规消毒耳郭，毫针点刺相应耳穴，不留针；也可耳穴埋针，加强刺激。

5. 穴位贴敷

(1) 处方：消河饼(《古今医鉴》卷六)。药物组成：车前子 10g、独头蒜 5 枚、田螺 4 个。用法：取车前子 10g 研为细末，与独头蒜 5 枚、田螺 4 个共捣成泥，敷神阙穴。一日 2 次，每次 6 小时。

(2) 处方：水仙蓖麻籽膏。药物组成：蓖麻籽 50 粒、水仙花蔸 3 个。用法：蓖麻籽、水仙花蔸共捣烂，贴于双侧涌泉。每日 1 次，一夜一换，连敷 2~3 次。

6. 食疗

(1) 赤小豆茅根煲瘦肉：赤小豆 250g，白茅根 30g，猪瘦肉、食盐、淀粉适量。瘦猪肉切薄片，水淀粉抓拌备用。赤小豆、白茅根洗净后放入汤锅或砂锅，大火烧开，调中火共煲至豆熟，加入瘦肉片，肉片变色浮起断生即可关火，加入适量食盐调味，饮汤食肉。

(2) 玉米须煲龟肉：玉米须 60g，龟 1 只，生姜 5 片，食盐适量。龟宰杀去内脏洗净，剁块焯水洗净备用。砂锅内加清水，加入玉米须、龟肉大火烧开，转中火煲至肉烂，加食盐调味，饮汤食肉。每周 1 次，2 次为 1 个疗程。

(3) 猪肚大蒜汤：猪肚 1 个，大蒜 120g，槟榔、砂仁各 9g，木香 6g。大蒜剥皮洗净放入洗净的猪肚内。槟榔、砂仁打碎，木香切细，装入纱布包，同放入猪肚内。将猪肚放入砂锅内，用净水煮熟，切开猪肚，去药包及大蒜渣，服食猪肚。每周 1 次，3 次 1 个疗程。

7. 中医功法

(1) 养肝坐功法：出自《遵生八笺》，正坐，两手重叠按大腿骨的下方，慢慢转过身躯，左右各三五次，又以两手拽相叉，翻覆向胸三五次。然后稍稍闭气，闭目，三咽液，三叩齿而止。

(2) 体力尚可者，可操练八段锦。

(钟军华、朱叶)

第九节　急性胰腺炎

（供稿单位：四川大学华西医院中西医结合科）

急性胰腺炎（acute pancreatitis，AP）是胰蛋白酶原在胰腺内激活引起胰腺组织自身消化，以胰腺局部水肿、炎性浸润和实质坏死为主要病理改变，以急性腹痛和全身炎症反应综合征（SIRS）为主要临床表现的常见消化系统疾病[1]。AP 分为轻症、中度重症、重症（即重症急性胰腺炎，SAP）三型[2]。约 20% 的 AP 患者会出现持续性 SIRS，进而发展为心、肺、肾任一或多个器官持续性功能衰竭（POF，修订的马歇尔评分 ≥ 2 分且持续超过 48 小时），即 SAP，容易出现多器官功能障碍综合征（MODS）及感染性胰腺坏死（IPN），病死率高达 20%~35%。

一、急性胰腺炎中医结合诊疗优势

AP 西医整体治疗涉及急救、内科、外科、重症医学等多学科技术，包括液体复苏、疼痛管理、器官支持、营养补充、手术干预等方法。近年来，在器官功能监测支持、感染性坏死微创治疗等技术上取得局域性进展，但整体技术体系仍归属“支持、对症”范畴。所有药物和技术手段均无特异性，数十年来多达 100 多个针对 AP 的化学药物临床试验均以失败告终，已上市的化学药物因缺乏高级别循证疗效而不被常规推荐。AP 病理机制复杂，西医无特异性治疗，临床疗效尚未取得突破进展。自 20 世纪 60 年代初，随着中西医结合急腹症工作在全国范围内开展，逐渐形成以中西医结合内科治疗为主，辅以适时手术的 AP 治疗方案。众多证据提示中西医结合治疗 AP 优势明显：中医“热病”及“热炎同理”系统理论与 AP 胰腺局部炎症、全身炎症反应、多器官功能衰竭的病理进程高度契

[1] BOXHOORN L，VOERMANS R P，BOUWENSE S A，et al.Acute pancreatitis [J].Lancet，2020，396（10252）：726-734.

[2] BANKS P A，BOLLEN T L，DERVENIS C，et al.Classification of acute pancreatitis-2012：Revision of the Atlanta classification and definitions by international consensus [J].Gut，2013，62（1）：102-111.

合,为辨证立法和解析复杂网络时空演进机制提供了根本依据;以“益气救阴、活血化瘀、清热解毒、通里攻下”四法为统领的中医治疗方案,具有多效应、多靶点、多通路作用特点,早期以下法为代表性治法的中医药疗法联合西医治疗在减轻 AP 患者器官功能衰竭、胰腺局部并发症、感染,以及降低病死率和缩短住院时间方面具有独特的作用和优势,使 SAP 病死率仅存早期单峰;针刺疗法在改善肠道功能、缩短再进食时间和住院时间方面也有一定作用。

二、急性胰腺炎中医临证经验

(一)综合医院中医科/中西医结合科急性胰腺炎患者特点

综合医院收治的 AP 患者具有病因多样、转院率高、临床表现复杂、病情重、并发症多等特点。综合医院的 AP 患者多由急诊科收入,经分诊后进入消化内科或中医科进行治疗。多学科全程支持治疗,中西合璧、内外结合,构建了优势集成的全程救治模式和体系。

(二)西医诊断标准的中医内涵解读

AP 的完整诊断应包括疾病本身、病因、局部/全身并发症和疾病严重程度。根据 2012 年修订的亚特兰大分类标准,其诊断需具有以下 3 项标准中的 2 项:①腹痛符合 AP 特征;②血清脂肪酶(或淀粉酶)至少大于正常值上限 3 倍;③ CT 或 MRI 符合 AP 的特征性改变。根据 AP 的临床症状与病位,可归属于中医学中的“腹痛”“胃心痛”“脾心痛”等范畴。中医认为,“脾”是消化系统的核心脏腑之一,主运化水谷精微,胰腺的外分泌功能(分泌胰液帮助消化)与中医“脾主运化”的功能高度契合。AP 发生时,各种原因导致脾运化失司,气机升降失调,胰腺淀粉酶、脂肪酶等不循常道,溢于胰外。胰腺酶溢于脉中,故而可在血清中检测;胰腺酶溢于中焦,使气机郁滞,实热内结,导致腑气不通,不通则痛,如《灵枢·厥病》篇云“厥心痛,痛如以锥针刺其心,心痛甚者,脾心痛也”,“脾心痛”较符合现代临床 AP 突然发病时剧烈向肩背部放射的上腹痛症状特点。

(三)思路见地

在现代医学迅猛发展的今天,将传统医学与现代医学相结合,中西医并重，发挥各自的优势，有助于提高疾病认识，促进疾病诊疗。对于 AP 来说，首先是中医基础理论与现代疾病认识的结合，AP“热病”观认为，热毒为 AP 病因病机之本，其发生和传变决定了病位、病情、病势及预后。热毒经由气分—血分—脏衰各期进展的病机演变与 AP 胰腺局部炎症—全身炎症反应—多器官功能衰竭的病理进程高度契合。在“热病理论”框架基础上，“热 - 炎同理”学术思想丰富了“热病理论”内涵，进一步为辨证立法和结合创新提供了根本依据。其次，是中西医诊疗方案的结合。在西医诊断基础上进行中医辨证分期分型，中西医结合分型体现了病证结合的特点。在西医治疗基础上，尽早给予中医药治疗，早期以下法为主要治法，与西医的液体复苏、器官功能支持、抗感染等治疗手段相辅相成。AP 中西医结合诊疗方案将中医的整体观念、辨证论治与西医的精准治疗、多学科协作相结合，形成优势互补的治疗模式，充分发挥中西医结合优势，为减轻疾病负担、降低病死率、进一步提升疗效提供可能。中西医结合治疗 AP 的未来发展方向在于进一步优化治疗方案，加强循证医学研究，探索中医药在 AP 治疗中的作用机制。通过多中心、大样本的临床研究，验证中医药在 AP 治疗中的疗效，并制定更加规范的中西医结合诊疗指南。此外，结合现代医学技术，如基因组学、代谢组学等，深入探讨 AP 的发病机制及中医药的作用靶点，将为中西医结合治疗 AP 提供新的思路和方法。

三、急性胰腺炎中医诊疗特色

（一）病因病机

AP 病因以饮酒、吸烟、饮食因素（喜食肥甘厚腻生冷）、素体肥胖、胆石、先天因素（解剖异常、遗传）和环境因素等内伤病因为主，外感、外伤、内镜逆行胆管造影术和药物等不内外因亦可引起 AP，但较为少见。病位起于中焦，涉及脾胃、肠、肺、心、肾、肝胆与脑。病机为各种原因造成肝脾气机郁滞，使脾胃升降功能紊乱，气机升降失调，湿热阻于中焦而发病。基本病机为腑气不通，不通则痛。辨证以里、实、热证为主。该病在急性期多为里、热、实证，后期可因实致虚，虚实夹杂。实证包括食积、酒毒、湿热、气滞、血瘀、热毒和痰浊，虚证多见气虚、阴虚或气阴两虚。

(二)治疗原则:分区、分级、分期

AP 的自然病程分为早期和后期。早期一般指发病至 2 周左右,后期指发病 2 周以后。AP 的严重程度分级[根据 2012 年国际修订版亚特兰大分类(RAC)标准]:①轻症急性胰腺炎(MAP),不伴有系统性和局部并发症;②中度重症急性胰腺炎(MSAP):伴有局部并发症和/或器官功能衰竭<48 小时;③ SAP:伴有 POF 或 MODS。常见局部并发症包括急性液体积聚、急性坏死性积聚、包裹性坏死、胰腺假性囊肿、静脉血栓等。常见系统性并发症包括 SIRS、POF、MODS、腹腔内高压/腹腔间室综合征和脓毒症等。

基于伤寒六经辨证和温病卫气营血辨证思想,以 AP 发病机理的热病观为纲,结合 AP 自然病程和中医病机特点,在中医分期上将其分为气分期、营血分期、脏衰期和恢复期(《急性胰腺炎中西医结合诊疗指南》)。气分期气机郁滞,与湿热相合蕴结中焦,致使肝胆疏泄失利、脾胃升降失和与肠道传导失司;营血分期,气滞湿热加剧成结,结聚不散致血瘀,留瘀化热化火成毒,热毒血瘀可进一步发展,致火毒弥漫三焦,毒侵五脏六腑,致脏衰期,气血败乱,多脏衰微,终致内闭外脱,亡阴亡阳;恢复期因邪去正伤,热去湿留,余邪留恋,火热毒邪耗气伤津,常致气血不足,脏腑失养,呈现气虚、阴虚或气阴两虚和气滞血瘀的状态。将中医分期和中医辨证分型相结合,根据患者的证候特点进行分类,具体如下:

1. 气分期

(1)肝郁气滞证:胸胁脘腹胀痛,矢气则舒,易怒善太息,恶呕嗳气;舌红苔薄黄,脉弦数而有力,不沉。

治法:疏肝解郁,清热导滞。

方药:柴胡疏肝散加减,柴胡、法半夏、枳实、厚朴、木香、白芍、郁金、延胡索、香附、川楝子、生大黄后下、芒硝冲服等。

(2)肝胆湿热证:胸胁胀痛,口苦,排便感肛门坠胀,或身目发黄,身热不扬,小便短赤,舌红苔黄或厚腻,脉弦滑,数而有力,或洪大。

治法:疏肝利胆,清热利湿。

方药:茵陈蒿汤合龙胆泻肝汤加减,龙胆草、栀子、黄芩、黄连、枳实、厚朴、柴胡、白芍、木香、延胡索、当归、茵陈、生大黄后下、芒硝冲服、甘草等。

（3）脾胃湿热证：脘腹胀满痛，纳呆，恶心呕吐，便秘，常体型肥胖，平素多大便稀溏，舌红或淡红，苔厚腻或黄，脉滑数、有力或洪大。

治法：通里攻下，清热祛湿。

方药：甘露消毒丹合枳实导滞丸合温胆汤加减，藿香、茵陈、滑石、通草、石菖蒲、黄芩、连翘、豆蔻、枳实、杏仁、薏苡仁、厚朴、神曲等。

（4）腑实热结证：腹满硬痛拒按，大便干结不通或热结旁流，日晡潮热，或胸脘痞塞，呕吐，口臭，口干口苦，口渴，小便短赤，舌红苔黄厚或腻，脉洪大数而有力，或沉数而有力，或弦滑数。

治法：通腑泄热，行气导滞。

方药：柴芩承气汤、大承气汤、大柴胡汤或清胰汤，柴胡、黄芩、厚朴、枳实、栀子、生大黄后下、芒硝冲服、木香、延胡索、红花、桃仁、赤芍、甘草等。

（5）结胸里实证：心下痛，按之石硬，或从心下至少腹硬满而痛不可近，兼见不大便，或潮热，舌红苔黄腻，脉沉紧或沉小。

治法：峻下逐水破结。

方药：大陷胸汤加减，大黄、甘遂、瓜蒌等。

2. 营血分期　营分证：神志淡漠或烦躁，脉细数。治法：清营凉血解毒。血分证：神志淡漠，或谵语郑声，或烦躁不安，皮下可见瘀血瘀斑，或斑疹隐隐，舌紫暗或绛，或舌见瘀斑瘀点，或舌下络脉瘀张，苔干少津，脉细数。治法：凉血解毒，活血化瘀。营血分期常见证型：

（1）热毒炽盛证：发热口渴，疼痛剧烈或胀痛难忍，拒按，部位固定，便秘，伴见皮肤青紫瘀斑，躁扰不宁。舌质干或绛，舌苔或黄厚腻，或焦黑，或芒刺，脉数。

治法：清热泻火，凉血解毒。

方药：膈下逐瘀汤合大黄牡丹汤，大黄、黄连、黄芩、当归、川芎、桃仁、红花、赤芍、延胡索、生地黄、丹参、厚朴、炒五灵脂、牡丹皮、芒硝冲服等。

（2）热壅血瘀证：壮热口渴，少腹硬满疼痛，便秘，烦躁不安，夜热甚，神昏谵语，皮肤斑疹，舌红或绛，或暗而干，舌苔黄燥，脉沉数或涩。

治法：破血逐瘀，攻下泻热。

方药：抵当汤合清营汤，药用水蛭、虻虫、桃仁、大黄、水牛角、生地黄、玄参、竹叶心、丹参等。

3. 脏衰期

（1）内闭外脱证：腹满硬痛拒按，大便干结不出或热结旁流，呼吸喘促，甚至张口抬肩，发热、口干口渴、大汗出，四肢厥冷或湿冷，少尿或无尿，神志淡漠或烦躁，舌红或绛，舌质干或芒刺，或舌体短缩，脉沉细小或微欲绝。

治法：回阳救逆，通腑启闭，清热解毒，活血化瘀。

方药：在腑实热结和热毒炽盛证对应方药基础上加用四逆汤合参附注射液加减，药用大黄、枳实、厚朴、芒硝、柴胡、黄芩、栀子、桃仁、丹参、牡丹皮、附子、干姜、炙甘草等。

（2）亡阴亡阳证：腹痛腹胀、神志淡漠或烦躁，呼吸喘促，甚至张口抬肩，大汗或冷汗，四肢湿冷，少尿或无尿，脉弱微欲绝，或迟，或结代。

治法：回阳救逆，益气固脱。

方药：四逆汤或通脉四逆汤合独参汤合参附注射液，附子、干姜、炙甘草、人参等。

4. 恢复期

（1）脾虚湿困证：食少纳呆腹胀，便溏不爽，肠鸣矢气，脉濡，或滑或细。

治法：益气健脾，行气燥湿。

方药：参苓白术散加减，党参、白术、茯苓、山药、薏苡仁、白扁豆、砂仁、大枣、当归、桃仁、红花、甘草等。

（2）气阴两虚证：少气懒言，神疲乏力，胃脘嘈杂，饥不欲食，伴头晕目眩，排便困难，口燥咽干，舌淡红或舌红，舌少苔或无苔，脉细。

治法：益气养阴，健脾和胃。

方药：生脉散或益胃汤，人参、麦冬、五味子或生地黄、玄参、玉竹、北沙参等。

（3）中焦虚寒证：少气懒言，面色无华，神疲乏力，纳差痞满，腹部隐痛，喜温喜按，舌淡润，脉沉迟细。

治法：温中补虚，益气健脾。

方药：小建中汤加减，饴糖、桂枝、芍药、生姜、大枣、炙甘草等。

（4）癥瘕积聚证：腹部不适，或伴刺痛、胀痛，或可触及包块，舌或暗或见瘀斑瘀点，舌下络脉瘀张，脉涩。

治法：行气消积，活血化瘀。

方药：血府逐瘀汤，药用当归、白芍、红花、枳壳、赤芍、柴胡、川芎、川牛膝等。

以上恢复期各型辨证论治基础上加强活血化瘀，选用桃仁、红花、赤芍、川芎、五灵脂等；包块明显者加减活血散结药物，如皂角刺、三棱、莪术等。

AP 诊断明确后，中医药应尽早积极介入，采用中西医结合综合治疗方案。由于 AP 的自然病程进展，不同分期患者病情的差异较大，尤其重症患者，发病 1 周内主要是器官功能的保护和支持；而 2 周以后，常常是局部并发症、感染发生的高峰，因此，治疗重点有所不同。在西医治疗基础上，联合中医药，针对其不同分期进行辨证拟定相应治则，以“疏肝理气、通里攻下、清热解毒、益气养阴、活血化瘀”为基本原则，早期以下法为主要治法，并根据患者证候特点随证加减方药组成。

（三）治疗方案

在西医治疗基础上，辅以中药、外敷、针刺及穴位注射等，可促进胃肠动力、减轻炎症反应、改善微循环障碍、防治器官功能障碍。

1. 中药 AP 早期肝郁气滞和腑实热结证型最为常见，应治以疏肝理气及通里攻下，可选用柴芩承气汤为主方，再根据不同证候特点随证加减。中医药给药途径可以口服、经鼻胃管鼻饲、灌肠等。口服或鼻饲方法，口服汤剂 50~200ml/ 次，频率 3~6 次 /d，根据患者耐受程度、腹痛腹胀程度及其缓解状况和排便情况调整，使用疗程 3~7 天。中药灌肠方法：200ml/ 次，频率 1~3 次 /d，重症患者可以增加频次，疗程可以更长，至肠麻痹解除后停止。

2. 腹部外敷 六合丹 / 芒硝外敷于上腹部和 / 或腰胁部等腹部体征最重处，每日 1 次，每次 6~8 小时，疗程 3~7 天，若合并局部并发症，可延长疗程。重症患者常多种方法联合使用，疗程更长。使用时需监测患者脱水及电解质情况，注意出入量平衡及酸碱、电解质等内环境稳定，注意中病即止，尤其老年患者，避免通下过度，损伤正气。若出现消化道出血或穿孔者则禁用。

3. 针刺治疗　针刺作为辅助治疗方法之一，可以解痉镇痛、降逆止呕、减轻腹胀及促进炎症吸收等。常用的穴位有足三里、下巨虚、内关、阳陵泉及地机等。一般采用强刺激手法，亦可采用电刺激法。

4. 穴位注射　穴位注射新斯的明，可促进胃肠动力，缓解肠麻痹，缓解疼痛。具体操作方法：取穴双侧足三里。药物：甲硫酸新斯的明注射液。方法：穴位常规消毒，选用 2ml 或 1ml 注射器。针尖垂直刺入足三里穴，上下提插 2~3 次，有酸胀感后，每穴注入甲硫酸新斯的明注射液 0.5mg/ 次，每天 1~3 次，疗程 1~7 天。注意：心动过缓者禁用新斯的明。

5. 中药注射剂　血必净注射液联合常规治疗可能减轻 AP 合并肺损伤。在常规液体复苏基础上，若患者出现明显伤津伤阴，表现为脱水进行性加重，脉由浮洪大变为沉细小，可加用生脉注射液、参麦注射液益气养阴生津；若出现内闭外脱，表现为休克，注意兼顾扶正，可加用参附注射液等益气固脱、回阳救逆，发挥中医药“救阴”效果。

四、中西医协同治疗特点与分析

AP 的中西医协同治疗具有早期治疗、多学科协作综合治疗、多种中医药治疗方式联合使用、个体化治疗、全程管理的特点。其中，早期积极与多学科综合救治是降低 SAP 患者病死率的关键。SAP 患者器官功能衰竭和病死率早期单高峰提示 SAP 治疗窗口期应该前移，以缩短器官功能衰竭持续时间和降低病死率。早期治疗强调中医药的早期介入，早期以下法为主要治法，结合液体复苏可以减轻症状，还能预防疾病向重症发展，减少器官功能衰竭的发生率。多学科协作涉及急诊科、中医科、消化内科、重症医学科、外科等，将中医药与西医的多学科协作相结合，形成综合治疗模式。综合治疗包括：中医药、液体复苏、疼痛管理、器官功能支持治疗、腹腔内高压和腹腔间室综合征的治疗、营养支持、血糖管理、抗菌药物的使用。多种中医药治疗方式包括中药口服 / 鼻饲 / 灌肠 / 外敷、静脉输注、针刺、外治及穴位注射等，能够有效减轻炎症反应，改善微循环，降低并发症的发生率，改善肠道功能，减轻疼痛。根据 AP 患者的临床表现进行中西医结合分型有助于个体化治疗。在西医诊断和对症支持治疗基础上，患者早期和进展期以通里攻下、活血化瘀为主，后期以健脾益气、活血祛瘀为主，远期以调理脾胃、益气养阴为主。

（杨鑫敏、夏庆）

第三章
心血管及神经系统疾病

第一节　高血压

（供稿单位：北京大学第一医院中医、中西医结合科）

高血压是以体循环动脉压升高为主要临床表现的心血管综合征，可分为原发性高血压和继发性高血压。现阶段我国高血压患者在治疗上的控制率仍不满意，多数患者在血压达标的同时，眩晕、头痛、失眠等症状未能得到较好改善。另外，降压西药长期服用带来的腰酸膝软、性功能障碍、体力下降等副作用，严重困扰高血压病患者，极大影响了患者服药的依从性。本病是综合医院常见的病种之一，归属中医“头痛、眩晕”等范畴。我科与心血管内科成立了心脏康复中西医协同诊疗团队，在对高血压病的治疗上具有一定经验，在药物治疗上形成了“以肾为轴”的学术思想，并结合针刺、推拿、穴位贴敷等方式进行综合治疗，现简述如下。

一、高血压病中医诊疗优势

西医治疗本病有五大类降压药物，在干预发病环节方面具有精确性，可迅速缓解血压升高，但是，长期应用降压药物也会产生一些不良反应。例如，β 受体阻滞剂具有抑制肾上腺素受体、减慢心率、减弱心肌收缩力的作用，在中医学中属于“泻药”范畴，可能通过泻心火、肝火而改善高血压患者心肝火旺状态，但容易导致肾虚证；利尿剂可以通过利尿达到减少血容量而降压的作用，但过度利尿则有伤阴之虞，出现口干舌燥、舌尖红、少苔、烦热、失眠、盗汗、腰膝酸软等肾阴虚证表现。另外，在男性高血压患者中，性功能障碍是降压治疗的明显副作用。研究表明，25% 的勃起功能障碍是由于药物引起，其中降压西药是最主要的药物，利尿剂（如螺内酯）和β受体阻滞剂（如普萘洛尔）导致勃起功能障碍、性欲下降和射精障碍最明显。钙通道阻滞剂类药物也可导致射精障碍和异常持续勃起。现代研究发现，β受体阻滞剂影响性功能与其抑制交感神经系统，减少中枢神经系统发放冲动，并抑制阴茎海绵体扩张有关。另外，该类药物具有镇静和抑制作用，可导致性欲减低。这些研究表明，高血压病西药治疗可能加重肝肾亏虚。

中医治疗高血压的优势在于，在改善血压的同时，能够治疗患者伴随的若干症状，并且能够预防、减缓早衰的发生发展。针对高血压的治疗，中医的特点始终是整体观和辨证论治，将患者看作一个整体，既重视血压水平，也重视全身其他症状。尤其是将老年人血压增高作为“早衰”的重要体征，认为血压增高的源头在于下焦肾虚。在辨证时，既考虑血压本身，也考虑全身辨证，治上不忘下，治心不忘肾，为患者量身定做个性化治疗方案，兼顾整体与局部，平衡辨病与辨证，重在填补患者肾脏的亏损，调理阴阳的失衡，力求达到肾水不亏、肾阳旺盛、阴阳平衡之境。此外，中医治疗方法丰富，除药物治疗外，针灸、穴位贴敷、耳穴、推拿等，采用辨证论治，在降低血压的同时亦能缓解各种兼夹症状，标本兼治，不仅无明显副作用，且远期疗效佳，存在安全性高、疗效显著、无依赖性、经济实惠等特点。

二、高血压病中医临证经验

（一）综合医院中医科高血压病患者特点

临床中多数患者在综合医院就诊时首诊会选择心血管科或内分泌科，经过西医医生的检查，可以积极有效鉴别原发性与继发性高血压，明确高血压的危险分层和患者对降压药物的敏感性。降压药物起效快，控制血压效果较好，但是需要终身服药，并且具有一定毒副作用，部分患者在经历一段时间的西医治疗后选择中医治疗，此类患者往往具备以下特点：

1. 部分中青年患者发现血压轻度升高后，排斥立刻使用降压药物，首选中医门诊就诊，希望恢复血压及人体正常代谢水平，延缓高血压进展。

2. 原发性高血压患者以老年患者居多，伴或不伴糖尿病、高脂血症、高尿酸血症等其他慢性疾病，寻求中医整体调节治疗。

3. 部分高血压患者因长期使用降压药物出现副作用，如乏力、气短、腰膝酸软、性功能障碍等，寻求中医减药增效治疗。

4. 部分高血压患者经历过心、脑血管事件，并发全身多系统疾病，如全身动脉硬化、冠心病、陈旧性脑梗等，患者情绪、睡眠受影响，产生焦虑、抑郁状态，寻求中医整体调节治疗。

5. 部分患者对降压药物不敏感，服用多种降压药物仍不能使血压达标，寻求中医药物及非药物疗法治疗。

总体来说，综合医院中医科就诊的高血压患者多数经历过规范西医治疗，可因血压控制不佳、药物不敏感、药物不良反应、并发全身多系统疾病等多种因素至中医科就诊，尤其很多患者除高血压外还并发多种慢性疾病，西医科医生难以从整体把握病情，而中医的特点是强调整体观，针对高血压和并发疾病可以从患者体质状态、脏腑功能等角度宏观把握，辨病辨证、内治外治同时治疗，因此，很多患者希望通过中医方式“一站式”解决全身多系统问题。

（二）诊断标准相关的中医内涵解读

《中国高血压防治指南》明确了高血压病的诊断与治疗原则，对于其典型症状，中医医生将其与中医病机相结合，从中医角度给予解读。

1. 青年高血压 青年高血压常表现为舒张压增高，与情绪、熬夜、烟酒、肥胖等因素关系密切。中医认为青年高血压多为情志不畅，肝气郁滞，化火炎上，直冲头目，以实证表现为多见。

2. 白大衣高血压 部分高血压患者面对医生时血压升高明显。中医认为白大衣高血压多与情绪敏感、焦虑、紧张等情志异常有关，并伴有心胆气虚的表现。常存在心脾两虚、肝郁脾虚的病机。

3. 老年高血压 老年高血压机制复杂，常表现为动脉硬化、脉压增大，对降压药物敏感性差。中医认为老年人存在“年四十而阴气自半也，起居衰矣”的特征，故肝肾不足、水不涵木、阴虚阳亢是老年高血压的核心病机。

4. 高血压合并其他疾病 高血压患者常合并高胆固醇血症、糖尿病、高尿酸血症等，可出现心、脑、肾、眼等靶器官损伤。中医认为，代谢综合征的出现提示“痰湿浊毒”病机，高血压影响心、脑、肾等脏器预示血络瘀滞，久病入络。

5. 高血压后心脏扩大、心力衰竭 高血压可引起心室肥厚，继而心脏扩大、心功能下降。心脏射血能力下降，大量血液淤积在外周血管，心率可增快或减慢，患者最终进入慢性心力衰竭阶段。中医认为，这是肾阳不振出现变证，引起心阳不振、水饮凌心、阳虚水泛。

（三）思路见地：以肾为轴、补肾降压

1. 肾与 RAAS 密切相关 现代医学认为，肾素 - 血管紧张素 - 醛固酮系统（RAAS）不仅是一个循环内分泌系统，而且可能是一个全身分布的局部分泌系统。RAAS 是体内与血管舒缩及水盐代谢关系密切的体系之一，在高血压形成机制中起着关键的作用。中医认为“肾主水”，即具有主持人体水液代谢的功能。肾虚气化失司，无力运化水液，水湿痰饮内停致水钠潴留，形成高血压，所以，肾虚与 RAAS 密切相关。现代研究发现，补肾可以改善 RAAS 从而达到降压目的。

2. 肝肾阴虚与高血压 朱丹溪指出，若房欲过度，则肾气不能归元而逆奔于上。清代叶天士亦认为“眩晕”皆因“身中阳气之变动，肝为风脏，因精血衰竭，水不涵木，木少滋荣，故肝阳偏亢，内风时起”。高血压病多为本虚标实，实为火与气郁结，肝火、肝风、痰火上扰，气血并走于上；本虚为肝肾阴虚，水不涵木，肝阳上亢致肝风内动。正如《石室秘录·偏治法》中指出：“如人病头痛者，人以为风在头，不知非风也，亦肾水不足而邪火冲入于脑，终朝头晕，似头痛而非头痛也，若只治风，则痛更甚，法当大补肾水而头痛头晕自除。”临床常见头晕目眩，耳鸣，健忘，口燥咽干，肢体麻木，腰膝酸软，头重脚轻，五心烦热，舌红少苔，脉弦细数等症。治疗宜滋补肝肾，平肝潜阳，方用六味地黄丸或左归饮加减。

3. 肾阴阳两虚与高血压 高血压病肾病阶段及高血压病心脏并发症阶段常会出现阴阳两虚证或阳虚水泛证。《素问·生气通天论》：“阳气者，若天与日，失其所则折寿而不彰。”肾气为人之元气，由肾阳蒸化肾精而成，是人体的原动力。若重病久病及肾，肾阴亏虚损及肾阳，肾阳虚损，无力蒸精化气，则元气亏虚，导致眩晕。肾主水，调节全身津液代谢，肾气亏损，气虚水湿运行不利，聚而成痰，蒙蔽清窍，或痰阻清阳不升，而发眩晕、头痛。若肾阳虚蒸腾气化失司，水饮内生，上扰清窍，则出现阳虚水停所致的眩晕、头痛；肾阳不足，火不暖土，脾肾阳虚，温煦失职，气血生化乏源，清窍失养则眩晕。临床常见腰酸腰痛，畏寒怕冷，双下肢乏力水肿，舌淡胖、苔滑等肾阳虚证，或合并有眩晕、耳鸣、体瘦、心悸神疲、五心烦热、舌淡少津、脉弱而数等肾阴阳两虚证。治疗上，肾阳虚证可选肾气丸或右归丸，若阴阳两虚者，可选二仙汤加减。

三、高血压中医诊疗特色

（一）病因病机

根据高血压病症状体征，多将之归属于“头痛”“眩晕”等范畴。在古代医籍中，从补肾治则治法入手治疗“头痛”“眩晕”经验丰富，并摸索出大量的经典名方。《灵枢·海论》中指出，髓海失充可导致眩晕，即“脑为髓之海……髓海不足，则脑转耳鸣，胫酸眩冒”。而精、髓关系密切，精能生髓，正如《灵枢·经脉》指出，“人始生，先成精，精成而脑髓生”。因此，若肾精亏虚，不能藏精生髓，则髓海失充后会出现眩晕、头痛等症状，此即《医学从众录·眩晕》中所言：“肾主藏精，精虚则脑海空而头重。”此外，根据“精血同源”理论，精能生血，肾精亏虚也可以导致气血亏虚，髓海失荣。故高血压病多为本虚标实：实为肝风、肝火、痰火郁结于上；虚为肝肾阴虚，水不涵木，内亏于下。临床可予滋养肝肾，益精填髓。

（二）治疗方案

1. 药物治疗

（1）肾阴虚证

临床表现：以眩晕、耳鸣、腰酸膝软、五心烦热为主症，兼见口燥咽干、两目干涩等症，舌红，少苔，脉细数。

治法：滋补肝肾，益精填髓。

代表方：六味地黄丸。

（2）阴虚阳亢证

临床表现：以眩晕、耳鸣、腰酸膝软、五心烦热为主症，兼见头重脚轻、口燥咽干、两目干涩等症，或肢体渐觉不利，口角渐形㖞斜；甚或眩晕颠仆，昏不知人，舌红，少苔，脉细数。

治法：滋阴潜阳，镇肝息风。

代表方：天麻钩藤饮合镇肝熄风汤。

（3）气血两虚证

临床表现：以眩晕时作、短气乏力、口干心烦为主症，兼见面白、自汗或盗汗、心悸失眠、纳呆、腹胀便溏等症，舌淡，脉细。

治法：补益气血，调养心脾。

代表方：归脾汤合补中益气汤。

（4）痰湿 / 痰热上扰证

临床表现：头重如裹，头晕目眩，胸闷腹胀，口苦恶心，小便黄，便溏或便秘，舌红苔腻，脉弦滑。

治法：化痰祛湿，活血化瘀。

代表方：半夏白术天麻汤合二陈汤或温胆汤。

（5）痰瘀互结证

临床表现：头重如裹，伴有头部刺痛，兼见胸闷心悸，手足麻木，纳呆恶心、呕吐痰涎，身重困倦，舌暗红，苔腻，脉弦滑。

治法：化痰祛湿，活血化瘀。

代表方：半夏白术天麻汤合通窍活血汤。

（6）阴虚阳亢、痰浊壅塞证

临床表现：眩晕、耳鸣、头重如裹，腰酸膝软、五心烦热，兼见潮热盗汗，两颧潮红，烦躁失眠，纳呆恶心、呕吐痰涎，身重困倦，少食多寐，舌红，苔腻，脉弦滑。

治法：滋阴潜阳，化痰除湿。

代表方：天麻钩藤饮合六味地黄丸、半夏白术天麻汤。

2. 非药物治疗

（1）针灸治疗：辨证立法取穴。

1）补肾填精：肾俞、肝俞、太溪、三阴交、足三里、胞肓、申脉、魄户、胃仓。

2）补气养血：气海、血海、三阴交、足三里、关元、脾俞、膏肓、志室、譫譫。

3)化痰止眩：商丘、膻中、梁门、气海、阴陵泉、丰隆、太冲、合谷。

(2)手法治疗：一只手与心脏同高，五个手指分开，掌心向下。用另一只手的拇指和中指的指腹部，缓缓贴浮在这只手中指的两边，慢慢从指尖推向手指根部，到达指根时掐按一次，经由小拇指返回。此动作连续做3分钟，速度一致，1次1秒。

(3)穴位贴敷治疗：对于轻症患者，选用合适的安眠贴外用贴敷治疗，有降压之效。选用酸枣仁、黄连、肉桂、吴茱萸等药，外敷内关、涌泉、三阴交等穴位。

(4)耳穴压豆治疗：耳穴疗法局部刺激耳周穴位，达到整体调理的目的，适用于轻症高血压患者。

(5)背部刮痧、刺络放血疗法：适用于实证高血压患者。

四、中医治未病

(一)注重体型特征

从高血压的患病率来看，北方明显高于南方。这种“北高南低”的趋势不仅与气候因素有关，更与饮食差异及体型特征有相关性。北方人食盐较多，多形体魁梧，更易导致高血压、糖尿病及心、脑血管病的发生。中医认为，形体壮硕或肥胖，常素有痰火，或痰湿积聚，或肝阳上亢，皆与高血压的发病密切相关。此类人群年轻时积有“郁火”，年老时肝肾阴虚，水不涵木，加重“上实下虚”的发生。因此，通过体型可以迅速识别高血压的高危人群。对于这类人群应重点关注血压、血糖、血脂是否达标，及时预防其发展成为代谢综合征，乃至出现心、脑血管事件。

(二)注重疏导情志

高血压的发病环节存在交感神经过度激活，故血压波动与情绪紊乱密切相关。中医认为，情绪不调则易产生郁证、恐证、不寐、心悸。临床常见高血压患者在失眠或紧张时出现心率增快、血压增高，这类人群往往身形单薄、内心怯懦，对外界环境的变化比较敏感，其本质在于年老肾衰体弱，不能任物。对于这类人群可进行识别：多身形纤瘦、想法纷纭、胆怯易惊。治标可通过调整情绪、改善睡眠等方式疏导气机；治本则需要通过补肾强骨，增强其内在的信心和气力，帮助其恢复正常的思维情志。

（三）注重糖脂代谢紊乱因素

高血压常并发于高血糖、高血脂、高尿酸、高同型半胱氨酸等，中医认为，这些异常升高的指标项属于“痰湿浊毒”，患者常有舌苔厚腻等表现，及时纠正代谢紊乱、清理肠道积滞，对于防治高血压有积极作用。

（四）注重形体锻炼

《中国高血压健康管理规范》指出，高血压患者可从每周 3 天及以上、每次 30 分钟及以上的运动时长中获益。最新研究表明，太极拳、八段锦等形体运动对于高血压前期及轻、中度高血压患者具有降压效果。

（杨光）

第二节　冠状动脉粥样硬化性心脏病

（供稿单位：昆明医科大学第一附属医院中医科）

冠状动脉粥样硬化性心脏病（coronary atherosclerotic heart disease，CHD）系冠状动脉发生粥样硬化引起管腔狭窄甚至完全闭塞后，冠脉的供血供氧与心肌的需血需氧之间产生矛盾，冠脉血流量不能满足心肌代谢需要而导致心肌缺血、缺氧或坏死所引发的心脏病，简称冠心病，又称缺血性心脏病。冠心病，归属于中医学“胸痹”“心痛”“真心痛”“厥心痛”等范畴，其核心病机为心脉痹阻，气血运行不畅，在临床工作中属于需中西医协作诊治及长期管理的慢性疾病。

我科常通过中西医结合的方式对冠心病及经皮冠状动脉介入治疗（PCI）术后的患者进行规范的长期管理及诊治。中医注重整体调理、个体化治疗及养生保健，强调气血平衡和脏腑功能的协调，通过中药、针灸、养生等手段来调整及管理患者的身体状况。西医则侧重于药物治疗和手术干预，利用现代医学技术来迅速缓解症状和改善患者的生活质量。中西医协同的慢性病管理方式，能够综合中医和西医的优势，实现全方位、多层次的治疗，改善患者的体质状况、增强机体抵抗力，更好地满足患者的需求，提高治疗的针对性和有效性。同时，中西医结合治疗也能够减少药物副作用和耐药性等问题，提高患者的治疗体验和满意度。

一、冠心病中医诊疗优势

中医药在冠心病的治疗中发挥了重要和积极的作用，主要体现在整体调节、个性化治疗、标本兼治等方面。冠心病中医诊疗强调整体调节，通过调整患者的阴阳平衡和脏腑功能，全面改善患者的病情和生活质量。这种治疗方法不仅关注疾病的症状，还注重患者的整体健康，有助于预防并发症的发生。中医诊疗注重个性化治疗，根据患者的体质、病情和症状，制定个性化的治疗方案，使治疗更具针对性和有效性。最后，中医冠心病诊疗注重标本兼治，不仅能缓解症状，还注重疾病的根本原因，通过调整患者的内环境而提高身体的自愈能力，从而达到治愈疾病的目的。

冠心病是一种与多因素有关的，由复杂发病机制所致的疾病，中医药在冠心病的治疗上发挥着自身特色，发挥着全面调节机体功能的作用。治疗上从多途径、多层次、多环节、多靶点整体综合调理，在纠正局部病理因素的同时，协调全身功能状态。同一处方可作用于冠心病的多个病理环节，在改善临床主症的同时，改善伴随症状。此外，在临床治疗中，合理运用了辨证和辨病结合的理念，将现代医学的病理生理变化与中医辨证相融合，更体现了中医临床的优势。

二、冠心病中医临证经验

（一）综合医院中医科冠心病患者特点

在综合医院中医科就诊的冠心病患者中，很多患者已经前往心脏内科就诊过，甚至已经进行过 PCI 术或其他措施的干预。因此，在综合医院中医科就诊的冠心病患者多为冠心病 PCI 术后症状控制不佳或要求协同治疗者；以及高龄、病情复杂、合并症状及疾病较多，需整体治疗者；无明显症状，以其他疾病为主诉求诊中医，发现冠心病者；不能耐受或拒绝西医药物及手术治疗者。

（二）冠心病的“阴阳”关系

冠心病在中医学中属于“胸痹”范畴，中医治疗胸痹历史悠久、经验丰富、传承及方药较多。最早《内经》曰“治病必求于本”，其中的本就是指“阴阳”，通过阴阳平衡达到“阴平阳秘，精神乃制”的状态。阳气亏虚、心脉气血不足会发为胸痹，也就是“不荣则痛”，我们称之为“阳化气”不足；痰湿、瘀血等病理产物堆积阻滞心脉也会引发胸痹，即“不通则痛”，我们称之为“阴成形”太过。因此，张仲景在《金匮要略·胸痹心痛短气病脉证治》总结胸痹病的病机特点为“阳微阴弦”，也就是“心阳亏虚，痰瘀阻滞”。后世医家认为“阳微阴弦”者，“阳微”即指正气虚为本，“阴弦”即阴邪是标，概括其病机关键则是本虚标实。

因此，我们在使用中医药治疗冠心病时，应当酌情考虑患者本虚标实的病情，应用中药益气扶阳，通脉泻浊，可弥补单纯西医治疗的局限。我们常常配合使用参附汤、生脉饮、血府逐瘀汤、栝蒌薤白半夏汤、黄芪桂枝五物汤等方药治疗冠心病。

三、冠心病中西医结合诊疗特色

冠心病在中医的脏腑经络理论和西医的病理生理学有不同的视角。中医通过脏腑经络理论，分析冠心病与心、肝、脾、肾等脏腑功能失调的关联，以及气血不畅、痰瘀阻滞等病机变化；而西医通过病理生理学的研究，深入探讨冠心病与动脉粥样硬化、炎症反应等病理生理过程的关系。两者的结合，能够更全面地揭示冠心病的病因病机，为治疗提供更为科学的依据。

中西医结合诊治冠心病正逐渐得到广泛关注。在复杂慢性病的诊治及管理过程中，中医与西医理念的融合与互补，为疾病的深入分析和诊治提供了更为全面的视角。

中医的“辨证施治”与西医的“病因治疗”并非相互排斥，而是相辅相成。中医注重从整体角度把握患者的体质状态，通过对“证”的辨识，为患者量身定制治疗方案。西医则侧重于对病因的深入探究，通过针对病因的治疗，直接作用于疾病的核心。在冠心病的治疗中，两者理念的融合意味着既要从整体出发，关注患者的整体健康状态，又要深入疾病本质，直接作用于疾病的根源，实现治疗效果的最大化。

基于对患者病情和体质的深入了解，以及中医与西医在病因病机分析上的融合，我们可以为患者制定个性化的中西医结合治疗方案。在治疗过程中，既要充分利用中医的辨证施治优势，通过中药、针灸、养生调护等手段调节患者的整体状态，又要结合西医的病因治疗方法，如药物治疗、介入手术等，直接作用于疾病的根源。通过两种医学体系的有机结合，可以最大限度地发挥各自的优势，提高治疗效果，减轻患者的痛苦和负担。同时，个性化的治疗方案还能充分考虑患者的个体差异和需求，确保治疗方案的针对性和有效性。

在现代医学中，冠心病斑块的治疗已经发展到了一个相当成熟的阶段，特别是随着循证医学的推进，治疗策略的选择更加依赖于科学的证据和临床实践的结合。冠心病的管理目标是降低胸痛的发生频率、减轻胸痛的严重程度、提高生活质量及预防心绞痛进展为更为严重的心血管事件。

目前，根据临床指南，冠心病的治疗主要包括生活方式的调整、药物治疗，以及在某些情况下的冠状动脉再通治疗或介入治疗。

生活方式的调整主要包括健康饮食、定期运动、控制体重、戒烟限酒及管理应激情绪等。药物治疗主要以抗炎药、抗血小板药、硝酸酯类药物、β受体阻滞剂、血管紧张素转化酶抑制剂及他汀类药物为主，旨在减少心脏的负担、扩张冠状动脉、改善心肌的血液供应及降低血脂水平等。

(一) 中药治疗

中医药在临床上对于胸痹心痛治疗具有很多优势，其价格低廉、副作用小、利于长期口服等，在疾病的防治方面具有极其重要的作用。根据虚实分型，胸痹可分为以下证型，其症状、治法及代表方剂见表 3-2-1，目前临床上多以此为参照进行辨证论治。

表 3-2-1　胸痹心痛分型与治法

证型	症状特点	治法	代表方剂
心血瘀阻	胸痛如刺，固定不移，夜间加重，舌质紫暗或有瘀斑，脉涩	活血化瘀，通络止痛	血府逐瘀汤
痰浊闭阻	胸闷痛如窒，痰多气短，肢体沉重，苔浊腻，脉滑	通阳泄浊，豁痰宣痹	瓜蒌薤白半夏汤

续表

证型	症状特点	治法	代表方剂
寒凝心脉	猝然胸痛，遇寒加重，面色苍白，四肢厥冷，苔薄白，脉沉紧	辛温散寒，宣通心阳	当归四逆汤合苏合香丸
气阴两虚	胸闷隐痛，心悸气短，倦怠懒言，舌红少苔，脉细弱	益气养阴，活血通脉	生脉散合人参养荣汤
心肾阳虚	胸痛彻背，心悸喘促，形寒肢冷，腰膝酸软，舌淡胖，脉沉微	温补心肾，振奋阳气	参附汤合右归丸

中医历史悠远，具有丰富的临床经验总结和科学的理论知识体系，而中药具备多途径、多靶点、不良反应少的治疗优势，使得中医药在参与冠心病治疗方面有着自身的优势及广阔的应用前景。

《素问·痹论》中记有“心痹者，脉不通，烦则心下鼓，暴上气而喘”等症状，这些症状都类似于西医学的冠心病。因此，若冠心病患者临床上除胸痹主要表现即心前区隐痛或刺痛外，若同时伴有口唇紫暗、舌紫暗或暗红者，可考虑沿用先辈们活血化瘀的方法治疗。临床应用发现，活血化瘀药物如血府逐瘀胶囊可减少心绞痛发作次数，改善心电图心肌缺血表现，缩短心绞痛持续时间；冠心Ⅱ号、丹红注射液对冠心病疗效确切，在减少心绞痛发作次数、降低心血管事件发生率等方面有较好的疗效，能有效改善患者症状，降低患者血脂水平，减少血栓的发生，降低冠脉再狭窄率。我们通过活血化瘀、疏肝解郁的方法，显著降低了患者的血脂水平，还能有效减轻炎症反应，从而减轻冠心病对心血管系统的损害，降低冠心病术后患者支架内再狭窄的发生率，提高患者的生活质量。

气血的充盈、平衡、调和是人体健康与长寿的主要因素。冠心病患者临床上除胸痹外常兼有气虚表现，临床可见胸部隐痛，伴气短乏力、口唇紫暗、舌暗淡，此时可以使用益气活血法治疗，对冠心病及冠心病术后支架内再狭窄疗效显著。比如联合使用通心络胶囊较独用西医常规治疗能降低心血管事件发生率、降低炎性因子C反应蛋白或超敏C反应蛋白水平及提高左室射血分数；补阳还五汤干预能改善患者症状和心电图踏车负荷运动试验结果；益气化瘀胶囊能显著减少PCI术后再狭窄的发生率。冠心病多发于老年人，老年人素体虚弱，冠心病手术损伤常加重了虚的表现,益气活血法的治疗方式体现了治病求本的思想,大量临床实践也证明益气活血法对治疗冠心病疗效确切。

阳虚血瘀也是冠心病的病机之一,东汉张仲景《金匮要略》明确提出胸痹的发病机制为"阳微阴弦",所以临床治疗可以温阳固本与活血化瘀相结合,其中又以扶助、固护阳气为首要前提,故临床上常用桂枝、附子等温阳助运药物以温阳益气,如桂枝汤、四逆汤、真武汤等张仲景名方中多有体现,也可使用细辛散、蜀椒散等温通散寒方剂治疗胸背疼痛。扶阳活血法作为冠心病治疗的基本原则逐渐完善发展沿用至今,其具体内涵也在临床上得到进一步发挥。

气虚血瘀证的冠心病患者临床症见畏寒、口唇青紫、颜面或下肢水肿、尿少,此时临床常用参附汤加减。如参附注射液,其可确切提高冠心病心力衰竭患者的生存时间,促使冠脉流量增加,且具有抗心律失常、保护心肌、改善血液流变学等功效;又如芪苈强心胶囊,其在改善生活质量方面优于西医常规治疗,阳虚不能温化水饮,导致痰湿内停,下肢水肿,以温阳之法温化水湿,使得心阳振奋,则能减轻患者症状。

化痰祛瘀也是冠心病痰瘀互结证的治疗大法。痰湿、瘀血皆为实邪,痰瘀互结阻滞心脉可发为胸痹,因此,温阳化痰、祛瘀通络也是冠心病的重要治法之一,其中化痰是治疗的重中之重。临床在论治冠心病时,不应局限于单纯化痰,应根据肺、脾、肾痰瘀多以痰为主的病理特点,治痰必求其本,予宣肺、健脾、补肾等治法以绝生痰之源,共奏标本兼治之功,这是中医治疗心肌缺血的重要原则,可有效改善冠心病患者的心功能,并增加冠脉血流量以缓解血管内皮损伤。痰瘀互结类患者临床多见胸闷重而胸痛微,肢体沉重,口唇紫暗,舌紫暗或暗红,舌苔厚腻,常选用瓜蒌薤白半夏汤合涤痰汤加减,可改善血液流变学及调节血脂水平,减少心绞痛发作次数,缓解心绞痛时间,从而改善冠心病患者的健康状况。

(二)针灸治疗

现代针灸治疗冠心病的研究也为这一传统疗法提供了科学依据。针灸通过刺激特定的腧穴,调整气血的运行,疏通经络,改善局部及全身的血液循环,增强心脏的供血和供氧能力,从而缓解心绞痛、改善心肌缺血的症状。例如,内关是心包经的一个重要穴位,能够起到缓解心绞痛、安神的作用；膻中具有理气散瘀、通畅气机的功能；心俞则能传输和输注心气，与膻中相互配合，起到调理心胸的功效。

针灸治疗总则为“以通为用”，通阳散结、活血化瘀，其主穴、配穴、辨证论治方案如下：

主穴（基础方）：内关（心包经络穴，宁心通络）、膻中（气会，宽胸理气）、心俞（心之背俞穴，调心气）、厥阴俞（通心脉）。

配穴：根据证型加减配穴，结合补泻手法。①心血瘀阻证：活血化瘀，通络止痛。配膈俞（血会，活血化瘀）、血海（调血要穴）、郄门（心包经郄穴，急症止痛）。针用泻法，强刺激内关、郄门；可配合刺络拔罐（取心俞、膈俞点刺出血后拔罐）。②痰浊闭阻证：化痰通络，宽胸散结。配丰隆（化痰要穴）、中脘（胃募穴，健运脾胃以祛痰）、脾俞（健脾化湿）。丰隆、中脘用泻法，膻中平补平泻；可加艾灸中脘、脾俞（温阳化痰）。③寒凝心脉证：温阳散寒，通脉止痛。配关元（温补元阳）、命门（益火之源）、至阳（督脉阳穴，散寒通络）。针后加艾灸（膻中、至阳、关元），或用温针灸；内关平补平泻，留针 30 分钟。④气阴两虚证：益气养阴，活血通脉。配足三里（补益气血）、三阴交（滋阴养血）、太溪（滋肾阴以济心阴）。足三里、三阴交用补法，膻中轻刺激；可配合电针（低频刺激足三里、内关）。⑤心肾阳虚证：温补心肾，回阳救逆。配肾俞（补肾助阳）、命门（温阳要穴）、涌泉（引火归原）。艾灸为主，重灸肾俞、命门；针刺用补法，轻刺激，避免耗伤阳气。

现代研究表明，针灸治疗可以提高冠心病患者的心肌缺血改善率，减轻心绞痛的发作频率和持续时间，提高生活质量。例如，有研究显示，在标准药物治疗基础上，配合针灸治疗能够显著提高心绞痛的缓解率和总有效率。另外，针灸还能够调整患者的中医证候评分，改善症状，缩短心绞痛缓解和消失的时间。

此外，针灸治疗具有副作用小、并发症少、患者依从性好等优点，尤其适合长期需要管理心绞痛的患者。针对不同中医证型的患者，针灸可以个性化选择穴位和治疗方式，如对于气滞血瘀型的患者，可以选择地机、血海等穴位进行治疗；对于阳虚气虚的患者，可以选择气海穴，并结合艾灸以达到温阳补气的效果；对于阴虚血虚的患者，则可以选择足三里、三阴交等穴位进行调补。

综上所述，针灸治疗冠心病心绞痛在缓解心绞痛、改善心肌缺血等方面具有较好的疗效，未来的研究应当更加深入探索针灸治疗的作用机制，优化治疗方案，并结合现代医学手段进行综合评估，以期为临床提供更为安全有效的治疗策略。

（三）推拿治疗

推拿作为中医的一种特色疗法，在治疗冠心病心绞痛方面的应用已经有了一定的临床研究基础。推拿疗法通过特定的手法对特定的经络穴位进行刺激，以达到疏通经络、行气活血的目的，从而改善心脏的供血状态，缓解心绞痛症状。

从现有的研究来看，推拿治疗在缓解心绞痛、改善心肌缺血等方面表现出了较好的疗效。例如，在对稳定劳力性心绞痛患者的研究中，推拿疗法能够明显改善患者的心绞痛症状和心电图表现，其效果与应用中药相比并无明显差异。这说明推拿疗法在治疗冠心病心绞痛方面具有一定的临床应用价值。

推拿疗法的作用机制可能与其对神经体液免疫系统的调节有关。通过手法刺激，可以促进神经递质释放，调节自主神经功能，改善心脏的神经激素状态，从而起到调整心脏功能、改善心肌供血不足的作用。此外，推拿还能改善局部血液循环，促进血液中氧气和养分的供应，减少心肌缺血的发生。

临床上，推拿疗法通常以个体化方案为基础，结合中医辨证论治的原则进行。例如，通过按压、揉捏等手法作用于心经、心包经等经络的穴位，如心俞、内关等，以疏通心经、行气活血。此外，根据患者的具体体质和病情，选择合适的推拿频率、时间和强度，以取得最佳的治疗效果。

值得注意的是，尽管推拿疗法在治疗冠心病心绞痛方面显示出一定的优势，但其安全性、适用性等方面仍需大规模的临床试验来进一步验证。同时，推拿疗法需要经验丰富的医生进行操作，避免因操作不当而引起的副作用或并发症。

四、中西医协同治疗特点与分析

分析当前冠心病慢病的诊治及管理模式与策略时，我们发现如今的趋势是中西医结合的综合治疗模式。这一模式不仅体现了传统医学与现代医学的深度融合，更为冠心病患者带来了全面而系统的治疗选择。冠心病中西医结合慢病诊治及管理方案具体措施如下：

通过中医理论在现代医学中的逐渐融合，我们使用中西医结合风险评估模式进行冠心病的慢性病诊治及管理。该模式在西医冠心病风险评估的基础上，引入了中医的体质辨识、证候分析等方法，实现了对冠心病风险的全面评估。

在冠心病慢病的管理与防治工作中，采取综合且个性化的策略对于降低患者风险、改善生活质量至关重要。基于中西医结合风险评估的结果，我们为患者制定个性化的防治目标。这些目标旨在针对患者的具体风险因素进行干预，如降低血压、控制血糖、改善血脂等。通过明确的目标设定，我们可以为患者提供更加精准的治疗方案，并有效监测其预防效果。

为确保预防方案的有效实施和及时调整，我们建立了定期随访制度。通过定期随访，我们可以及时了解患者的病情变化和药物反应，根据需要进行防治方案的调整。定期随访还可以增强患者对疾病的认知和自我管理能力，提高防治效果。

五、中医治未病

针对冠心病等慢性病的中医治未病健康管理，首要任务是提升患者的认知水平。通过健康教育，使患者全面了解疾病的危害性、发病机制及治疗的重要性。我们需要指导患者遵循合理饮食、适量运动、戒烟限酒等原则，增强自我管理能力，以降低疾病发生风险。①制定个性化的饮食计划，让患者能够精确控制盐分、糖分、脂肪等的摄入，进而预防和控制相关疾病的发展。②根据患者的身体状况和病情，制定合适的运动计划，如散步、慢跑、太极拳等，可以有效提高患者的身体素质。③关注心理健康，提供心理咨询和支持，对于缓解焦虑、抑郁等负面情绪具有重要意义。④定期随访、效果监测，以及反馈与调整。

（张颖）

第三节　脑梗死

(供稿单位:贵州省人民医院中医科)

脑梗死,是缺血性脑卒中的核心类型,俗称“中风”,是一种以猝然昏仆、半身不遂、言语不利等为主要表现的病证,病位在脑,涉及心、肝、脾、肾等多个脏腑。

一、脑梗死中医诊疗优势

1. 辨证整体观　中医辨证讲究整体观,表现在治疗脑梗死时,不仅考虑局部病变,还综合考虑患者的全身状况、临床表现、危险因素、环境季节等,从而实现全面调节。

2. 治疗个体化　中医通过详细问诊、舌诊、脉诊等,根据患者具体症状和体质,采用个性化的治疗方案,用药更有针对性。

3. 减轻副作用　脑卒中,特别是急性期,用药量大,药物副作用也大,加用中医中药后,能最大程度减少副作用,并减少卒中再发加重的风险。

4. 促进神经功能恢复　中医特色的针药结合,如针刺、推拿、中药内服或外敷等,能帮助神经功能恢复,改善肢体运动和感觉异常。

5. 减少并发症　中医在减轻卒中的并发症如肺部感染、压疮、意识障碍等方面也有有效的方法。

综上所述,中医在脑梗死的诊疗中有其独特的优势,尤其在促进神经功能恢复、减少并发症和预防复发方面显示出良好的效果。

二、脑梗死中医临证经验

(一) 综合医院中医科脑梗死患者特点

根据患者神经功能缺损症状及体征,结合头颅 CT 或 MRI 等检查,脑卒中患者能尽早得到诊治。而综合医院中医科脑卒中患者往往具备以下特点:

1. 脑卒中恢复期及后遗症期较多见。

2. 单纯西医治疗后，神经功能缺损症状仍恢复欠佳，以改善神经缺损功能为主要诉求。

3. 多合并卒中后抑郁、肺部感染、压疮等。

4. 或以其他疾病为主诉就诊于中医科，经头颅 MRI 等检查后提示脑梗死的无症状患者。

脑卒中西医治疗以溶栓、改善侧支循环为主，而中医同样以活血化瘀为原则，结合患者证型，有行气活血、化瘀通腑、化痰通络、益气活血等不同。中医的内外治法在脑卒中的各个时期，都可参与或主导整个卒中的诊治。

（二）西医诊断标准的中医内涵解读

早期脑卒中的识别与诊断有以下标准：

1. 神经功能缺损表现 如肢体、言语、感觉功能障碍，中医以“血瘀”为辨证原则，综合当下患者的舌苔脉象，以“化瘀”为治则，辅以行气、益气、化痰、通腑等，以达到化瘀通络之效，常用当归、黄芪、大黄、茯苓、桃仁、地龙等。

2. 中枢性面瘫 患者多有面神经运动及感觉异常，多考虑脉络瘀阻，中医辅以针灸、中药内服外敷等治疗。

3. 眩晕、呕吐 中医有“无痰不作眩”之经典理论，故多以风痰、痰湿辨证，以健脾化痰为治则。

4. 意识障碍 中医以有无意识障碍为鉴别点，辨证为中脏腑和中经络，中脏腑者以痰蒙神窍为主，用药多以开窍醒神为主，多用安宫牛黄丸、紫雪丹等。

（三）思路见地

中风病机总属阴阳偏胜，气血逆乱。根据病的轻重、病位浅深、病程长短及临床症状，有多个辨证要点。通过患者临床症状，结合中医辨证论治，根据患者临床证型分类施用中医药治疗，进而改善患者预后。本病重在调理机体风、火、痰、气、血、虚等病理因素。

三、脑梗死中医诊疗特色

1. 中药治疗

(1)中脏腑

1)痰热内闭证：符合缺血性中风中脏腑的诊断，多见鼻鼾痰鸣，面红身热，气喘口臭，躁动不安，舌质红，舌苔黄腻。

治则治法：清热化痰，醒神开窍。

代表方药：羚羊角汤合安宫牛黄丸。方中主药牛黄(天然为佳)、黄连、黄芩等清热解毒，羚羊角等清热凉血；麝香、冰片芳香开窍。

用药指导：具有清热化痰、醒神开窍或清热化痰开窍作用的中成药可应用于此证型。

临床研究：脑梗死急性期痰热证患者，服用安宫牛黄丸可改善意识障碍，改善神经功能缺损。符合痰热证诊断时，建议每次 1 丸，每日 1 次，有意识障碍者可每 12 小时 1 丸，口服或温水化开后鼻饲，一般连续服用 3~5 天。安宫牛黄丸的功效为清热解毒，豁痰开窍。在西医常规治疗的基础上，安宫牛黄丸用于急性脑梗死昏迷患者能促使患者觉醒，减轻脑水肿，改善神经功能，治疗缺血性中风病急性期痰热证及高热疗效好，安全性高。

临证备要：该证候多见于急性期，当以醒神开窍为要，神志转清后可按中经络辨证论治。安宫牛黄丸因含朱砂、雄黄(主要成分为硫化汞和硫化砷)，现代药理实验表明，硫化汞、硫化砷等在体内有不同程度的蓄积，主要分布于肝、肾、脑等组织，因此不宜大量长期使用，神志转清即应减量或停止；禁用于中风阴闭证、脱证。

2)痰蒙神窍证：符合缺血性中风中脏腑的诊断，多见痰多色白，面色苍白，手足不温，静卧不烦，肢体软瘫，舌色暗紫，舌苔白腻。

治则治法：温阳涤痰，醒神开窍。

代表方药：涤痰汤合苏合香丸。方中陈皮、胆南星、半夏、竹茹、石菖蒲等均具有涤痰功效；苏合香、安息香、麝香、檀香、冰片等具有开窍作用。

用药指导：具有温阳涤痰、醒神开窍或涤痰开窍作用的中成药可应用于此证型。

临床研究：苏合香丸的功效为芳香开窍、散寒化浊。符合痰湿证诊断时，建议每次 1 丸，每日 1 次，有意识障碍者可每 12 小时 1 丸，口服或温水化开后鼻饲，一般连续服用 3~5 天。现代研究证明其能显著扩张冠状动脉，增加冠脉流量，减慢心率，降低心肌耗氧量，具有显著的抗血栓和抗血小板聚集能力。

临证备要：该证候多见于急性期，当以醒神开窍为其要，防止转成脱证，神志转清后可按中经络辨证论治。

3）元气败脱证（脱证）：符合缺血性中风中脏腑的诊断，多见气息微弱，目合口开，大汗淋漓，二便失禁，脉微欲绝。

治则治法：扶助正气，回阳固脱。

代表方药：参附汤。方中人参益气固脱，附子回阳。

用药指导：具有扶助正气、回阳固脱或益气固脱作用的中成药可应用于此证型。

临床研究：参附注射液的功效为回阳救逆，益气固脱。现代研究证明其对中枢神经系统有保护作用，可使肾上腺皮质系统达到稳态平衡，并有保护细胞线粒体功能，能稳定血管内皮细胞，改善心脑等重要器官的供血，并能抑制外周血管痉挛，增加冠脉血供，提高机体抗缺氧能力，提升脑灌注，且安全性较高。临床试验研究表明其与依达拉奉、奥扎格雷联用对进展性脑梗死效果优于单用西药。

中成药示范推荐：参附注射液。

临证备要：该证候多见于危重阶段，需积极综合抢救。

（2）中经络

1）痰瘀阻络证：符合缺血性中风中经络的诊断，多见头重昏沉，痰多而黏，舌质暗，舌苔白腻。

治则治法：化痰活血通络。

代表方药：化痰通络汤。方中半夏、陈皮等具有化痰作用，川芎、红花、丹参等具有活血化瘀通络作用。

用药指导：具有化痰通络、活血通络或化痰活血通络作用的中成药可应用于此证型。

2）痰热腑实证：符合缺血性中风中经络的诊断，多见腹胀便秘，甚则大便几日不解，痰多而黏，舌质红，舌苔黄腻。

治则治法：化痰泄热通腑。

代表方药：星蒌承气汤。方中主药全瓜蒌、胆南星化痰泄热；大黄、芒硝泄热通腑。

用药指导：具有化痰通腑，或通腑泄热，或化痰通腑泄热作用的中成药可应用于此证型。

3）气虚血瘀证：符合缺血性中风中经络的诊断，多见气短乏力，心悸汗出，手足肿胀，面色晦暗，口唇色暗，大便溏泄，舌色紫暗、或瘀点瘀斑、或淡，边有齿痕，舌苔薄白。

治则治法：益气活血。

代表方药：补阳还五汤。方中重用黄芪益气，川芎、桃仁、红花、赤芍、当归活血。

用药指导：具有益气、活血或益气活血作用的中成药可应用于此证型。脑梗死急性期服用活血化瘀的中成药可改善神经功能缺损。气虚血瘀证者可选择通心络胶囊、脑心通胶囊、消栓肠溶胶囊，瘀血阻络证为主可选择银丹心脑通、脑血康、血栓通、脉血康、血府逐瘀胶囊、银杏叶滴丸。

2. 针刺治疗　治则：醒脑开窍针法为主，根据中风的不同症状，使用不同穴位配伍。中经络：醒脑开窍，滋补肝肾，疏通经络。中脏腑（闭证）：开窍启闭；中脏腑（脱证）：回阳固脱，醒神开窍。中风并发症：疏通经络，通关利窍。

（1）中经络

主穴Ⅰ：内关、水沟、三阴交。主穴Ⅱ：内关、印堂、上星、百会、三阴交。辅穴：极泉、尺泽、委中。主方Ⅱ主要作为主方Ⅰ的替换穴位施用，更多用于中风恢复期。

主方Ⅰ：先刺双侧内关，直刺0.5~1寸，施捻转提插的复式手法，施术1分钟；水沟在鼻中隔下向上斜刺0.3寸，施雀啄手法，以眼球湿润或流泪为度；三阴交沿胫骨内侧后缘进针1~1.5寸，针尖向后斜刺与皮肤呈45°角，施提插补法，至患侧下肢抽动3次为度。

主方Ⅱ：先刺双侧内关，直刺0.5~1寸，施捻转提插的复式手法，施术1分钟；再刺印堂穴，向鼻根斜刺，进针0.3~0.5寸，采用轻雀啄手法（泻法），以流泪或眼球湿润为度；继刺上星，选3寸毫针沿皮平刺透向百会，施用小幅度高频率捻转补法，即捻转幅度小于90°，捻转频率为120~160转每分钟，行手法1分钟；三阴交沿胫骨内侧后缘进针1~1.5寸，针尖向后斜刺与皮肤呈45°角，施提插补法，至患侧下肢抽动3次为度。

辅穴：极泉在原穴下1寸处，直刺1~1.5寸，施提插泻法，以患侧上肢抽动3次为度；尺泽屈肘呈120°角，直刺0.5~1寸，施提插泻法，以患侧前臂及食指抽动3次为度；委中仰卧位直腿抬高取穴，直刺0.5~1.5寸，施提插泻法，以患侧下肢抽动3次为度。

辨证加减：肝阳暴亢证，针刺加太冲、太溪，捻转泻法；风痰阻络证，针刺加丰隆、合谷，提插泻法；痰热腑实证，针刺加行间、丰隆，捻转泻法；气虚血瘀证，针刺加气海、血海，气海施捻转补法，血海施提插泻法；阴虚风动证，针刺加太溪、风池，提插补法。

（2）中脏腑（闭证）

主穴：内关、水沟、十二井穴。

操作：内关、水沟刺法同前；十二井穴以三棱针点刺出血。

（3）中脏腑（脱证）

主穴：内关、水沟、气海、关元、神阙、太冲、内庭、气舍。

操作：内关、水沟刺法同前；气海、关元、神阙用雷火针或隔盐灸、隔姜灸、隔附子饼灸法，持续时间4~8小时，不以壮数为限；太冲、内庭直刺0.5~1寸，施捻转提插相结合的补法，施术1分钟；气舍直刺1~1.5寸，施捻转补法，连续运针1~3分钟，待其恢复自主呼吸，而呼吸较弱，且有间歇时，继续运针，也可加电针刺激，直至呼吸均匀。

（4）中风并发症

1）改善椎基底动脉供血：风池、完骨、天柱。操作：双侧风池、完骨、天柱，直刺1~1.5寸，均施用小幅度、高频率捻转补法，即捻转幅度小于90°，捻转频率为120~160转每分钟，行手法1分钟。要求双手操作，留针20~30分钟。

2）口眼㖞斜：风池、太阳、颊车、迎香、地仓、下关、合谷。刺络拔罐选下关、颊车、四白。操作：风池针尖刺向结喉，进针1.5~2寸，施捻转补法1分钟；太阳沿颧骨弓内缘进针3~3.5寸，透向颊车；迎香或地仓横刺或斜刺 0.5~1.5 寸，施捻转泻法；下关进针 1.5 寸，捻转泻法；地仓透向颊车 3~3.5 寸；地仓至颊车部 1 寸 1 针，深度 0.3~0.5 寸，施提插泻法；合谷捻转泻法。刺络拔罐，是在常规消毒后用三棱针点刺 3~5 点，用闪火法加罐，出血量 5~10ml，隔日 1 次。

3）吞咽障碍：风池、翳风、完骨，咽后壁点刺。操作：双侧风池、翳风、完骨均向结喉方向斜刺，进针 2~2.5 寸，施小幅度、高频率捻转补法，即捻转幅度小于 90°，捻转频率为 120~160 转每分钟，行手法 1~3 分钟。要求双手操作，留针 20~30 分钟。咽后壁点刺放血。

4）语言謇涩或舌强不语：上廉泉、金津、玉液点刺放血。操作：上廉泉位于任脉走行线上，舌骨上缘至下颌之间 1/2 处，向舌根部斜刺，进针 2 寸，施用提插泻法，以舌根部麻胀感为度；金津、玉液用三棱针点刺放血，以出血 1~3ml 为度。

5）上肢不遂：风池、极泉、尺泽、肩髃、曲池、合谷、八邪、外关。操作：风池直刺 0.5~1 寸，施捻转泻法 1 分钟；极泉、尺泽刺法同前；合谷针刺方向先透向大指，继透向三间处，施提插泻法，以患侧大指、次指抽动 3 次为度；八邪直刺 0.5~1 寸，施提插泻法，以患侧手指抽动为度；曲池屈肘取穴，直刺 1~1.5 寸，施提插泻法，以麻胀感达肘关节为度；肩髃直刺 1~1.5 寸，施提插泻法，以麻胀感达食指为度；外关直刺 1~1.5 寸，施提插泻法。

6）手指握固：合谷、八邪。操作：合谷直刺 1~1.5 寸，刺向三间处，施提插泻法，以患侧食指伸直为度；八邪直刺 0.5~1 寸，施提插泻法，以患侧手指抽动为度。

7）肩关节痛：肩髃、肩髎、肩贞、肩中俞、肩外俞，痛点阿是穴刺络拔罐。操作：主要采用的是肩部经筋围刺，均直刺 1~1.5 寸，采用捻转提插泻法，每穴行手法 1 分钟；痛点刺络拔罐，认真寻找肩部痛点，在痛点位置上用三棱针点刺 3~5 点，加用闪火罐，视其出血状况，一般出血 5~10ml 即可。拔罐时间不宜超过 5 分钟。

8）下肢不遂：环跳、委中、三阴交、阳陵泉、昆仑。操作：委中、三阴交针刺方法同前；环跳直刺 2~3 寸，以触电感传至足趾为度；阳陵泉直刺 1~1.5 寸，施提插泻法，令触电感传至足趾为度，昆仑直刺 0.5 寸，捻转泻法。

9）足内翻：丘墟透照海。操作：自丘墟穴进针向照海部位透刺，透刺应缓慢前进，从踝关节的诸骨缝隙间逐渐透过，进针 2~2.5 寸，以照海穴部位见针尖蠕动即可，施用作用力方向的捻转泻法，即左侧逆时针、右侧顺时针捻转用力，针体自然退回，行手法 30 秒钟，手法结束后，将针体提出 1~1.5 寸，留针 30 分钟。

10）视物障碍：天柱、睛明、球后。操作：天柱直刺 1~1.5 寸，施捻转补法；睛明、球后直刺 0.5~1 寸，不施手法。

11）便秘：丰隆、左水道、左归来、左外水道、左外归来。操作：先取双侧丰隆穴，直刺 1~1.5 寸，施捻转泻法；左水道、左归来、左外水道（左水道外开 1.5 寸）、左外归来（左归来外开 1.5 寸），均直刺 1.5~3 寸，施捻转泻法 1 分钟。

12）癃闭：中极、秩边透水道。操作：中极直刺 1.5~2 寸，施提插泻法，令胀感传至会阴；秩边直刺 2.5~3 寸，针尖方向透向水道，施提插泻法，令胀感达前阴。

13）小便失控：关元、中极、曲骨。操作：关元、中极直刺 1.5~2 寸，施用呼吸补法，行手法 1 分钟，针后加温针灸，以 1.5cm 长度艾条插入针柄，点燃至燃尽。曲骨直刺 1~1.5 寸，施用捻转平补平泻，行手法 1 分钟。留针 20~30 分钟。

14）共济障碍：风府或哑门、颈夹脊穴。操作：风府、哑门两穴每次仅选其一，令患者坐位俯首，以 2.5~3 寸针，针向喉结。针体进入皮下后，以震颤手法逐渐进针，每次进针深度不得超过 0.5mm，至患者出现全身抖动立即出针，不留针，严禁针体捻转。每周针 1~2 次即可；颈夹脊穴直刺 0.3~0.5 寸，捻转补法。

15）症状性癫痫：大陵、鸠尾。操作：取双侧大陵，与皮肤呈 75° 角，稍向掌心斜刺 0.3~0.5 寸，施作用力方向的捻转泻法，即左侧逆时针、右侧顺时针捻转用力，针体自然退回，行手法 1 分钟，留针 30 分钟。鸠尾施术前必须认真触诊，看患者是否存在剑突下肝大。如果肝大，应避免使用鸠尾穴。施术时令患者双手抱头，将胸廓提起，吸气时进针，直刺 1 寸，施用捻转平补平泻 30 秒钟，不留针。

16）高血压：人迎、合谷、太冲、曲池、足三里。操作：均取双侧，人迎直刺1~1.5寸，视针体随动脉搏动而摆动，施用小幅度、高频率捻转补法，即捻转幅度小于90°，捻转频率为120~160转每分钟，行手法1分钟，留针30分钟；合谷、太冲分别直刺0.8~1寸，施用作用力方向的捻转泻法，即左侧逆时针、右侧顺时针捻转用力，针体自然退回，行手法1分钟，留针30分钟；曲池屈肘90°取穴，曲池、足三里分别直刺1~1.5寸，施用作用力方向的捻转补法，即左侧顺时针、右侧逆时针捻转用力，针体自然退回，行手法1分钟，留针30分钟。

17）血管性痴呆：百会、四神聪、四白、太冲。操作：百会、四神聪均向后斜刺0.3~0.5寸，施用捻转平补平泻，行手法1分钟，留针20~30分钟；四白直刺0.8~1寸，施用小幅度、高频率捻转补法，即捻转幅度小于90°，捻转频率为120~160转每分钟，行手法1分钟，留针20~30分钟；太冲直刺0.8~1寸，施用作用力方向的捻转泻法，即左侧逆时针、右侧顺时针捻转用力，针体自然退回，行手法1分钟，留针20~30分钟。疗程：每日针刺2次，14天为1个疗程，持续治疗1~3个疗程。

（5）其他针法

1）“靳三针”针法。头针，颞三针（病灶侧）：耳尖直上入发际2寸处为颞Ⅰ针，在其前后各旁开1寸分别为颞Ⅱ针、颞Ⅲ针；四神针：以百会为中心，向前、后、左、右各旁开1.5寸取穴。

2）“通督调神”针法。督脉穴位：水沟、神庭、百会、风府、至阳、腰阳关、命门等。头皮针：顶颞前斜线（运动区）、顶颞后斜线（感觉区）、顶前线（语言区）。体针：上肢取肩髃、极泉、曲池、手三里、外关、合谷等；下肢取环跳、阳陵泉、足三里、丰隆、解溪、昆仑等。

3）“头穴透刺法”针法。①意识障碍较轻：选神庭透上星、双太阳。②精神症状：选神庭透上星、双曲差透五处、双本神。③头痛：选双太阳透上关、双风池。④大小便障碍：选四神聪透百会。⑤失语：选风府透哑门。⑥面瘫：选地仓透颊车、下关。⑦吞咽困难：选廉泉、金津、玉液、海泉、风府、双风池、双翳风等。⑧瘫痪：选百会透太阳。⑨感觉障碍：选络却透承灵透悬厘。⑩眼球运动障碍：选印堂、太阳。

4）“贺氏三通”针法。强通法：多用于治疗中风病急性期实证，多选取十二井穴、水沟、百会等，以宣泄实邪，强通经络，醒神开窍。

5）“头针体针结合”针法。头针：选病灶侧（即偏瘫肢体的对侧）头部顶中线、顶颞前斜线。体针：选风池、肩髃、曲池、外关、合谷、内关、环跳、阳陵泉、足三里、冲阳、昆仑、三阴交、委中、极泉。

早期康复治疗：在病情稳定的情况下应尽早开始康复治疗，脑卒中轻到中度的患者可在发病后24小时后进行床边康复、早期离床期的康复训练，包括坐、站、走等活动。卧床者病情允许时应注意良肢位摆放。还可根据临床病情需要选用电子针疗仪、多功能艾灸仪、特定电磁波治疗仪及经络导平治疗仪、数码经络导平治疗仪等。

四、中医治未病

（一）未病先防

采用健康的生活方式，比如戒烟、限制饮酒、增加活动量、改善饮食结构、减少脂肪的摄入和控制总体热量的摄入等，以及体检监测血压、血脂及血糖，可以有效预防卒中的发生。中医利用早期识别、筛查并对脑卒中高危人群进行健康管理和宣教，结合整体观辨证论治，是降低社区脑卒中危险人群发病率和死亡率的有效手段。

（二）病后康复

卒中后中医康复治疗方式主要包括中药、针灸、推拿、传统功法（八段锦、五禽戏、太极拳、易筋经）、熏洗等。中医康复学充分体现了中医“整体观念”“辨证论治”“形神合一”及“治未病”等思想，具有切实的临床疗效和广泛的群众基础，且中医康复治疗相比现代医学康复具有简、效、廉的优势，更能全面推及群众，为人民服务。

（三）病后防复

脑卒中后根据患者不同的证候进行辨证论治，气虚质、阴虚质和痰湿质三种体质是脑卒中常见的体质，通过中医特色治疗调理患者体质，可减少卒中复发的概率。且中医药、针灸等治疗方法对卒中后抑郁等心理疾患也有一定的干预作用，对改善卒中患者生活质量有一定的帮助。

（王林文）

第四节　缺血性脑血管病

[供稿单位：上海交通大学医学院附属第六人民医院中医科(中西医结合科)、首都医科大学附属北京天坛医院神经内科、中国医学科学院北京协和医院神经内科、首都医科大学附属北京朝阳医院神经内科、暨南大学附属第一医院神经内科]

缺血性脑血管病(ischemic cerebrovascular disease,ICVD),又称脑缺血性疾病,是一种由于脑主要供血动脉发生闭塞或狭窄,导致相应部位的脑组织缺血或坏死的疾病。它是不同程度的缺血性脑血管疾病的总称,具有高发病率、高致残率、高死亡率的特点。ICVD属中医"头晕""中风"等范畴,作为综合医院中常见且多发的治疗病种之一,其临床诊治工作常需中西医协作,以共同提升治疗效果。在综合医院中,患者可能因头晕、舌尖麻木、自觉言语含糊等多种主诉而就诊于中医科。同时,在疾病发展的不同阶段,患者也可能因出现不同的不适症状而在相关科室接受住院治疗。

中西医在此类疾病的诊治过程中,各自发挥独特优势,针对疾病的不同阶段进行精准对证治疗,以期达到最佳的治疗效果。经临床中西协同,不仅能够缓解患者的临床症状,亦可预防、延缓或者阻断疾病进程,从而提高患者的生活质量,减轻社会医疗经济负担。

一、缺血性脑血管病中医诊疗优势

依据缺血性脑血管病临床特点和发病规律,运用中医学整体观念、辨证施治的诊疗原则,为缺血性脑血管病的患者提供个性化综合治疗方案。临证以辨证辨病结合、内治外治结合、传统体育功法、科普宣教并举的身心同治治疗模式,临床疗效显著。

1. 中医诊疗的核心在于辨证施治　借助中医学特有的四诊(望闻问切),临证基于患者的症状、体质、生活习惯等多方面的因素,制定符合患者个性化的治疗方案。在缺血性脑血管病的诊疗中,中医医师会仔细分析患者的舌苔、脉象和症状,结合患者的饮食习惯、生活习惯、职业特点等,精准判断病因和病机,进而为患者提供量身定制的内服中药、外用中医特色疗法(如中医透药疗法、穴位贴敷、耳穴、药熏、针灸、推拿等)治疗方案。这种个性化的治疗方式能够精准地针对患者的具体情况,提高治疗效果。

2. 身心同治诊疗模式　中医学缺血性脑血管病身心同治是一种综合性的治疗方法,结合了中医的整体观念和身心理论,通过调整患者的身体和心理状态,达到治疗疾病的目的。临证中不仅采用内服外用的疗法,同时采用中医传统体育功法(如八段锦、太极拳等),达到身心同治、阴阳平衡的目的。

二、缺血性脑血管病中医临证经验

(一) 综合医院中医科缺血性脑血管病患者的多样性与协作性

参照缺血性脑血管病的中医、西医诊断标准,我们发现很多出现报警征象的疾病由于患者已经前往神经内科、康复科或中医科就诊,往往可以更积极明确诊断和有效治疗。而在综合医院中医科就诊的缺血性脑血管病患者往往具备以下特点:

1. 中医脑病及内科门诊患者　患者可能表现为突发头晕,或舌尖麻木,或肢体麻木,或流涎,或言语略含糊,或记忆力减退等。

2. 病情相对稳定期患者　这类患者处于康复期或病情相对稳定阶段,寻求中医进一步内服中药,结合中医特色外治法,以促进功能恢复和预防复发。

3. 多卒中危险因素导致的脑血管病患者　部分患者可能由于高血压、糖尿病、高脂血症等基础疾病控制不佳,或存在长期吸烟、饮酒等不良生活习惯,导致脑血管病变。

4. 伴有复杂症状的患者　一些患者除了典型的脑血管症状外,还可能伴有失眠、焦虑、抑郁等情绪问题,或存在肢体麻木、疼痛、功能障碍等后遗症。

5. 对西医治疗有顾虑或寻求辅助治疗的患者　患者寻求中医联合治疗,以期达到更好的治疗效果。

6. 追求全面管理的患者　患者希望通过中医辨证治疗、中医特色外治法等进行整体调治。

综上，综合医院中医科缺血性脑血管病患者可出现在中医科室或者不同的西医科室，而在西医科室中所出现的缺血性脑血管病患者往往可以中西医协同，采取“宜中则中、宜西则西”的治疗模式，协同增效。

（二）西医诊断标准的中医内涵解读

在综合医院中，针对缺血性脑血管病的治疗，西医通过标准化的诊断流程，如影像学检查（MRI、CT等）和实验室检查，能够明确病变部位、性质及程度，为治疗提供科学依据。而中医则通过望、闻、问、切四诊合参，对患者的整体状况进行辨证分析，从而制定个体化的治疗方案。中医人始终秉持着“中西结合，辨证施治”的原则，将西医的标准化诊断与中医的辨证思维紧密结合，可以从以下角度解读西医标准：

1. 眩晕　表现为头晕或头昏，或伴视物模糊，或伴站立不稳。该类患者眩晕发作，需要根据刻下体质进行辨证，如患者伴有耳鸣，头痛且胀，急躁易怒，大便干结，舌红苔黄，脉弦，常用天麻钩藤饮加减，以平肝潜阳、清火息风为主。若患者眩晕动则加剧，劳累即发，神疲乏力，舌淡苔薄白，脉细弱，常用归脾汤加减，以补养气血、健运脾胃为主。若患者眩晕日久不愈，腰酸膝软，健忘，五心烦热，舌红少苔，脉细数；或面色㿠白，形寒肢冷，舌淡嫩，苔白，脉弱尺甚，常用左归丸加减或右归丸加减，以补肾助阳、化生肾精为主。若眩晕，头重昏蒙，舌苔白腻，脉濡滑，常用半夏白术天麻汤加减。

2. 肢体不利　表现为肢体麻木，或者肢体活动不利。此类患者伴痰多而黏，舌质暗淡，舌苔薄白或白腻，脉弦滑，常用药方如半夏白术天麻汤，以祛风化痰通络为主；伴有面色㿠白，气短乏力，流涎，舌质暗淡，舌苔薄白或白腻，脉沉细、细缓或细弦，常用药方如补阳还五汤，以益气活血、通络止痛为主；伴有烦躁失眠，眩晕耳鸣，手足心热，咽干口燥，舌质红绛或暗红，少苔或无苔，脉细弦或细数，常用药方如镇肝熄风汤，以育阴息风通络为主。

3. 神昏　不省人事，半身不遂患者，肢体强急而躁扰不宁，伴腹胀，便秘，痰鸣气喘，舌质暗红，或有瘀点瘀斑，苔黄腻，脉弦滑或弦涩，常用药方如桃仁承气汤等，以通腑泄热、息风化痰；甚至出现口噤不开，大便秘结，舌质红绛，舌苔黄腻而干，脉弦滑数而有力，常用药方如羚角钩藤汤合安宫牛黄丸等，以清热化痰、醒神开窍。

（三）思路见地：中医个性化、分层分期治疗

在应对多样化的缺血性脑血管病患者群时，中医始终秉持着“辨证论治”的核心原则，这一原则强调根据患者的具体病情、体质差异及病程进展，制定个性化的治疗方案。同时，中医药治疗不仅着眼于当前症状的缓解与短期疗效的达成，而且更长远地考量疾病的预后与患者的远期生活质量，力求实现标本兼治。其治疗精髓在于精妙地调和气血、平衡寒热、恢复阴阳之和谐，通过这一系列内在平衡的调节，从而有效管理疾病。此外，中医药还注重培养患者建立良好的疾病自我管理意识，鼓励患者积极参与治疗过程，通过合理的生活习惯、情绪管理及适当的锻炼，形成对抗疾病的积极心态与生活方式，进一步提升治疗效果与生活质量。

三、缺血性脑血管病中医诊疗特色

（一）根据不同人群分层

1. 儿童　虽儿童缺血性脑血管病较为罕见，但一旦发生，需特别关注基础病因，如先天性心脏病、血管炎等。治疗上除针对原发病外，还应注重改善血液循环，可尝试活血化瘀、益气通络的方法，如应用丹参、红花等中药。

2. 青中年　此类人群往往由生活方式不当（如熬夜、高脂饮食、缺乏运动）及压力大等因素诱发，或忽视自身管理，常常因发病才意识到有高血压、糖尿病、高脂血症、高尿酸血症、代谢综合征等。治疗上强调调整生活习惯，同时根据风险因素进行西药干预，可采用中医药调理气血、清热利湿，如使用当归、赤芍等活血化瘀药物，结合柴胡、黄芩等疏肝解郁、清热泻火。

3. 老年人　老年人随着年龄的增长，血管动脉粥样硬化，基础疾病多，更易发生缺血性脑血管病。治疗上强调“通补结合”，既要活血化瘀、通经活络（如使用桃仁、红花、川芎等），又要顾护正气（如使用黄芪、党参等补益气血药物），防止过用峻药伤正。还需特别关注便秘问题，因便秘可诱发心脑血管意外。

（二）根据病情轻重程度分层

1. 轻度　病情稳定，症状轻微者，重点在于预防进展和复发。可采

用中医药调理，如应用活血化瘀、益气养阴的方剂，结合针灸、透药、穴位贴敷、热奄包等中医特色非药物疗法，以及传统体育功法，身心同治。

2. 中度　症状明显，影响日常生活者，需中西医结合综合治疗。在西医抗血小板、调脂稳定斑块等基础上，加用中医药内服，结合针灸、透药、穴位贴敷、热奄包等中医特色非药物疗法。

3. 重度　病情危重，可能出现偏瘫、失语等严重后遗症者，需紧急救治。在西医溶栓、介入等治疗同时，中医药可辅助开窍醒神、回阳救逆（如用安宫牛黄丸、参附汤等），以及配合后期康复治疗。

（三）根据临床表现不同辨证

1. 实证　主要表现为头痛、眩晕、肢体麻木，大便干结，情绪急躁，面红目赤，痰多而黏等。治疗以平肝潜阳、化痰通络为主，可使用天麻钩藤汤、半夏白术天麻汤等方剂。

2. 虚证　表现为眩晕动则加剧，气短乏力，流涎，烦躁失眠，手足心热，咽干口燥等。治疗需补气活血、滋阴息风，可选用归脾汤、补阳还五汤、镇肝熄风汤等方剂。

3. 虚实夹杂　此类患者多见，既有实证表现，又有虚证征象。治疗需根据具体情况灵活变通，既要祛邪（平肝潜阳、化痰通络、泄热），又要扶正（补气活血、滋阴温阳息风）。

（四）多途径治疗方案

1. 药物治疗　针对缺血性脑血管病，药物治疗是基础，包括抗血小板聚集、调脂稳定斑块、改善脑循环及营养神经等。同时，秉持着“辨证论治”的核心原则，根据患者的具体病情、体质差异及病程进展，选用平肝潜阳、祛风化痰通络、活血化瘀、益气通络、滋阴息风的中药汤剂或中成药，如天麻钩藤汤、半夏白术天麻汤、补阳还五汤或银杏叶片、丹参片、三七通舒胶囊等。

2. 针灸治疗　针灸在缺血性脑血管病的治疗中具有重要作用，主要通过刺激穴位以调节气血运行，促进脑部血液循环。常用穴位包括百会、风池、四神聪等头部穴位，以及合谷、太冲等远端穴位，以达到醒脑开窍、疏通经络的效果。对于偏瘫、失语等后遗症，针灸治疗也能起到显著的康复作用。

3. 针药结合治疗 将西药治疗与针灸疗法相结合，可以发挥两者的协同作用，提高治疗效果。西药针对病因进行干预，针灸则通过调节气血、疏通经络来改善症状，两者相辅相成，有助于缩短病程，促进患者康复。

4. 中医特色外治疗法 如穴位贴敷、透药、督灸、热奄包等辅助治疗，可提高患者生活质量。

5. 康复锻炼与护理 对于缺血性脑血管病患者，康复锻炼和护理同样重要。通过专业的康复训练，辅以中医传统体育功法，可以帮助患者恢复肢体功能，提高生活自理能力。同时，加强日常护理，如合理饮食、规律作息、情绪管理等，也有助于预防疾病复发。

四、中医治未病

1. 注重预防 通过调整体质、改善生活习惯防范疾病发生，可选八段锦、太极拳等导引运动以调节身心及气血平衡，预防缺血性脑血管病的发生。

2. 健康宣教 通过科室的微信公众号和护理患者管理群，对患者进行健康教育，建立正确的疾病自我管理方式。

3. 综合管理 形成中西医结合的综合管理模式。

（王兵、梁芳、王拥军、徐蔚海、王淑娟、黄立安）

第五节 颅内出血术后意识障碍

（供稿单位：天津市环湖医院中医科）

意识障碍（disturbance of consciousness，DOC）作为颅内出血术后患者早期最常见的症状之一，严重影响了患者的身体机能恢复与进一步治疗。

一、颅内出血术后意识障碍中医诊疗优势

临床上，脑部疾病（如脑血管疾病、颅脑外伤、颅内感染、脑肿瘤等）及全身性疾病（如内分泌及代谢紊乱、中毒、严重感染等）皆可导致意识障

碍。传统中医把脑卒中引发的意识障碍称为“大厥、薄厥、仆击”，其症状描述为“暴不知人”[1]。我科采取中医药多元化治疗方案从颅内出血的各个时期介入，直接治疗或辅助西医手术与常规治疗，发挥了重要的作用。中医药多元化治疗具有个性化、整体调理、副作用少、治疗手段多样等优势。

二、颅内出血术后意识障碍中医临证经验

中医认为人体是一个有机的整体，在治疗时，不仅仅关注脑部的出血和意识障碍问题，还考虑患者的全身状况。例如，从脏腑角度看，心主神明，脑为髓海，意识障碍可能与心、脑功能失常有关，同时也和肝、脾、肾等脏腑的气血阴阳失调相关。手术过程中会出血，导致血液流失，这是直接的伤血表现。血液的流失量因手术类型和复杂程度等因素而不同。比如，大型的开颅手术出血较多，会使人体阴血骤减。从气的角度看，手术作为一种创伤，会消耗人体的正气。患者术后可能会感到疲倦、乏力、少气懒言，这是因为气随血脱及手术创伤使元气受损。元气是人体最根本的气，元气受损会影响全身各脏腑的功能活动。

西医通过影像学检查发现颅内有血肿残留，中医认为这是瘀血内停的表现。瘀血阻滞脑络，气血运行不畅，脑髓失养。因为中医理论中有“不通则痛”“血不利则为水”的说法，瘀血还可能导致局部气滞，进而引起脑水肿等情况，影响大脑的正常功能。西医影像显示的脑组织损伤，在中医看来是脑部脉络破损，气血逆乱。脑为髓海，髓海受损，气血不能正常灌注，神机失用。

在中医多元化治疗过程中，根据患者意识障碍程度和其他症状的变化，如从昏睡转为浅昏迷，或者在发热、抽搐等新症状出现后，可及时调整辨证思路和用药方案。

三、颅内出血术后意识障碍中医诊疗特色

1. 中药治疗总则　醒脑开窍为主，施以辨证论治。

[1] 张洫，赵学宇，欧阳建彬，等．脑出血昏迷的中西医认识[J]．中西医结合心血管病杂志，2017，5(30)：17.

2. 中药治疗方案　中药制剂常使用醒脑静注射液、清开灵注射液、丹参注射液、复方麝香注射液等。对昏迷患者的意识改善具有相对较好的效果。

辨证分型：辨证可分为实证和虚证两类，并包括了五种亚型，即痰血阻窍型、痰热阻窍型、风痰阻窍型、气血亏虚型和肾枯窍闭型，这是中医认为导致其昏迷等意识障碍的主要原因[1]。痰血阻窍型：治以化痰通络、活血化瘀，方用通窍活血汤。痰热阻窍型：治以清热泻火、化痰祛湿，方用清气化痰丸。风痰阻窍型：治以祛风化痰、调理脏腑，方用半夏白术天麻汤。气血亏虚型：治以补气养血、健脾和胃，方用八珍汤。肾枯窍闭型：治以滋补肾精、活血化瘀，方用地黄饮子。

3. 针刺治疗　治以开窍醒神、疏通气血、调和阴阳。取穴：百会、上星、水沟、曲池、合谷、内关。辅穴：痰血阻窍型辅以丰隆、公孙、血海；痰热阻窍型辅以丰隆、中冲、大敦；风痰阻窍型辅以风池、丰隆、大椎；气血亏虚型辅以足三里、三阴交、血海、气海；肾枯窍闭型辅以肾俞、涌泉等（先手法行针，再接电针）。督脉通髓达脑，与诸经交会，携脏腑经气上输于脑，以奉养元神；辅以调理肝脾、疏通气血。临床研究表明，针刺治疗可以改善脑血流灌注，激发脑细胞的功能性活动，提高脑细胞活性。

4. 放血治疗　十二井穴放血。手十二井穴定位参照《经穴名称与定位》。刺络前先从近心端向远心端推压被刺处 10 次，使被刺处血液充盈。消毒后，操作者用押手固定穴位处，用刺手将采血针快速刺入穴位约 1.8mm，然后退针，轻按针孔附近，使每穴出血 2 滴（约 0.25ml），再用棉签按压针眼止血。每日 1 次。

5. 温和灸　取穴足三里、三阴交。旨在健脾和胃，引动脑络气血运行，调节脑部气血阴阳平衡，以期恢复。且温热刺激能促进血管扩张，推动气血运行。每日 1 次。

（刘婉玉）

---

[1] ZHAO J Z. Disorders of Consciousness in China [J]. Neurosci Bull, 2018, 34(4): 605-614.

第六节　脑出血急性期头痛

（供稿单位：天津市环湖医院中医科）

脑出血患者常以头痛为首发症状，其发生率高达36%~58%，平均持续时间4天。对于脑出血后发生头痛的主要机制，目前认为主要有以下四点：首先是血肿刺激血管感觉神经末梢，导致血管活性物质增加，使颅内小血管收缩或痉挛导致头痛；其次是通过脑脊液中的红细胞或胆红素直接刺激神经根而引起头痛；另外，脑组织坏死及水肿、颅内压增高使脑膜受压或受牵拉也可产生头痛；脑卒中后情绪的变化还可引起心因性头痛。

一、脑出血急性期头痛中医诊疗优势

在治疗上，现代医学主要是通过口服非甾体抗炎药等止痛药物进行对症治疗，静脉输注甘露醇等药物降低颅压，以及进行相应的心理疏导来缓解头痛。在中医学中，本病可属于“头痛”“眩晕”“中风”等范畴。是由于离经之血壅滞脑髓，神元被困，清窍被蒙，清气不升，浊气不降，气血不通所致。中医对其治疗可分为内治法及外治法，内治法主要是服用汤药及中成药，比较常用的方剂有通窍活血汤，中成药有天麻素胶囊等。而外治法由于简便易行，副作用较少，在脑出血后头痛的治疗中运用越来越广泛。比如运用云南白药穴位贴敷，内庭、解溪穴点刺放血等外治法均取得了明显的疗效。针刺疗法作为中医传统疗法，疗效显著，安全性高，在临床治疗脑出血后头痛中效果明显。

二、脑出血急性期头痛中医临证经验

脑出血急性期头痛的中医临证需综合考量多方面因素。从患者特点来看，多为中老年人且男性居多，常伴有高血压等既往病史，起病急骤并伴有剧痛、头晕等症状。西医脑出血的病理生理过程在中医可理解为气血逆乱、瘀血阻窍，神经功能损伤与中医脏腑经络失调相关。治疗上，辨证为肝阳暴亢等多种证型并处以对应方剂；分期论治：在急性期以祛邪

为主兼顾正气，恢复期以扶正祛邪，后遗症期以扶正固本；特色疗法：针灸及推拿按摩改善循环；同时注重情志调摄，让患者树立信心，依病程调整饮食，起居有常保证睡眠，并防血压波动等。如此能有效缓解头痛、促进恢复、提高患者生活质量。

三、脑出血急性期头痛中医诊疗特色

（一）组穴："胆经四透"——疏肝解郁、清头明目、疏通经络

"胆经四透"是李志道教授据多年临床经验总结而成的配穴组方，其中涵盖了足少阳胆经的 8 个穴位，分别是颔厌、悬颅、悬厘、曲鬓、率谷、天冲、浮白、头窍阴，这些穴位均为治疗头痛的要穴。"胆经四透"通过沿经透刺，扩大了刺激范围，增强了刺激强度，并起到整体调理胆经在侧头部经气的作用，使之调达，气血通畅，从而起到"疏肝解郁、清头明目、疏通经络"的作用。"经脉所过，主治所及"，在临床中，"胆经四透"针刺对于治疗侧头部疼痛疗效显著。

针刺方法：局部皮肤消毒，选取 0.25mm × 40mm 毫针，右手持针，快速刺入头皮，准确掌握透穴方向，深度要求在帽状腱膜下，手底的感觉为既有阻力，又能扎得进去。得气后快速捻转泻法，120~240 转每分钟。留针 30 分钟。

（二）配穴：中脘、下脘、足三里、三阴交——调理脾胃气机、补养气血

大部分急性脑血管病患者均有不同程度的胃肠功能障碍，甚至胃肠功能的衰竭，脑出血后头痛也与脾胃虚弱密切相关。脾胃失调，中气升降失序，肝木乘虚而上，引发头痛。因此，调节中焦气机十分重要。所以，在针刺"胆经四透"组穴以疏肝解郁、理气止痛的基础上，加用中脘、下脘、足三里、三阴交等穴，以调理脾胃气机、补养气血。

四、中医治未病

1. 未病先防　饮食调理：提倡均衡饮食，减少高盐、高脂、高糖食物摄取。情志调适：倡导平和心态，避免不良情绪。起居有常：保证睡眠，规律作息，适度锻炼，避免过度劳累与剧烈运动，维持气血正常运行。

2. 既病防变　密切观察头痛及神志、血压等变化，依变化调整中药

方剂。如头痛性质改变伴血压升高等,可在原方基础上加清肝泻火或平肝潜阳药。

3. 病愈防复　康复调理与体质改善:康复期用针灸、推拿等综合治疗,依体质辨证服中药,防头痛再发。定期随访与健康指导:建立随访档案,定期回访监测指标与辨识体质,依结果给予个性化指导。

(李培雯)

第七节　卒中后吞咽障碍

(供稿单位:天津市环湖医院中医科)

吞咽障碍作为脑卒中常见且严重的并发症,主要临床表现为咽下困难、饮水反呛,无法将食物安全有效地输送到胃,其可导致误吸、呼吸衰竭等,严重者可致死亡。我科以本院神经急重症专科平台为依托,在丰富的临床病例实践中持续深耕,对卒中后吞咽障碍的中医诊疗手段进行了全面梳理与归纳,通过整合多方面的智慧与成果,最终构建起一套独具环湖医院特色的、行之有效且较为完善的中医治疗体系。

一、卒中后吞咽障碍中医诊疗优势

现代医学认为,吞咽障碍可分为真性延髓麻痹、假性延髓麻痹,其中真性延髓麻痹主要为延髓疑核损伤,假性延髓麻痹是由双侧皮质或皮质核束损伤造成。目前,吞咽障碍的治疗多以长期胃管留置来维持患者的营养摄入,伴随异物感强烈、鼻腔咽喉部刺激明显等问题,同时,影响了吞咽功能的恢复,造成患者生活质量低下。吞咽障碍已成为严重的医疗和社会问题。相较于传统的胃管留置术,中医所采用的多手段联合治疗展现出了极为显著的优势。在治疗方式的选择上,中医提供了更为丰富多样的方案,例如中药内服以调理机体脏腑功能、针灸刺激特定穴位来促进吞咽相关经络的气血运行、推拿按摩帮助放松咽喉部肌肉以改善吞咽协调性等,这些不同途径的治疗方式可根据患者的具体病情灵活组合运用,具有很强的多选择性。从患者的角度来看,中医多手段联合治疗相对温和,极大地减轻了患者在治疗过程中的痛苦与心理压力,使得患者接受度大幅提高。从经济层面考量,留置胃管需要长期的医疗耗材费用及护理费用支出,而中医的多手段联合治疗所需的药物成本、针灸推拿等治疗费用相对较低,并且能够在一定程度上缩短患者的康复周期,减少整体医疗资源的占用,从而体现出良好的经济性,为患者及其家庭减轻了经济负担,也为社会医疗成本的有效控制提供了助力。

二、卒中后吞咽障碍的中医临证经验

中医治疗卒中后吞咽障碍以脏腑辨证为纲、经筋通调为枢、神机复醒为要,构建了分型施治、针药协同、分期干预、内外联动的特色体系。针对脾经、胃经、肾经、心经四型精准用药,如脾经型重用白术、茯苓健脾渗湿,胃经型以通腑降逆法,灵活运用大黄、芒硝,肾经型以左归丸填精并配合金津、玉液刺络开音,心经型急投安宫牛黄丸清心开窍,同时可结合现代影像学辅助辨证,实现宏观病机与微观靶点结合。治疗上多手段协同:舌三针联合电针激活舌肌运动,项针深刺风池、翳明激发延髓功能,刺络放血通窍改善舌僵,温通活血汤外敷透皮活血,咽部冰刺激提升反射灵敏度。分期策略上,急性期以通腑化痰、醒脑开窍为主,恢复期注重填精破瘀、艾灸温阳。该体系以"减少胃管留置、降低误吸风险、提升生存质量"为核心,通过低成本、高效能的中医特色疗法,显著减轻患者经济负担,为卒中后吞咽障碍的康复提供了兼具科学性与人文关怀的解决方案,彰显了中医在慢病管理中的独特优势。

三、卒中后吞咽障碍中医诊疗特色

1. 辨证分型 中医理论认为中风病的病因病机以风、痰、火等病邪侵袭导致机体阴阳失调、气血逆乱为主,发病根源为脏腑功能失调,导致元神之府失用,元神失用则神不御气,动觉之气不能散于筋而达百节,导致经筋受累,颈部经筋力量薄弱,产生吞咽障碍。在五脏六腑中,与吞咽功能密切相关的又以脾、胃、肾和心为主。

(1)病犯脾经型:脾足太阴之脉,挟咽,连舌本,散舌下,故咽喉与脾关系密切。以口角流涎沫为主要表现，伴随食欲不振、面色萎黄、大便溏稀等症。治则：健脾益气，化痰利咽。方药：六君子汤合半夏厚朴汤加减。用药：党参 15g、白术 12g、茯苓 20g、半夏 9g、厚朴 10g、陈皮 6g 等(随证加减)。

(2)病侵胃经型：足阳明胃经，其支者，循喉咙，入缺盆。若胃气失于和降，临床可表现为“喉痹”“食不下”等症状，伴随口苦口臭、恶心呕吐、排便困难等症。治则：和胃降逆，通腑利咽。方药：旋覆代赭汤合小承气汤化裁。用药：旋覆花 10g包煎、代赭石 15g、熟大黄 6g后下、枳实 12g、竹茹 9g 等(随证加减)。

(3)病及肾经型：肾足少阴之脉，循喉咙，挟舌本。肾精不足则不能上承会厌，无法鼓动声道而出声，主要表现为声音嘶哑、舌运动障碍，伴随咽干口燥、腰膝酸软、二便不利、水肿等症。治则：滋肾填精，濡养咽喉。方药：左归丸合会厌逐瘀汤加减。用药：熟地黄 20g、山茱萸 15g、龟甲胶 10g烊化、桃仁 9g、桔梗 12g、玄参 12g 等(随证加减)。

(4)病入心经型：心经通过经脉循行“上挟咽”，同时心开窍于舌，临床表现为元神失用、神昏谵语、心悸怔忡、官窍不利、舌活动不利等症状。治则：清心开窍，活血通络。方药：安宫牛黄丸(急症期)合黄连解毒汤加减。用药：黄连 6g、黄芩 9g、栀子 12g、石菖蒲 15g、郁金 10g 等(随证加减)。

脾、胃、肾和心脏腑失调，导致元神失用，同时脏腑气血不足，与吞咽相关的经筋功能失调，从而出现一系列临床症状。

2. 多手段治疗方案

(1)针刺治疗：以通关利窍、滋补三阴为原则，严格规范取穴。针刺手法的刺激量要达到一定标准，这样临床疗效才会显著。

1)体针：主穴有内关、水沟、三阴交等。

2)舌针：采用舌三针，取上廉泉(舌 1 针)及其左右旁开 0.8 寸(舌 2、3 针)。此处我科通常联合电针，采用疏密波治疗。

3)腕踝针：在针刺基础上行特定刺激点皮下针刺。

4)项针：向喉结直刺风池、翳明 25~40mm，每穴施提插捻转法 10 秒。

5)芒针：取患者胸骨柄内侧，向下进针 3 寸左右，有闷胀感即出针；

足三里斜刺 5 寸左右，并透三阴交。

（2）刺络放血法：刺络放血疗法具有较好的活血化瘀、疏经通络与清热解毒等作用。脑卒中后吞咽困难多有瘀血阻滞，金津、玉液位于舌下系带两旁静脉上，属经外奇穴，长于治疗舌强、喉痹和失语等病症。舌下二穴处布有下颌神经、舌下神经及舌深动脉和舌深静脉，刺络放血可促进局部血液循环，达到活血化瘀、通经活络、开利舌窍的目的。针刺方法：患者取坐位，嘱患者舌上卷或用压舌板抵住舌身，手持三棱针与血管呈 30°~40° 夹角快速刺入舌根与舌边静脉，使之流出少许血液，嘱患者吐出或用棉签擦拭血液。

（3）穴位按摩：穴位按摩治疗脑卒中吞咽障一般采用指腹点、按、揉的按摩手法，按摩力度由小到大，持续刺激相应的穴位，以患者感觉酸胀为度，按摩时要避免用力过大造成患者局部肌肉过度收缩而引起肌肉痉挛和疼痛。

穴位按摩治疗脑卒中吞咽障一般从近端取穴，最常选取的穴位是廉泉、翳风、颊车、风池、风府等，这些穴位深部无气管，对其进行局部刺激既安全又容易达到祛风、利咽、开窍的目的，能有效改善患者的吞咽功能。

（4）中药外用法：温通活血汤，红花 15g、当归 15g、炮姜 15g。

1）中药湿热敷：中药湿热敷以透皮给药技术与中医药经络穴位理论相结合，可大大提高中药的治疗效果，具有操作简便、无创无痛等特点。将上述药材粉碎，加水熬成汤药后，用医用纱布浸泡入药汤中，取风池、合谷、廉泉等穴位，将浸泡过的纱布贴敷于上述穴位。

2）中药穴位贴敷：穴位贴敷疗法是应用中草药制剂，施于皮肤、腧穴等局部部位，使有效成分通过穴位渗透，循经入络，以沟通表里，调和阴阳。将上述药材粉碎，加少量水熬成膏状后，将药膏置于纱布上，贴敷于上廉泉、颊车等穴位上。

3）中药冰刺激：咽部冰刺激，主要通过冷水或冷冻的冰棉棒刺激口咽部内壁，提高吞咽反射敏感性，增加感觉输入；同时，通过刺激口咽部相关肌群，提高食块知觉敏感性，加快吞咽速度；改善口咽部神经肌肉的协调性；减少口腔过多的唾液分泌；通过刺激，给予脑皮质和脑干一个警戒性的感知刺激；提高对进食吞咽的注意力，进而改善吞咽功能。冰刺激治疗属于一种直接治疗法，我科在传统冰刺激基础上增加了威灵仙等中药制成中药冰刺激，代替传统冰刺激，取得较好的疗效，较传统冰刺激治疗疗效有明显提高。

四、中医治未病

1. 未病先防　养成健康良好的生活习惯势在必行。此外，情绪的稳定也极为关键，要避免在生活中出现较大幅度的情绪波动。

2. 既病防变　此类患者在日常生活中必须留意进食与饮水方式，避免大口饮水进食。日常饮食应以高黏稠度的食物、液体为优，能降低误吸风险。倘若患者吞咽功能严重受损，在必要时应积极采取留置胃管措施，减少误吸。

3. 愈后防复　饮食结构上，应以清淡少油少盐为主。定期进行复查，密切监控血压、血糖、血脂水平。

（董立鑫）

第八节　卒中后肌张力障碍

（供稿单位：天津市环湖医院中医科）

肌张力障碍被认为是一种多动性运动障碍，临床上表现为持续或间歇的肌肉收缩引起的一系列异常姿势或异常运动，二者也可同时出现。肌张力障碍在中医诊疗中往往对应“痉证”，是卒中患者常见的并发症，严重影响了患者的生活。临床目前多采用药物治疗及手术治疗等方法改善患者肌张力障碍。随着近年来针灸技术的规范、疗效评价的完善，越来越多的医者选择应用针刺治疗脑卒中后的肌张力障碍，临床疗效也得到肯定。

一、脑卒中后肌张力障碍中医诊疗优势

中风后肢体痉挛可归为中医学“中风后痉证”范畴。该病的临床主要特征为腱反射亢进、肌群协调异常，上肢为屈肌痉挛，下肢为伸肌痉挛。西

医学认为,轻微的痉挛可避免肌肉萎缩、骨质疏松,有助于肢体力量恢复;但较严重的持续痉挛会导致患者肢体长时间处于肌张力异常增高的状态,出现痉挛性疼痛,形成痉挛姿势和异常运动模式,甚至可能导致肌肉和关节永久挛缩,使患者出现恐惧、焦虑等负面情绪,从而影响患者的日常生活质量及病情转归。因此,应采取及时有效的干预措施帮助患者调整负面情绪、解决痉挛问题、纠正异常运动模式、诱发和强化分离运动。中医药治疗中风历史悠久,中医辨证论治对中风后肢体痉挛的康复有促进作用。

二、卒中后肌张力障碍中医诊疗特色

（一）针刺法

1. 泻阴补阳针刺治疗 中医认为,阴阳失衡是疾病发生的最基本原因。针刺治疗脑卒中后肌张力障碍的关键在于调和阴阳、补虚泻实,既往研究表明,阴阳调衡运动针法可有效改善卒中患者肌力及肌张力障碍。

泻阴补阳针刺法针刺时以拮抗亢进肌群、协调肌张力平衡为主,并可帮助建立正常运动模式,改善患肢肌痉挛的状态,有利于患者的功能恢复。取穴时通过刺激患侧伸肌和屈肌两侧的腧穴,以抑制拮抗肌收缩,刺激受损骨骼肌的牵张反射,对卒中后偏瘫患者有较好的疗效。

患侧上肢阴经取极泉、尺泽、大陵、内关;下肢取血海、阴陵泉、三阴交、太溪。上肢阳经取肩髎、臂臑、天井、小海、手三里、合谷、八邪;下肢取髀关、阴市、膝阳关、阳陵泉、悬钟、丘墟、太冲、足临泣。常规消毒后,医者被动牵拉患者上、下肢关节至功能位,先针刺阴侧穴,要求快速进针,行提插捻转泻法;再刺阳侧穴,行提插捻转补法,要求避免手法强刺激引起患者痉挛性抽动。各穴得气后留针 30 分钟。

2. 夹脊穴法 夹脊穴属于经外奇穴的范畴,传输人体内五脏六腑之气,针刺夹脊穴可以调节诸经气血,调整阴阳平衡。夹脊穴旁密布神经纤维,对其针刺能够有效刺激脊神经迅速上行传导,刺激大脑皮质,对骨骼、肌肉发挥调节作用,对患者肢体功能的恢复有积极作用。

（二）中药疗法

1. 中药内服 中药可促进肢体恢复,提高患者的生活能力。依据中医辨证分型,通常可选择如下方剂加减予以治疗。

有手足瘛疭、形瘦神倦、舌绛少苔、脉气虚弱等表现的患者，结合舌脉表现，临床考虑阴虚风动，常用方剂可选择大定风珠，药物组成：生白芍、阿胶、生龟甲、干地黄、麻仁、五味子、生牡蛎、麦冬、炙甘草、鸡子黄、鳖甲，起到滋阴养液、柔肝息风的作用。表现为壮热汗出、项背强急、手足挛急、甚则角弓反张、腹满便结等症状者，考虑阳明热盛证，通常选用增液承气汤，药物组成：玄参、麦冬、生地黄、大黄、芒硝，起到滋阴增液、泻热通便、清除肠胃燥热积滞的作用。

2. 中药外用　中药熏洗法能有效缓解脑卒中恢复期与后遗症期患者的肌张力障碍，促进患肢恢复。近年来，我们在临床中选择桑枝、艾叶、生姜等中药进行中药熏洗，在治疗该病的研究上有一定进展。

三、中医治未病

1. 调养身体正气　合理饮食：在日常饮食中，应保证营养均衡。适度运动：太极拳、八段锦等传统健身方法可以增强体质。调畅情志：情绪的稳定对于预防痉病十分关键。起居有常：保持规律的作息时间，早睡早起，避免熬夜。睡眠过程中，身体各脏腑能够得到充分的休息和调养，有利于气血的恢复和筋脉的滋养。

2. 康复调养　康复期间，患者要注意生活方式的调整。适当进行康复锻炼，如在医生的指导下进行简单的肢体伸展运动，逐步恢复肌肉和筋脉的功能。同时，保持心情舒畅和良好的饮食习惯，避免痉病复发。

（吴潇哲）

第九节　卒中后肩手综合征

（供稿单位：天津市环湖医院中医科）

脑卒中患者往往合并多种并发症，肩手综合征是最常见的并发症之一，表现为患侧手、腕处及肩部出现水肿、疼痛和关节活动受限等，急重症患者恢复时间长，可导致患侧肩部及上肢畸形，严重影响患者身心健康及生活质量。中医对于肩手综合征无直接对应的名称，但有相关的文献叙述，最常见的认为脑卒中肩手综合征属于“偏枯”“痹证”范畴。脑卒中后痰浊阻塞经络，不通则痛，脑卒中患者气血逆乱，经脉不畅，气血不足无以滋养筋脉，血运不畅遂瘀结于腠理经络。

一、卒中后肩手综合征中医诊疗优势

目前西医治疗方式主要有药物治疗、手术治疗及康复训练等，能改善患者的功能活动。临床上用于治疗该病的西药有糖皮质激素、非甾体抗炎药等，这些药物可以缓解局部炎症反应、消肿止痛，但长期使用存在一定的不良反应，如血糖升高、胃肠道不适等，而且不能在根本上解决肩手综合征；星状神经节阻滞疗法改善肩关节疼痛起效快，但毕竟为有创治疗，有可能需要承担神经损害的风险。中医治疗该病方法众多，如推拿治疗、中药治疗等，尤以针灸治疗的应用最为广泛。中医药治疗本病具有简便安全、价格低廉、疗效优良等独特优势。

二、卒中后肩手综合征中医临证经验

该病发生时间常在中风后，人体内正气已伤，外邪侵入人体久未祛除，首先会影响气的运行，气为血之帅，血液的正常运行受阻，导致气血痹阻，不通则痛；经络阻塞，水道不通，水湿不行，泛于肌肤，则关节及手部水肿，不能濡养肌肉筋骨；四肢末端缺少血液的濡养，易发生肢体痉挛等症状。

中医药综合治疗能够疏通气血，活血化瘀，对经络的调节具有显著作用，能有效改善疼痛、水肿及其他症状。十四经脉是经络的主体，在治疗中起到重要作用。卒中后肩手综合征患者的肩手部，主要为手三阳经，其中手阳明大肠经尤其受到诸家的重视，符合“治痿独取阳明”之理。阳明经为多气多血之经，针刺阳明经有改善肢体运动的作用。推拿治疗能够疏通手三阳经气，进一步改善气血运行。中药外用于患侧手部、上肢与肩部，诸药可通过皮肤腠理吸收以疏通经络，加速致痛物质及炎症因子的消散，有效减轻神经组织损伤及肩部疼痛，抑制病情进展。

三、卒中后肩手综合征中医诊疗特色

（一）病因病机

从中医角度分析，本病可归属于中医“偏枯”“肩痹”“痹证”范畴。卒中患者脏腑亏虚，气血阴阳失调，肩手综合征发于卒中后，具有本虚标实的特点，肝肾两脏亏虚、气虚血少为本，痰浊、瘀血等病邪为标。总体看来，中风的基本病机为阴阳平衡失调，体内气血逆乱，上逆于脑导致猝然昏仆、意识不清；气机无法推动水液运行，以“痰”“湿”“瘀”为主的病理产物聚集于肢体，则患者肢体局部疼痛、肿胀、发绀。气虚、血瘀是导致本病的主要因素，血瘀则津液运行不畅，溢出脉外；气虚则鼓动无力，水液停滞聚集成湿，不通则痛，引发水肿、疼痛。上述症状限制患者的肢体活动。或久病卧床，活动量大幅减少，肢体活动量不足，日久肌肉萎废不用，发为“痿证”。

（二）治疗方案

1. 中药内服　方取化痰通络汤加减。组方：橘红、川芎、法半夏、当归、党参、石菖蒲、枳壳、远志、丹参、炙甘草等，早晚分服。方中橘红、法半夏有健脾燥湿之功，可治疗痰液滋生，石菖蒲则有开窍化痰之效，枳壳行气解郁，川芎、丹参活血化瘀，远志功在安神益智，祛痰消肿。

2. 针刺治疗　以“醒脑开窍”针刺法为主，结合局部取穴，肩髎、肩髃、肩贞、合谷等，通过对经络穴位的刺激，达到止痛、通经络、疏闭阻、调理气血的目的。每日 1 次，每次留针 30 分钟。

3. 电针治疗　电针可调节神经元的放电频率，使交感神经的兴奋性降低，改善患肢疼痛及新陈代谢，加速炎症物质和代谢产物的消散。选取患侧曲池、合谷、肩髎、肩髃、肩贞等进行电针刺激，一次 20 分钟，每日 1 次。

4. 推拿治疗　取患侧肢体，根据穴位经络，施以按、揉、拿、捏等手法操作，以疏通经络、消肿止痛为主，一次 30 分钟，每日 1 次。

5. 中药外用　通过中药湿敷，使药力深入腠理，经血脉、经络到达患部，调和经脉，畅通气血，不仅可缓解肿胀程度，还可改善“不通则痛”状态，抑制病情进展。一次 30 分钟，每日 1 次。

6. 拔罐疗法　利用罐内负压使局部皮肤充血而达到调节脏腑阴阳的作用。拔罐能够改善局部血流状况，使经络通畅。一次 10 分钟，每日 1 次。

7. 其他中医适宜技术　刺络放血、耳穴压豆、穴位贴敷等。

（王鑫宇）

第十节　失眠症

（供稿单位：成都市中西医结合医院名医馆）

失眠症表现为持续而频繁的入睡和睡眠维持困难，与焦虑、抑郁症状具有显著相关性，长期失眠还会诱发糖尿病、高血压、心脏病等疾病，在临床工作中属于中西医协作诊治类疾病。

一、失眠症中医诊疗优势

现代医学针对失眠症主要以镇静催眠类药物（如地西泮、佐匹克隆）及褪黑素受体激动剂（如雷美尔通）缓解症状，但其易产生疲乏、头晕等不良反应，长期使用会在无形中导致过度镇静、成瘾性、耐药性及神经毒性等副作用；另外，西医还强调失眠认知行为疗法，但该治疗方案需专业人员指导，治疗周期较长。西医治疗的上述特点，使其在临床应用中受限。相比于西医常用治疗方式，中医治疗方法丰富，如中药、针灸、穴位贴敷、耳穴、推拿等，采用辨证论治，在改善睡眠的同时亦能缓解各种兼夹症状，标本兼治，不仅无明显副作用，且远期疗效佳，存在安全性高、无依赖性等特点。

二、失眠症中医临证经验

（一）综合医院中医科失眠症患者特点

我们发现很多出现失眠表现的患者，多数病程较长，失眠严重程度逐渐加重，部分已短期或长期服用右佐匹克隆、阿普唑仑、奥氮平、帕罗西汀等西药,多因疗效欠佳、副作用太大或病情易反复而来就诊。然而近年来,因失眠就诊的人群逐渐年轻化,可见到学业紧张的青少年学生、工作压力大而疲惫不堪的中青年人群表现为反复失眠。在综合医院中医科就诊的失眠患者往往具备以下特点:

1. 因学业或家庭等因素出现失眠不适的青少年,且多数伴有心理情绪异常。失眠时间一般较短,主要诱因解除后失眠往往逐渐缓解。

2. 工作长期过劳、压力过大,生活不规律,失眠病程往往较长,影响日常生活。

3. 长期失眠,既往服用抗焦虑抑郁和安眠类药物,服药后情况尚可,撤药后反复,担心形成药物依赖,故来寻求中医特色治疗。

4. 顽固性失眠,病程长、病情反复,既往就诊经过丰富但疗效有限,为寻求有效治疗而来就诊。

5. 围绝经期妇女,因行经将止,体内雌激素水平波动变化,引起内分泌紊乱而以失眠为主要表现的就诊者。

综上,综合医院中医科失眠患者可出现在中医科室或者不同的西医科室,而在需要会诊的西医科室中所出现的失眠患者往往因西药治疗效果不佳或担心药物依赖等需要中医科医生参与治疗。

(二) 思路见地:辨病情轻重久暂、受病脏腑治疗

针对不同情况的失眠人群,中医药根据轻重久暂、受病脏腑及虚实表现进行辨证论治,重在调理脏腑、补虚祛实、归阴阳于平衡,帮助患者建立良好的入睡意识和规律。

1. 辨病情轻重久暂

(1) 本病轻者仅有少眠或不眠,病程短,舌苔腻、脉弦滑数,以实证为多,多以疏肝泻热、清化痰热、镇心安神为治,选用苦寒之夏枯草、黄芩清肝泻火,黄连、半夏、竹茹清化热痰。

(2) 重者则彻夜不眠,病程长,易反复发作,舌苔较薄,脉沉细无力,多以虚证为主,常以补益心脾、交通心肾、安神定志为治则,选用人参、黄芪、百合、熟地黄、龙眼肉、龙骨、牡蛎等扶正安神。

2. 辨受病脏腑　不寐主要病位在心,但肝胆脾胃肾等脏腑若出现阴阳气血失调,亦可扰动心神而发不寐。若兼有急躁易怒多为肝火内扰;若有不思饮食、腹胀、便溏、面色少华多为脾虚不运；若有腰酸、心烦、心悸、头晕、健忘多为肾阴虚，心肾不交；若有心烦易怒、视物昏花、脱发、月经过少等多是肝血不足、血不养魂；嗳腐吞酸多为胃气不和。

三、失眠症中医诊疗特色

（一）辨证分型及用药

失眠病因主要包括七情内伤、饮食失节、痰热上扰等实证因素及心肾不交、水火不济、劳倦过度、心脾两虚等虚证因素。在《黄帝内经》中，称为“不得卧”“目不瞑”，认为是邪气客于脏腑，卫气行于阳，不能入阴所致。在临床中表现为实证、虚证，根据病情久暂、受累脏腑可再细分为以下几种证型。

1. 实证

（1）肝火扰心证：不寐多梦，甚则彻夜不眠，急躁易怒，伴头晕头胀，目赤耳鸣，口干而苦，不思饮食，便秘溲赤；舌红，苔黄，脉弦而数。治法：疏肝泻热，镇心安神。代表方：龙胆泻肝汤、丹栀逍遥散。

（2）痰热扰心证：心烦不寐，胸闷脘痞，口干口苦；舌偏红，苔黄腻，脉滑数。治法：清化痰热，和中安神。代表方：黄连温胆汤。

2. 虚证

（1）心脾两虚证：不易入睡，多梦易醒，心悸健忘，神疲食少，伴头晕目眩，面色少华，四肢倦怠，腹胀便溏；舌淡苔薄，脉细无力。治法：补益心脾，养血安神。代表方：归脾汤。

（2）心肾不交证：心烦不寐，入睡困难，心悸多梦，伴头晕耳鸣，腰膝酸软，潮热盗汗，五心烦热，咽干少津，男子遗精，女子月经不调；舌红少苔，脉细数。治法：滋阴降火，交通心肾。代表方：六味地黄丸合交泰丸。

（3）心胆气虚证：虚烦不寐，胆怯心悸，触事易惊，终日惕惕，伴气短自汗，倦怠乏力；舌淡，脉弦细。治法：益气镇惊，安神定志。代表方：安神定志丸合酸枣仁汤。

（4）肝血不足证：眠差早醒，似睡非睡，噩梦，醒后乏力，心烦易怒，视物昏花，脱发，月经过少；舌淡，脉弱或弦细。治法：养血平肝，安神定志。代表方：安魂汤加减。

(二)治疗方案

1. 药物治疗　病证结合选取汤药或者合适的中成药口服治疗。

2. 针灸治疗　针灸以疏通气血经脉、安神助眠为主,往往可以起到立竿见影的效果。如百会、神门、安眠、三阴交、申脉等,均有安神助眠之功效。

3. 针药结合　药物与针灸并用,可以达到标本兼治的目的,同时可以明显缩短疗程。

4. 穴位贴敷治疗　对于轻症患者,选用合适的安眠贴外用贴敷治疗,有安神之效。可选用酸枣仁、黄连、肉桂、吴茱萸等药,外敷内关、涌泉、三阴交等穴位。

5. 耳穴压豆治疗　耳穴疗法局部刺激耳周穴位,达到整体调理的目的,适用于轻症失眠患者。

6. 背部刮痧、刺络放血疗法　适用于实证失眠患者。

四、中医治未病

1. 注重科普宣教　关注各临床科室易失眠人群特点,给予个性化指导方案。肝火扰心患者建议少食辛辣刺激、海鲜等发物饮食;心脾两虚患者建议少食坚硬、甜腻及油腻食品。

2. 注重调整情绪　失眠与情绪紊乱密切相关,通过调整情绪、舒缓压力、保持心态平和等方式,可有效预防失眠的发生发展。同时,有些患者服用抗焦虑或者抗抑郁药物易致药物依赖,这类人群更需注重情绪的管理。

(雷枭)

第十一节　周围性面神经麻痹

(供稿单位:贵州省人民医院中医科)

周围性面神经麻痹,属中医“面瘫”“口僻”“吊线风”“中风”范畴。

该病可发生于任何年龄，多见于冬季和秋季。发病急速，以一侧面部发病为多，严重影响患者的进食、说话等功能。然而，当前西医疗法疗效不理想，且容易复发，故中医药防治该病的研究日益增多。

一、周围性面神经麻痹中医诊疗优势

1. 辨证施治　中医根据面瘫的不同病因和症状，采用个性化的治疗方案。例如，风寒外袭型采用祛风散寒的中药治疗，风热袭络型采用疏风清热的中药，风痰阻络型采用祛风化痰的中药，气虚血瘀型则采用益气活血的中药。

2. 综合治疗　中医治疗面瘫不仅仅局限于单一疗法，而是结合多种治疗手段，如针灸、中药、拔罐、放血疗法、灸法等，形成综合治疗方案。

3. 针灸治疗　中医针灸在面瘫治疗中占有重要地位，通过刺激特定穴位，如阳白、四白、太阳、迎香等，来疏通经络和改善面部血液循环。

4. 特色疗法　中医还开发了多种特色治疗方法，如中药熏洗、穴位贴敷、杵针点刺、揿针、面瘫康复操等，这些方法在临床上显示出良好的疗效。

综上所述，中医在面瘫治疗中的优势在于其个性化的治疗方案、综合治疗方法及对患者心理状态的关注，这些都有助于面瘫患者的康复。西医在面瘫急性期的抗炎、消肿治疗中起关键作用，但对恢复期和后遗症的管理存在明显局限。对于患者而言，早期诊断、规范治疗（急性期）与综合治疗（恢复期）的结合是改善预后的关键。

二、周围性面神经麻痹中医临证经验

（一）综合医院中医科周围性面神经麻痹患者特点

1. 病情复杂　多合并糖尿病、高血压等基础疾病，影响神经修复。

2. 就诊延迟　首诊常选择神经内科、耳鼻喉科或者急诊科，中医介入相对滞后。

3. 治疗矛盾　部分患者已使用激素或者抗病毒药物，存在药物相互作用风险。

4. 心理焦虑　对容貌改变的敏感度高于专科医院就诊人群。

（二）分期诊疗要点

1. 急性期（发病 1~7 天）　核心病机：风邪袭络，经筋失养。治疗难点：①炎症水肿高峰期与针灸介入时机矛盾。②合并病毒感染时需辨病与辨证结合。③患者对激素治疗的过度依赖或排斥。

2. 急性加重期（发病 8~14 天）　核心病机：痰瘀互结，络脉阻滞。治疗难点：①味觉障碍影响中药口感依从性。②部分患者出现联动征早期表现。

3. 恢复期（后遗症期）（发病 15 天后）　核心病机：气血两虚，筋脉失荣。治疗难点：①面部肌肉纤维化与异常再生。②联动征、鳄鱼泪综合征等并发症。③患者治疗信心不足导致依从性下降。

（三）西医诊断标准的中医内涵解读

1. 起病急，常有受凉吹风史，或有病毒感染史：中医认为劳作过度，机体正气不足，脉络空虚，卫外不固，风寒或风热乘虚而入。

2. 一侧面部肌肉突然麻痹瘫痪，患侧额纹消失变浅，眼睑闭合不能，鼻唇沟变浅，口角㖞斜：中医认为由外邪入中面部经络，令气血痹阻，经筋功能失调，筋肉失于约束所致。

3. 某些患者伴随面部抽搐，颜面麻木发胀，中医考虑为风痰袭络，痰瘀互结所致。

4. 某些老年体弱患者，病程迁延不愈，中医考虑为气虚血瘀，素体气虚体弱患者，康复时间相对较长。

（四）思路见地：中医个性化、分期、分区治疗

针对不同的周围性面神经麻痹患者，中医药治疗的特点始终是辨证论治，同时根据分期调整中医治疗策略，根据面神经支配区域的解剖定位组成针灸处方。

1. 疾病分期

（1）急性期：风邪为标，正虚为本，治疗以“祛风不忘扶正”为主。

（2）急性加重期：是病机转化关键时期，以“风痰瘀”胶结形成病理轴心，治疗以“通络化痰祛瘀”为主。

（3）恢复期（后遗症期）：病机本质为“虚、瘀、痿”三位一体，治疗以“补虚通络，形神共调”为主。

2. 依面神经支配区域的解剖定位组成针灸处方

(1)前额区：穴位1，阳白水平向中线平移0.5cm；穴位2，悬颅与丝竹空连线的中点。

(2)面颊区：穴位3，即上迎香；穴位4，在迎香穴水平向外0.5cm；穴位5，巨髎穴向外移0.5cm；穴位6，颧髎穴向外移0.5cm；穴位7，地仓穴水平向外0.2cm；穴位8，穴位4与穴位7连线中点。

(3)下颌区域：穴位9和穴位10，在口角和目外眦分别向下引垂线，与口角下1cm平行下颌缘所引弧线的两个交叉点。

3. 临床辨证

(1)风寒袭络证：初期发病的患者多属此类。表现为突然口眼㖞斜，眼睑闭合不全，兼见面部受寒史，舌淡苔薄白，脉浮紧。治法：祛风散寒，温经通络。推荐方药：麻黄附子细辛汤加减。

(2)风热袭络证：表现为突然口眼㖞斜，眼睑闭合不全，继发于风热感冒或其他感染性疾病，舌红苔黄腻，脉浮数。治法：疏风清热，活血通络。推荐方药：大秦艽汤加减。

(3)风痰袭络证：表现为突然口眼㖞斜，眼睑闭合不全，或面部抽搐，颜面麻木作胀，伴头重如蒙、胸闷或呕吐痰涎，舌胖大，苔白腻，脉弦滑。治法：祛风化痰，通络止痉。推荐方药：牵正散加减。

(4)气虚血瘀证：恢复期或后遗症期多属此类，表现为口眼㖞斜，眼睑闭合不全，日久不愈，面肌时有抽搐，舌淡紫，苔薄白，脉细涩或细弱。治法：益气活血，通络止痉。推荐方药：补阳还五汤加减。

三、周围性面神经麻痹中医诊疗特色：多途径治疗方案

1. 药物治疗　病证结合选取汤药或者合适的中成药口服治疗。

2. 针灸治疗　采用循经与面部局部三线法取穴。

(1)急性期/急性加重期：以祛风祛邪、通经活络为主。第一周：循经取穴，取四肢和头部外周的百会、风府、风池、太冲、合谷等穴位。第二周：循经取穴，取头部及面部外周的百会、风府、风池、太冲、合谷(健侧或双侧)、神庭、太阳、下关、翳风、巨髎等穴位。随症配穴：舌前2/3，味觉丧失加廉泉；听觉过敏加听宫。亦可采用阳明经筋排刺法，即按照

阳明经筋循行路线，每隔 0.5 寸 1 针，排列成 2 排（约 8~10 针），留针 30 分钟。

（2）恢复期（后遗症期）：以活血化瘀，培补脾胃，荣肌养筋为主。循经取穴、头部穴位、面部局部三线法取穴。面部局部三线法取穴：从神庭、印堂、水沟至承浆，这些穴位在人体面部正中线上称为中线；阳白、鱼腰、承泣、四白、巨髎、地仓在面前旁正中一条线上，称为旁线；太阳、下关、颊车在面部侧面的一条线上，称为侧线。始终以三条基本线上的穴位为主穴。随症配穴：眼睑闭合不全取攒竹、鱼尾穴，鼻翼运动障碍取迎香穴，颏肌运动障碍取夹承浆穴。针刺 0.5~1.5 寸，采用平补平泻、间断快速小幅度捻转手法，200 转每分，捻针 2 分钟，间隔留针 8 分钟，重复 3 次，留针 30 分钟。亦可采用阳明经筋排刺法，具体操作同上。

（3）联动期和痉挛期：以培补肝肾、活血化瘀、舒筋养肌、息风止痉为主。

采用循经取穴配用面部局部三线法取穴针灸治疗：百会、风府、风池、太冲、合谷，刺法同前。神庭、太阳、下关、翳风、足三里、内庭，针刺 0.8~1 寸。神庭、太阳、下关、翳风采用平补平泻手法，足三里、内庭采用补法。若面肌跳动选行间、阳陵泉，采用泻法；若面肌萎缩则选用脾俞、三阴交穴针灸治疗，采用补法，留针 30 分钟。若出现倒错或联动，可以采用缪刺法（即在针刺患侧的同时配合刺健侧），根据倒错或联动部位选用太阳、下关、阳白、鱼腰、承泣、四白、巨髎、地仓、颊车等穴，还可配合艾灸或温针灸、热敏灸治疗。

（4）随证配穴：风寒外袭配风池和风府；风热侵袭配外关和关冲；气血不足配足三里和气海；瘀血阻络配血海；痰湿阻络配丰隆、三阴交；味觉减退配足三里；听觉过敏配阳陵泉；鼻唇沟变浅配迎香；人中沟歪斜配水沟；颏唇沟歪斜配承浆。

3. 揿针治疗　作为针灸治疗后的序贯疗法，可保持对穴位的持续刺激，增强针刺疗效。操作要点：告知患者每日对揿针穴位进行按压，每天 4~6 次，每次 2~3 分钟。

4. 电针治疗　适用于面肌萎软瘫痪者。一般选取阳白—太阳、下关—巨髎、颊车—地仓三对穴位。阴极在外周，阳极在中心部。波形为连续波，频率 1~2Hz，输出强度以面部肌肉轻微收缩为度。电针时间约 30 分钟。

5. 灸法治疗　适用于风寒袭络证，选取太阳、下关、翳风、承浆、阳白、鱼腰、承泣、四白、地仓、颊车、印堂、巨髎、承浆等面部穴位，采用温和灸、回旋灸、雀啄灸、温针灸或者热敏灸等方法。每次施灸约 20 分钟。

6. 拔罐治疗　适用于风寒袭络证各期患者。选取患侧的阳白、下关、巨髎、地仓、颊车等穴位。采用闪火法，于每穴位区域将火罐交替吸附及拔下约 1 秒钟，不断反复，持续 5 分钟左右，以患侧面部穴位处皮肤潮红为度。每日闪罐 1 次，每周治疗 3~5 次，疗程依病情而定。

7. 刺络疗法　适用于面瘫后期，口角㖞斜仍明显者。取穴：内地仓（口腔内颊部内侧相对地仓之小静脉）。

8. 梅花针叩刺治疗　适用于患侧肿胀明显，疼连肩背部者。取穴：太阳、地仓、下关、合谷、列缺等，根据病情，亦可辨证选取面部以外的穴位，配合刺络拔罐治疗。若出现面瘫侧肿胀明显，疼连肩背部，根据督脉循脊里、上达项后风府、沿前额下行鼻柱等中医理论，予后背督脉梅花针重扣拔火罐，大椎穴、肩井穴三棱针点刺出血加拔火罐。

9. 穴位注射　适用于临床各期患者。选取患侧面部的阳白、太阳、四白、迎香、巨髎、地仓、颊车等。穴位注射药物配制（经验方）：鼠神经生长因子 + 甲钴胺 + 维生素 B_1 配制成约 5ml 后，穴位注射。

10. 康复训练　面肌操。训练时每个动作肌肉收缩持续 10 秒，连续 10 次，间隔 10 秒。每个动作均要做到最大限度，每次训练以感到疲劳为度，不能运动或力量不足时，用手指协助完成，日 3 次。

（1）抬眉：前额部做吃惊、恐惧样动作；

（2）皱眉：两眉向中间集中；

（3）闭眼：用力闭，在眼角形成皱纹；

（4）皱鼻：向上拉鼻部皮肤，形成横跨鼻梁的皱纹；

（5）微笑：让患者像笑时那样，引口角向外上方；

（6）示齿：引口角向外上方，加深鼻唇沟；

（7）噘嘴：作吹口哨状闭唇，并向前噘起；

(8)鼓腮：用手指捏住嘴角以防漏气，另一手按住健侧颊部，向外吹气。

四、中西医协同治疗特点与分析

面瘫的中西医协同治疗以“病证结合、优势互补”为核心，通过整合中医整体观与现代医学病理机制，形成“阶段化精准干预、多靶点协同增效”的治疗模式，在缩短病程、减少后遗症、提高患者生活质量方面具有显著优势。中西医协同治疗的核心特点：

1. 病理阶段互补性干预

(1)急性期/急性加重期：西医抗炎消肿(激素)与中医祛风通络(针灸/中药)，形成“激素抑制炎症瀑布反应+针灸改善微循环”的协同效应。

(2)恢复期(后遗症期)：西医营养神经(B族维生素)与中医益气活血(补阳还五汤)，实现“神经轴索修复+经筋功能重建”的双重目标。

2. 治疗靶点多维覆盖　西医改善神经电生理传导，中医恢复经筋气血运行。

3. 不良反应相互制衡　激素治疗导致骨质疏松风险，中药骨碎补、淫羊藿补肾壮骨。

五、中医治未病

1. 未病先防　避免感受外邪，通过合理饮食、充足睡眠和适度锻炼来增强体质，提高免疫力，减少感染和其他疾病的风险，避免寒冷刺激，尤其是在季节交替、气温骤降时。

2. 既病防变　在面瘫发病期间，应积极治疗，防止病情加重或发生并发症。通过按摩面部穴位(如翳风、四白、风池、阳白、太阳、迎香、颊车等)，可以促进面部神经和肌肉的恢复，加速面瘫的痊愈。

3. 瘥后防复　在面瘫痊愈后，应采取措施防止复发。包括保持良好的生活习惯，如均衡饮食、充足睡眠、适度锻炼，以及避免过度疲劳。

(曾扬)

第十二节　头晕

（供稿单位：广东省人民医院中医科）

头晕，是一种常见的临床症状，涉及多个系统和器官的病理变化。在中医理论中属于“眩晕”范畴。其病因病机复杂，涉及多个脏腑功能失调及气血津液的运行异常。中医认为，眩晕的发生主要与肝、脾、肾三脏功能失调密切相关，同时，也与风、火、痰、瘀等病理因素有关。

一、头晕中医诊疗优势

整体观念：中医治疗眩晕不仅关注症状本身，还注重整体调理，通过调节脏腑功能、平衡阴阳来改善患者的整体健康状况。

辨证论治：中医根据患者的具体症状和体质，进行个性化治疗，避免了“一刀切”的治疗方式。

副作用小：中药治疗眩晕通常副作用较小，适合长期调理。

综合疗法：中医治疗眩晕除使用中药外，还包括针灸、推拿、食疗等多种方法，综合治疗效果显著。

二、头晕中医临证经验

（一）综合医院中医科头晕患者特点

1. 患者群体多样化　年龄分布：眩晕患者以中老年人为主，尤其是50岁以上人群，可能与高血压、动脉硬化、颈椎病等慢性病高发有关。但年轻人因生活压力大、作息不规律等原因，眩晕的发病率也在上升。

性别差异：女性患者多于男性，可能与女性更易出现贫血、内分泌失调（如更年期综合征）及情绪波动（如焦虑、抑郁）有关。

2. 病因复杂多样　多系统疾病：眩晕可能涉及神经系统（如脑供血不足、前庭神经炎）、心血管系统（如低血压、心律失常）、耳鼻喉科（如梅尼埃病、良性阵发性位置性眩晕）、内分泌系统（如低血糖、甲状腺功能异常）等多个系统的疾病。慢性病相关：许多眩晕患者伴有高血压、糖尿病、高脂血症等慢性病，这些疾病可能导致血管病变或代谢紊乱，进而引发眩晕。

3. 症状表现多样　眩晕类型：患者可能表现为头昏、头重、眩晕、站立不稳等多种形式。伴随症状：常见伴随症状包括头痛、恶心、呕吐、耳鸣、听力下降、心悸、乏力等。

4. 心理因素突出　焦虑与抑郁：部分眩晕患者伴有明显的焦虑或抑郁情绪，可能与长期眩晕导致的生活质量下降有关。躯体化症状：一些患者将心理压力转化为躯体症状，如眩晕、头痛、乏力等。

5. 病史复杂　长期病史：许多眩晕患者有较长的病史，可能反复发作，且经过多种治疗但效果不佳。多重用药：部分患者因合并多种慢性病，长期服用多种药物，可能导致药物相关性眩晕。

（二）头晕患者的治疗特点

1. 中西医结合诊断　综合诊断：眩晕作为一种非特异性症状，可能涉及多种疾病。在综合医院的中医科，眩晕的临床诊断需要结合患者的病史、体格检查及相关辅助检查（如头颅 CT/MRI、心电图、前庭功能检查等）明确病因，制定针对性的治疗方案。中医治疗眩晕时，四诊合参（望、闻、问、切），结合现代医学的诊断结果，充分发挥辨证论治的优势，为患者提供个性化的综合治疗。

2. 辨证论治为核心　个性化治疗：根据患者的具体症状和体质，进行辨证分型，制定个性化的治疗方案。

3. 综合治疗手段　药物治疗：以中药为主，结合西药（如改善脑循环药物、抗眩晕药物等）。非药物治疗：针灸，选取百会、风池、太冲等穴位，调节气血运行；推拿，通过手法放松颈部肌肉，改善局部血液循环；耳穴压豆，选取神门、皮质下等耳穴，调节脏腑功能；拔罐，在背部膀胱经走罐，疏通经络。

4. 注重调理与预防　调理体质：通过中药、食疗等方法调理患者的体质，改善气血阴阳平衡，预防眩晕复发。生活方式干预：指导患者调整饮食、作息、运动等生活习惯，避免诱发因素（如过度劳累、情绪波动）。

5. 心理干预　情绪疏导：对于伴有焦虑、抑郁情绪的患者，进行心理疏导，必要时结合中药（如逍遥散）或西药抗焦虑药物。身心同治：通过针灸、推拿等非药物疗法，缓解患者的紧张情绪，改善眩晕症状。

6. 慢性病管理　控制基础疾病：对于伴有高血压、糖尿病等慢性病的患者，结合西医治疗，控制基础疾病，减少眩晕的诱发因素。药物调整：对于因药物副作用导致眩晕的患者，调整用药方案，减少不良反应。

三、头晕中医诊疗特色

中医治疗眩晕的方法丰富多样，涵盖了药物、外治、针灸、推拿等多种手段。根据患者的具体病情和体质，结合辨证论治的原则，灵活运用这些方法，以达到最佳疗效。中医治疗眩晕的核心在于辨证论治，即根据患者的具体症状、体质及病因病机，将其分为不同的证型，并制定相应的治疗方案。以下是常见的眩晕辨证分型及治疗方案的详细说明：

（一）病因分析

1. 外感六淫　风邪：风为阳邪，其性轻扬，易袭阳位。外感风邪可上扰清窍，导致头晕。湿邪：湿性重浊，易阻滞气机，导致清阳不升，浊阴不降，引发头晕。寒邪：寒性收引，易凝滞气血，导致头部气血运行不畅，引发头晕。

2. 内伤七情　情志失调：长期情绪波动，如忧思、恼怒、抑郁等，可导致肝气郁结，化火生风，上扰清窍，引发头晕。惊恐伤肾：惊恐过度可损伤肾气，导致肾精不足，脑髓失养，引发头晕。

3. 饮食不节　过食肥甘厚味：长期饮食不节，损伤脾胃，导致痰湿内生，上蒙清窍，引发头晕。饥饱无常：脾胃受损，气血生化不足，导致清阳不升，脑失所养，引发头晕。

4. 劳倦过度　劳神过度：长期用脑过度，耗伤心血，导致心脾两虚，气血不足，脑失所养，引发头晕。房劳过度：肾精耗损，导致肾虚髓海不足，引发头晕。

5. 年老体弱　肾精亏虚：年老肾精自然衰退，或久病伤肾，导致脑髓失养，引发头晕。气血不足：年老气血生化功能减弱，导致清阳不升，脑失所养，引发头晕。

（二）辨证论治

1. 肝阳上亢型　主要症状：头晕目眩，头痛且胀，面红目赤，烦躁易怒，失眠多梦，口苦咽干，舌红苔黄，脉弦数。病因病机：肝气郁结，化火生风，上扰清窍。治疗原则：平肝潜阳，清热息风。

常用方剂：天麻钩藤饮、镇肝熄风汤。药物组成：天麻、钩藤、石决明、牛膝、杜仲、黄芩、栀子、益母草等。加减：头痛剧烈者，加川芎、白芷；失眠多梦者，加酸枣仁、夜交藤。

中成药：天麻钩藤颗粒、镇肝熄风胶囊。

针灸：取太冲、风池、百会、太阳穴，平肝潜阳。

食疗：菊花茶、芹菜汁。

2. 气血不足型　主要症状：眩晕乏力，面色苍白，心悸失眠，气短懒言，食欲不振，舌淡苔白，脉细弱。病因病机：脾胃虚弱，气血生化不足，清阳不升，脑失所养。治疗原则：补气养血，健脾安神。

常用方剂：归脾汤、八珍汤。药物组成：黄芪、党参、白术、当归、熟地黄、茯苓、远志、酸枣仁等。加减：心悸失眠者，加龙骨、牡蛎；食欲不振者，加山楂、神曲。

中成药：归脾丸、八珍颗粒。

针灸：取足三里、气海、百会、内关穴，补气养血。

食疗：红枣粥、黄芪炖鸡。

3. 痰湿内阻型　主要症状：眩晕头重，胸闷恶心，呕吐痰涎，食欲不振，舌苔白腻，脉滑。病因病机：脾失健运，痰湿内生，上蒙清窍。治疗原则：化痰祛湿，健脾和胃。

常用方剂：半夏白术天麻汤、温胆汤。药物组成：半夏、白术、天麻、陈皮、茯苓、竹茹、枳实、甘草等。加减：胸闷恶心者，加藿香、佩兰；食欲不振者，加砂仁、白豆蔻。

中成药：半夏白术天麻丸、二陈丸。

针灸：取丰隆、中脘、阴陵泉、内关穴，化痰祛湿。

食疗：薏米粥、陈皮茶。

4. 肾精不足型　主要症状：眩晕耳鸣，腰膝酸软，健忘失眠，遗精早泄，舌红少苔，脉沉细。病因病机：肾精亏虚，髓海不足，脑失所养。治疗原则：补肾填精，滋阴养肝。

常用方剂：六味地黄丸、左归丸。药物组成：熟地黄、山茱萸、山药、枸杞子、菟丝子、龟甲胶、鹿角胶等。加减：耳鸣耳聋者，加磁石、石菖蒲；

腰膝酸软者，加杜仲、牛膝。

中成药：六味地黄丸、左归丸。

针灸：取肾俞、太溪、百会、三阴交穴，补肾填精。

食疗：黑芝麻糊、枸杞炖乌鸡。

5. 瘀血阻络型　主要症状：眩晕头痛，痛如针刺，面色晦暗，舌质紫暗或有瘀斑，脉涩。病因病机：瘀血内停，阻滞脑络，气血运行不畅。治疗原则：活血化瘀，通络止痛。

常用方剂：血府逐瘀汤、通窍活血汤。药物组成：桃仁、红花、川芎、赤芍、丹参、当归、生地黄、牛膝等。加减：头痛剧烈者，加全蝎、蜈蚣；面色晦暗者，加三七、鸡血藤。

中成药：血府逐瘀胶囊、复方丹参片。

针灸：取膈俞、血海、太冲、百会穴，活血化瘀。

食疗：山楂茶、红花酒。

6. 风火上扰型　主要症状：眩晕头痛，面红目赤，口苦咽干，烦躁易怒，舌红苔黄，脉弦数。病因病机：肝阳化火或外感风邪，风火上扰清窍。治疗原则：疏风清热，平肝息风。

常用方剂：羚角钩藤汤、龙胆泻肝汤。药物组成：羚羊角、钩藤、菊花、夏枯草、龙胆草、黄芩、栀子等。加减：口苦咽干者，加玄参、麦冬；烦躁易怒者，加珍珠母、磁石。

中成药：羚羊角胶囊、龙胆泻肝丸。

针灸：取太冲、风池、百会、太阳穴，疏风清热。

食疗：菊花茶、决明子茶。

（三）其他中医特色治法

1. 中药外敷　将具有活血化瘀、通络止痛作用的中药（如川芎、白芷、天麻等）研磨成粉，调成糊状外敷于太阳穴或百会穴。功效：改善局部血液循环，缓解眩晕。

2. 中药熏洗　使用具有芳香开窍作用的中药（如薄荷、艾叶、菊花等）煎汤熏洗头部或足部。功效：疏通经络，醒脑开窍。

3. 穴位贴敷　将中药贴敷于特定穴位（如百会、太阳、风池等），通过药物渗透刺激穴位。常用药物：吴茱萸、白芥子、天麻等。

4. 推拿治疗　推拿通过手法刺激经络穴位，调节气血运行，缓解眩晕症状。常用手法：按揉法，用拇指按揉百会、太阳、风池等穴位，每穴1~2分钟；拿法，用拇指和其余四指拿捏颈部肌肉，放松局部紧张；推法，用拇指从印堂推至百会，反复操作3~5次；叩击法，用指尖轻轻叩击头部，促进血液循环。

辨证施术：肝阳上亢型，重点按揉太冲、风池，配合头部推拿；气血不足型，重点按揉足三里、气海，配合背部推拿；痰湿内阻型，重点按揉丰隆、中脘，配合腹部推拿；肾精不足型，重点按揉肾俞、太溪，配合腰部推拿。

5. 耳穴压豆　选取耳部穴位（如神门、皮质下、肝、肾等），用王不留行籽贴压，每日按压3~5次。功效：调节脏腑功能，缓解眩晕。

6. 拔罐疗法　在背部膀胱经或督脉走罐，重点拔罐大椎、风门、肺俞等穴位。功效：疏通经络，祛风散寒。

四、中西医协同治疗特点与分析

1. 综合诊断　中西医结合治疗眩晕可以综合运用现代医学的检查手段和中医的辨证论治，提高诊断的准确性。

2. 综合治疗　中西医结合治疗眩晕可以综合运用西药快速缓解症状和中药长期调理，达到标本兼治的效果。

3. 减少副作用　中西医结合治疗眩晕可以减少西药的副作用，提高患者的生活质量。

4. 个性化治疗　中西医结合治疗眩晕可以根据患者的具体情况制定个性化的治疗方案，提高治疗效果。

五、中医治未病

1. 体质调理　针对肝阳上亢体质、气血虚弱体质、痰湿体质等采用不同的调理办法。

2. 病因针对性预防　颈椎病相关头晕，练习颈部保健操（每天2次）；血压异常相关头晕，积极预防控制血压；前庭功能障碍，在医师的指导下进行前庭康复训练。

3. 生活方式管理　注意饮食；适当进行体育锻炼，如八段锦等；保持合理的生活作息。

4. 情志调摄　缓解压力,如音乐疗法。

5. 中医特色技术　佩戴香囊、天灸、经络按摩保健等。

(于云红)

第十三节　突发性聋

(供稿单位:西安交通大学第二附属医院中医科)

突发性聋,又名特发性突聋,是指短时间内迅速发生的、原因不明的、明显的感音神经性聋。患者听力损失可在数分钟或数小时内达到高峰,或可伴有耳鸣及眩晕。本病春秋季节易发,多见单耳发病,发病年龄多在40~60岁。在综合医院环境中,患者可能因突发性听力损失直接就诊于中医科,或在疾病发展的不同阶段,因伴随症状而在其他科室接受治疗。中西医各展所长,针对疾病的不同阶段和表现,实施个性化、分阶段的对证治疗。作为综合医院中时常遇见的听力障碍急症,其诊疗过程体现了中西医协作的优势。

一、突发性聋中医诊疗优势

中医称本病为“暴聋”。本病为耳科急症,预后较其他感音神经性聋好,部分患者可自愈。一般情况下,治疗越迟,预后越差,听力损失越重;伴严重眩晕者,预后越差;听力图呈陡降型者较上升型者预后差;病程越长,预后越差,病程超过1个月者,大多数听力无法提高。西医学认为其发病机制可能与内耳微循环障碍、病毒感染、免疫因素、耳蜗神经损伤等有关,但确切病因尚未完全阐明。目前,西医治疗以糖皮质激素、改善微循环、营养神经及高压氧治疗为主,但疗效存在个体差异,部分患者恢复不佳。相比之下,中医基于整体观念和辨证论治原则,在特发性突聋的治疗中展现出独特优势,尤其在改善症状、减少后遗症及提高长期预后方面具有显著效果。

（一）中医诊疗优势

1. 辨证论治，个体化精准治疗　本病临床上多以耳聋耳鸣为其主要特征，部分患者会伴头晕等临床表现。多由感受风邪、烦劳过度、耗伤气血、愠怒生气等因素导致脏腑功能失调、耳窍闭阻而成本病。中医治疗，首先要明确本病的病因病机，病性虚实，根据患者症状、舌脉表现进行辨证分型，确立疏风散邪、平肝息风、补益肝肾、健脾益气等基本治法。临床研究显示，辨证论治可显著提高有效率（中西医结合组达 85% 以上，优于单纯西医组 70%）。

2. 多途径综合干预，提高疗效　除内服中药外，中医还结合多种外治法协同治疗。如针灸疗法：取听宫、翳风、中渚等穴，疏通经络，改善耳蜗血供，Meta 分析表明，针灸联合西药较单纯西药有效率提高约 30%；耳穴贴压：刺激耳部穴位（如内耳、神门），调节自主神经功能；穴位注射：如当归注射液注射听宫穴，直接改善局部微循环；中药熏蒸 / 离子导入：使药物经鼓膜渗透至内耳，增强疗效。

3. 减少西药副作用，提高安全性　活血化瘀类中药（如丹参、川芎）可替代部分扩血管西药，避免凝血功能异常。

4. 改善长期预后，减少后遗症　急性期（<2 周）：中西医结合可更快改善症状，缩短疗程。迁延期（>2 周）：西医治疗受限，而中医通过通络开窍（如通窍活血汤）、补肾益精（如六味地黄丸）仍可促进听力恢复。恢复期：中医调理体质（如健脾益气、疏肝解郁），减少耳鸣残留，降低复发率。

5. 调节情志，改善心理状态　“肝开窍于耳”，中医理论强调情志因素对耳聋的影响，通过疏肝解郁结合情志疗法，可缓解患者的焦虑、抑郁，间接促进康复。

（二）中西医结合治疗的临床价值

急性期：西医快速控制炎症，中医辨证施治，提高有效率。迁延期：以中医为主，结合营养神经药物，改善微循环。预防复发：中医体质调理，增强抗病能力。

二、突发性聋中医临证经验

（一）综合医院中医科突发性聋患者特点

1. 突发性听力下降，多伴有耳鸣、耳闷胀感，部分患者有眩晕症状。

2. 长期使用西药治疗，如糖皮质激素、改善微循环药物，但效果不佳或寻求非药物治疗方法的患者。

3. 因其他慢性疾病服用多种药物，导致药物性听力损害的患者。

4. 肿瘤放化疗、术后出现的突发性听力下降。

5. 以其他疾病为主诉就诊，中医辨证发现与肝肾不足、气血亏虚相关的突发性听力损失。

这些患者可能来自中医科室，也可能是在西医科室治疗过程中，因西药治疗效果有限或存在药物副作用，而需要中医参与治疗。

（二）西医诊断标准相关中医内涵解读

1. 听力突然下降　中医辨证多考虑与风邪外犯、肝肾不足、气血亏虚有关。治疗上以疏风散邪、补益肝肾、调养气血为主。

2. 伴有耳鸣、耳闷胀感　这些症状多由气滞血瘀、湿浊上扰引起。治疗应以活血化瘀、行气通窍、祛湿泄浊为主。

3. 出现眩晕症状　考虑与痰湿中阻、清阳不升有关。治疗应以化湿祛痰、升清降浊为主。

（三）思路见地：中医个性化、分期治疗

针对突发性聋，中医药的治疗特点是辨证论治，同时根据疾病的轻重缓急，考虑短期疗效和长期预后。治疗重在调整肝肾、气血的平衡，促进听力恢复。

1. 分期治疗

（1）急性期：以祛邪行气通窍为主，旨在迅速改善耳部微循环，促进听力恢复。常用方药如川芎茶调散、镇肝熄风汤等。

（2）恢复期：以补益肝肾、调养气血为主，旨在巩固治疗效果，防止复发。常用方药如耳聋左慈丸、金匮肾气丸、益气聪明汤等。

2. 个性化治疗

（1）根据患者体质、年龄、性别等因素，调整治疗方案。如青年患者多以祛风散邪、平肝息风为主，老年患者则注重补益肝肾。

（2）考虑患者伴随症状，如眩晕、耳鸣等，进行针对性治疗。如眩晕患者加用化湿祛痰药物，耳鸣患者加用行气通窍药物。

三、突发性聋中医诊疗特色

（一）病因病机

暴聋病因病机分虚实两端。实证多因外邪侵袭或肝胆火盛：外感风寒致肺失宣降，邪壅清窍；或邪传少阳、情志不遂致肝郁化火，肝胆火热循经上扰耳窍。虚证主要责之脾肾亏虚：先天不足、久病失养、纵欲熬夜耗伤肾精，肾阴亏虚则虚火内生上扰，肾阳不足则耳窍失于温煦；饮食不节、劳倦思虑伤脾，致气血生化不足，清阳不升，耳窍失养；大病耗血，心血亏虚亦可致耳窍失荣。其病机关键在于实邪闭阻耳窍或脏腑虚损致清窍失养，与肺、肝、脾、肾等脏腑功能失调密切相关。

（二）中医证候诊断

有单耳或双耳听力下降，先辨虚、实，虚证耳鸣不甚，安静环境下耳鸣明显，实证耳中觉胀，鸣中不断，按之不减，嘈杂环境下耳鸣加剧。根据就诊时暴聋发生的时间可分为初发暴聋和暴聋日久。初发者多见实证：风邪外犯证、肝阳上亢证，对于素体本虚者，初发亦可见虚证，如脾肾两虚证；暴聋日久者，常见的有肝肾阴虚证、肾气/阳不足证等。

1. 风邪外犯证　多发于外感或受寒之后，突发听力下降，伴鼻塞、流涕，或有头痛、耳痛、耳胀闷感，或有恶寒、发热、身痛，舌质红，苔薄白，脉浮。

2. 肝阳上亢证　多发于情志抑郁或恼怒之后，突发听力下降，耳鸣如潮或如风雷声，伴口苦口干，便秘尿黄，面红、目赤，舌红苔黄，脉弦数。

3. 脾肾两虚证　突发听力下降，耳鸣不著，安静环境下耳鸣明显，夜眠差，或有腰膝酸软，或有头晕，舌质淡红，苔薄白，脉沉细。

4. 肝肾阴虚证　耳鸣、耳聋日久，症见眩晕，形体消瘦，口干舌燥，大便干燥，小便量少，眼目干涩，腰膝酸软，舌红，脉细数。

5. 肾阳亏虚证　耳鸣、耳聋日久，症见腰膝酸软，形寒肢冷，阳痿，小便清长，夜尿频数，舌质淡胖，苔薄白润，脉沉细。

（三）中医辨证论治

1. 初发暴聋

（1）风邪外犯证：治以疏风散邪。方药：川芎茶调散加减，川芎、白芷、羌活、细辛、防风、薄荷、荆芥、甘草。中成药可选用川芎茶调丸等。

（2）肝阳上亢证：治以平肝息风，滋阴潜阳。方药：天麻钩藤饮加减，天麻、钩藤、石决明、山栀、黄芩、杜仲、桑寄生、夜交藤、朱茯神、益母草、牛膝；或镇肝熄风汤加减，怀牛膝、生赭石、生龙骨、生牡蛎、生龟甲、生杭芍、玄参、天冬、川楝子、生麦芽、茵陈、甘草。中成药可选用龙胆泻肝丸、当归龙荟丸等。

（3）脾肾两虚证：治以健脾益肾，聪耳开窍。方药：益气聪明汤加减，黄芪、甘草、芍药、黄柏、人参、升麻、葛根、蔓荆子。中成药可选用补中益气丸、益气聪明丸等。

2. 暴聋日久

（1）肝肾阴虚证：治以滋阴清热，益气平肝。方药：耳聋左慈丸加减，磁石、熟地黄、山茱萸、牡丹皮、山药、茯苓、泽泻、柴胡。中成药可选用耳聋左慈丸、左归丸等。

（2）肾阳亏虚证：治以温肾助阳。方药：右归丸 / 肾气丸加减，干地黄、山药、山茱萸、茯苓、泽泻、丹皮、桂枝、附子。中成药可选用金匮肾气丸等。

（四）适宜技术

1. 针刺疗法　患者取仰卧位，穴位局部常规消毒后，选用 0.25mm × 50mm 的一次性毫针，对患者的患侧耳门、听宫、听会、翳风、外关进行针刺，进针深度为 0.5~1 寸，以捻转平补平泻法行针后，将电针连接至耳门、听宫，调节电针波形为连续波，频率为 1Hz，留针 25 分钟，15 天为 1 个疗程。

2. 灸法　患者取坐位或仰卧位，在耳门、听宫、听会处点燃艾柱，行悬灸法。每日 1 次，15 次为 1 个疗程。艾灸疗法能使实邪有出路，虚证得阳气补助，阳生则阴长，耳窍经络通畅，气血充足，因而得以濡养，发挥正常的听觉功能。

3. 按摩缓解手法

（1）鸣天鼓：双手掌心紧贴于两耳，双手食指、中指、无名指、小指横按在两侧枕部，两中指相接触，将两食指翘起叠在中指上面，用力滑下，重重地叩击脑后枕部，即可闻及洪亮清晰之声，宛如击鼓。

（2）营治城廓：以双手分别自上而下按摩双侧耳轮。

（3）鼓膜按摩：用中指或食指头伸入外耳道口，在外耳道口轻轻摇动 10 余次，待外耳道的空气排出后，突然拔出指头，如此反复数十次；也可用两手中指或食指，将耳屏向耳道口推压，并使其封闭住外耳道口，一按一放，有节奏地反复数十次，每天 2 次；或用鼓气耳镜放入耳道内，并使其封闭住外耳道口，有节奏地缓缓打气，边打气边观察鼓膜活动情况，每次打气 10 余下，每天 1 次，但不可用力过猛；或可用鼓膜按摩仪进行按摩。耳痛剧烈，或鼓膜充血明显、鼓膜穿孔者，不宜使用此法。

四、中医治未病

1. 注重预防与调养　从中医的养生理念出发，关注听力保护，提供个性化的听力保健方案。如建议患者避免长时间暴露于噪声环境，定期进行听力检查等。

2. 注重情绪与心理调适　很多突聋患者因情绪波动而发病或致病情加重。中医注重情绪管理，通过心理疏导、音乐疗法等方式帮助患者调整情绪，促进疾病康复。

3. 注重整体调理与养生保健　中医强调整体观念，通过调养肝肾、气血等整体机能，改善听力状况。同时指导患者进行八段锦、太极拳等导引运动，调节身心平衡，增强身体免疫力，预防疾病复发。

（吴喜利）

第十四节　焦虑状态

（供稿单位：北京大学第一医院中医、中西医结合科）

广义的焦虑包含焦虑状态与焦虑症。焦虑状态与焦虑症存在明显区别：焦虑症是一种长期的、具有明确诊断标准的心理障碍，需要通过药物和心理治疗等干预手段进行长期管理；而焦虑状态多为暂时性、情境性情绪反应，通常在外部压力缓解后逐渐消失。近年来，随着生活节奏的加快、工作压力的增加，焦虑状态的发生率不断上升，且呈现年轻化趋势。本文将从中医与西医角度探讨焦虑状态病因、发病机制、诊疗优势与具体治疗方案。

一、焦虑状态的中医诊疗优势

1. 中医整体观念与辨证施治 中医强调“天人合一”的整体观念，认为情志失调、气机不畅是焦虑状态的重要病因。通过辨证施治，中医能够根据患者的具体症状和体质，制定个性化的治疗方案，改善焦虑症状。中医在治疗中重视脏腑功能的调节，尤其是肝、心、脾、肾四大脏腑。

2. 中医治疗方法的多样性与安全性 中医治疗焦虑状态的方法多样，包括中药、针灸、推拿按摩、耳穴疗法、气功和饮食调理等。这些方法不仅可以缓解焦虑症状，还能够调理体质，改善患者的整体健康状况，且副作用较少，适合长期治疗和预防复发。

二、焦虑状态的中医临证经验

（一）综合医院中医科焦虑状态患者特点

焦虑状态的患者在中医科常见，尤其以女性和中青年患者居多。患者常表现为多种症状并存，如失眠、心悸、头晕、乏力、胃肠不适等。与西医治疗相比，患者更倾向于选择中医药治疗，因为中医药在缓解情绪、改善失眠和调理身体方面具有独特的优势，且无明显的药物副作用。

（二）思路见地

中医治疗焦虑状态的核心在于辨证施治。通过辨证，确定患者的主要病机，采取疏肝解郁、健脾养心、调和心肾等治疗方法，以达到调理情志、改善气血的效果。

三、焦虑状态的中医诊疗特色

（一）病因病机

1. 情志失调 情志失调是焦虑状态的主要病因之一。长期的情绪压抑、忧虑会导致肝气郁结、心神不安。肝主疏泄，肝气郁结会引发气机不畅，影响脾胃功能，进一步加重焦虑症状。

2. 气血失调 长期焦虑会导致气血亏虚，血不养心，引发心悸、失眠等症状。特别是在女性患者中，气血不足更为常见，易导致心脾两虚、失眠多梦。

3. 脏腑功能失调 焦虑状态主要涉及心、肝、脾、肾四大脏腑。心主神明，肝主疏泄，脾主运化，肾藏精，脏腑功能失调，会导致心神失宁、肝气郁结、脾胃虚弱等症状，是焦虑状态的主要病机之一。

（二）治疗原则——分区、分级、分期

1. 分区治疗　针对不同症状选择不同的治疗方法。例如，主要表现为情志不畅的患者，侧重疏肝理气；以失眠为主的患者，侧重安神定志；胃肠不适的患者，侧重健脾和胃。

2. 分级治疗　根据焦虑状态的严重程度，分为轻度、中度和重度治疗。轻度患者可通过心理疏导和中药进行调理；中度患者需结合针灸、推拿等方法；重度患者则需联合心理治疗和中药进行系统性干预。

3. 分期治疗　在急性期，主要采取疏肝解郁、安神定志的方法，快速缓解患者症状；在缓解期，注重调理脏腑功能，进行健脾养心、调和心肾的长期治疗。

（三）治疗方案

1. 中药治疗

（1）柴胡疏肝散：疏肝解郁，和胃止痛。主要用于肝气郁结型焦虑状态，症状表现为情绪抑郁、胸闷胁痛、易怒等。组成：柴胡、白芍、香附、陈皮、甘草、枳壳、生姜等。应用：此方侧重于疏肝解郁、调和脾胃，能够有效缓解患者的情绪波动和身体不适，改善焦虑状态引起的消化问题。

（2）归脾汤：健脾养心，安神定志。主要用于脾虚心悸型焦虑状态，症状表现为心悸、失眠、健忘、食欲不振、乏力等。组成：人参、白术、茯苓、当归、龙眼肉、远志、甘草等。应用：此方侧重于健脾养心、补益气血，能够有效改善患者的睡眠质量，增强记忆力，缓解焦虑带来的身体疲惫感。

（3）天王补心丹：滋阴养血，安神定志。主要用于心肾不交型焦虑状态，症状表现为失眠多梦、心悸健忘、口干舌燥等。组成：生地黄、丹参、五味子、天冬、麦冬、远志、当归等。应用：此方侧重于滋阴清热、补益心肾，能有效改善患者的睡眠质量和情绪状态。

（4）酸枣仁汤：养血安神，清热除烦。适用于心肝血虚、阴虚火旺引起的焦虑状态，表现为失眠、烦躁、心悸、头晕等。组成：酸枣仁、茯苓、川芎、甘草、知母。应用：酸枣仁汤可滋阴养血、安神定志，特别适合以失眠为主要症状的焦虑状态患者。

（5）甘麦大枣汤：养心安神，缓解焦虑情绪。适用于心阴不足、心血亏虚的患者，症状表现为心烦不安、情绪低落、易哭泣等。组成：甘草、小麦、大枣。应用：该方剂简便易行，特别适合情绪波动较大的女性患者，能够有效改善情绪状态。

2. 中成药治疗

（1）安神补脑液：补肾安神，益气健脾。适用于神经衰弱、心悸、失眠、焦虑状态。应用：具有较好的安神效果，对长期处于焦虑状态的患者有显著的调理作用。

（2）解郁安神片：疏肝解郁，安神定志。适用于肝气郁结引起的焦虑状态，对工作和生活压力较大的患者效果特别明显。应用：该中成药能够通过改善情绪、调节睡眠有效缓解焦虑症状。

（3）养心安神丸：滋阴补血，安神定志。用于心脾两虚、心肾不交引起的焦虑状态，适合长期失眠、心悸、多梦的患者。应用：可作为长期调理药物，辅助改善患者的整体心理状态。

3. 中医外治

（1）针灸治疗：针灸通过刺激特定穴位，可以调节神经系统功能，改善患者的情绪状态和睡眠质量。对于急性焦虑状态患者，针灸能快速缓解症状，效果明显。常用穴位如下：

1）百会：位于头顶中央，具有调节大脑功能、安神定志的作用。对改善失眠、缓解头痛效果显著。

2）内关：位于前臂，具有调节心脏功能，缓解焦虑、心悸的作用。

3）神门：位于手腕，具有安神定志、缓解失眠和焦虑的效果。

（2）推拿按摩：推拿按摩可以放松肌肉、缓解紧张情绪，特别适合因工作压力大、久坐引起的焦虑状态。

1）头部按摩：通过按摩百会、太阳等穴位，促进头部血液循环，缓解紧张和压力。

2）肩颈部按摩：缓解肩颈部肌肉紧张，有助于放松身心，缓解因压力引起的焦虑状态。

（3）耳穴贴敷：通过神经反射调节人体的生理功能，可辅助缓解焦虑、改善睡眠，对情绪波动较大的患者效果较好。常用耳穴：神门、心、肾、内分泌。贴敷方法：在耳穴上贴敷王不留行籽，用以刺激穴位。

四、中西医协同治疗特点与分析

中西医结合治疗焦虑状态可以取长补短，西药能迅速缓解急性症状，而中医通过调理体质、改善情绪，从根本上调节患者的脏腑功能。具体方案包括：

1. 急性期　使用西药（如苯二氮䓬类药物）快速缓解症状，同时辅以针灸治疗，缓解紧张情绪。

2. 缓解期　逐渐减少西药剂量，增加中药调理，如使用归脾汤、柴胡疏肝散等，结合心理疏导和认知行为疗法。

3. 长期调理　采用中医养生保健方法，如太极、冥想、瑜伽等，结合中药调理，预防焦虑状态复发。

五、中医治未病

（一）情志调养

1. 心理调适　通过心理疏导、冥想、深呼吸等方法，帮助患者释放压力、调节情绪。尤其冥想和深呼吸练习，可以有效地放松神经系统，缓解焦虑情绪。

2. 社交支持　加强家庭和朋友的支持，鼓励患者多与人交流，缓解孤独和压抑感。

（二）饮食调理

1. 推荐食物　多食用富含镁、锌、维生素 B 族的食物，如燕麦、核桃、南瓜子等，有助于稳定情绪，改善神经系统功能。

2. 避免刺激性食物　减少咖啡因、酒精、辣椒等刺激性食物的摄入，避免引起情绪波动和加重焦虑状态。

（三）生活方式调整

1. 规律作息　保持规律的睡眠时间，避免熬夜。每天保证 7~8 小时的睡眠，有助于修复神经系统。

2. 适度运动　有氧运动如跑步、游泳、瑜伽等，可以释放内啡肽，缓解焦虑情绪。

3. 时间管理　合理安排工作和休息时间，避免长期高压工作，减少因时间紧迫引发的焦虑状态。

（孔德昭）

第十五节　偏头痛

（供稿单位：南方医科大学南方医院中医科）

偏头痛是临床常见的原发性头痛，以发作性的一侧或双侧中、重度搏动样头痛为特征，可伴有恶心呕吐、畏光怕声等症状，一般持续 4~72 小时，具有反复发作的特点。偏头痛是第二大常见的神经系统失能性疾病，与脑血管病、焦虑抑郁、睡眠障碍等疾病密切相关，严重影响患者的生活质量。偏头痛属于中医学“头痛”范畴，另有“脑风”“首风”“头风”“厥头痛”之名。中医在偏头痛的诊疗中具有独特的优势，通过整体观念和辨证论治，能为患者提供个性化的治疗方案。

一、偏头痛中医诊疗优势

首先，“整体观念”和“辨证论治”作为中医的两大基本理论，在偏头痛的诊疗过程中被充分体现出来。中医治疗偏头痛以辨证论治为指导原则，通过望、闻、问、切四诊合参，全面了解患者的体质、病因、病机及伴随症状，从而精准地辨证分型，如肝阳上亢、痰浊内阻、瘀血阻络等，制定个体化的治疗方案。其次，中医治疗方法丰富多样，以内服中药为主，同时采用多种外治法（针灸、推拿等）变通应用，在头痛发作之初、痛势未甚之时治疗，亦常获佳效。另外，中医强调“治未病”，注重预防和康复，通过指导患者调整饮食、情志、起居等生活方式，增强机体正气，减少偏头痛的复发频率，从根本上改善患者的生活质量。

二、偏头痛中医临证经验

（一）综合医院中医科偏头痛患者特点

1. 多为中青年群体，女性更为常见，多有家族史。

2. 病情复杂多样，病程长，常与其他疾病共存，如抑郁症、焦虑症、睡眠障碍等。

3. 偏头痛患者的治疗不足，严重影响生活质量。

4. 对中医治疗期望性高，依从性良好。

（二）西医诊断标准的中医内涵解读

偏头痛的西医诊断主要依据头痛的发作频率、持续时间、疼痛特征、伴随症状及排除其他疾病等因素进行综合判断。从中医角度解读，这些症状与中医辨证中的多种证型密切相关，具体如下：

1. 单侧搏动性头痛　单侧搏动性头痛是偏头痛的典型表现之一。从中医辨证角度来看，此类头痛多与肝阳上亢、肝风内动相关，表现为头痛呈搏动性，疼痛剧烈，常伴有头晕目眩。

2. 头痛伴随恶心、呕吐、畏光、畏声　西医诊断中，这些伴随症状是偏头痛的重要特征。中医辨证认为，此类症状多与肝胃不和、肝肾阴虚相关。肝胃不和导致胃气上逆，出现恶心、呕吐；肝肾阴虚则阴虚火旺，阴液无法上荣头窍，表现为畏光、畏声。

3. 头痛的持续发作和慢性过程　西医诊断中，头痛的持续发作和慢性过程是偏头痛的重要病理特点。中医辨证认为，此类病理改变多涉及瘀血阻滞、痰湿内阻、气血不足。瘀血阻滞经络，痰湿内阻中焦，气血不足失于濡养，均可导致头痛反复发作、迁延不愈。

（三）思路见地

1. 整体观念与辨证论治相结合　中医强调整体观念，认为偏头痛不仅仅是头部的病变，而是全身气血、阴阳失调在局部的表现。通过辨证论治，将偏头痛分为不同的证型，制定个性化的治疗方案。

2. 多方法综合治疗　结合中药内服、针灸、推拿、食疗与情志调节等多种方法，全面改善患者的健康状况。

3. 中西医结合，优势互补　中西医治疗偏头痛疗法多样，秉承着“急则治其标、缓则治其本”的原则，在发作期可结合应用止痛药或针灸、中药鼻疗法等外治疗法，缓解期则辨证选用中药、中成药或二者联合应用，可提高疗效，减少复发。

4. 重视患者教育与生活方式的调整　通过健康宣教，帮助患者正确认识偏头痛的病因、发病机制和治疗方法，树立科学理性的防治观念，避免过度使用镇痛药物。

三、偏头痛中医诊疗特色

（一）病因病机

偏头痛起止无常、反复发作，以内伤为主，偶有外感因素兼杂其中，主要涉及肝、肾、脾、胃经。外邪为引动诱发因素，头痛常因感受风、寒、湿、热之邪而反复发作，以风邪最为多见。故偏头痛病因病机主要为在感受风邪、情志内伤、饮食不节、忧思劳累、久病致瘀的基础上造成脏腑功能失调，风邪侵袭、风阳内动、痰浊阻滞、瘀血阻络而发为头痛。脑络阻滞、筋脉失养则是本病的核心病机。

“风、湿、瘀、虚杂合为病”是陈宝田教授对偏头痛病因病机认识的创新观点，其认为头部多风，头痛反复发作，其痛忽作忽止，常遇风诱发可加重；头部多湿，头痛常伴随恶心或呕吐痰涎，肢体困重；头部多瘀，头痛部位多固定，其性质呈跳痛、胀痛、刺痛；头部多虚，头痛常因疲劳发作或加重，休息、睡眠后疼痛症状常可缓解或消失，头痛缓解后，常出现疲乏无力等虚候。瘀、风、湿、虚四者之间相互影响，相互交错，难以分割。四者杂合致病，终使头痛反复发作，经久不愈。

（二）治疗原则

头痛分为发作期与缓解期。发作期：治疗为主，旨在快速缓解头痛。缓解期：扶正固本为主，旨在预防头痛发作、减少发作频率。

（三）治疗方案

1. 中药

（1）肝阳上亢证：平肝潜阳，息风止痛。推荐方药：天麻钩藤饮加减。

（2）痰浊内阻证：燥湿化痰，降逆止痛。推荐方药：半夏白术天麻汤加减。

（3）瘀血阻络证：活血化瘀，行气止痛。推荐方药：桃红四物汤加减。

（4）气血两虚证：补气养血，缓急止痛。推荐方药：八珍汤加减。

（5）肝肾亏虚证：滋养肝肾，育阴潜阳。推荐方药：大补元煎加减。

2. 中成药　辨证使用中成药可用于预防治疗。肝阳上亢证头痛，兼有血虚者，推荐使用养血清脑颗粒、正天丸；瘀血阻络证头痛，推荐使用天舒胶囊、丹珍头痛胶囊；痰瘀阻络证头痛，推荐使用头痛宁胶囊。

3. 其他中医特色疗法

(1) 辨经取穴针刺法：十二经脉中，六阳经及足厥阴经循行于头的不同部位，故可将头痛分为阳明、少阳、太阳和厥阴头痛。

1) 阳明头痛：疼痛部位在前额、眉棱、鼻根部。取穴：头维、印堂、阳白、合谷、内庭、阿是穴。

2) 少阳头痛：疼痛部位在侧头部。取穴：太阳、丝竹空、率谷、风池、外关、侠溪、阿是穴。

3) 太阳头痛：疼痛部位在后枕部，或下连于项。取穴：天柱、后顶、风池、后溪、昆仑、阿是穴。

4) 厥阴头痛：疼痛部位在颠顶部，或连于目系。取穴：百会、四神聪、太冲、阿是穴。

(2) 推拿治疗：一般头痛可开天门，推坎宫，按揉太阳穴，拿五经，拿风池穴，点按合谷穴。

(3) 热敏灸疗法：热敏灸是一种提高艾灸疗效的新型灸法。头痛患者的热敏穴位以头面部、背部及小腿外侧为高发区，如头部压痛点、风池、率谷、至阳、肝俞、阳陵泉等区域。每次选取上述 2~3 组穴位，每次治疗以灸至感传消失为度。

(4) 塞鼻法：选用活血、通络、止痛等中药研细末后，用布袋包少许药末塞鼻的一种中医外治法。左侧头痛塞右鼻孔，右侧头痛塞左鼻孔，发作时用。

(5) 中医诊疗设备：光电治疗仪、疼痛治疗仪可辅助止痛。

四、中西医协同治疗特点与分析

（一）辨病与辨证相结合的诊断方式

西医借助详细的病史询问、完整的神经系统体格检查、必要的影像学及实验室检查等，更精准地诊断头痛的类型、原因和严重程度，有效避免漏诊误诊；在此基础上，中医结合相关检查结果，运用四诊合参，整体上把握患者的体质和病情特点，制定更具针对性的治疗方案。

（二）整体与局部相结合

中医强调“整体观念”，通过中药多成分、多途径、多靶点的作用，从整体上调节患者的体质，增强机体的自我调节能力；而西医则更注重局部病变的治疗，药物直接作用于降钙素基因相关肽、5-羟色胺受体，快速缓解症状。中西医结合治疗将整体与局部相结合，既能快速缓解症状，又能从根本上改善患者的体质。

（三）快速缓解与长期预防相结合

在急性期，非甾体抗炎药、曲坦类药物等结合中药塞鼻法，可在短时间内减轻头痛、恶心等症状；在缓解期，中医通过中药、中成药、特色疗法或联合西药进行预防性治疗，减少疾病的复发，提高患者的生活质量。中西医结合治疗不仅关注急性期的快速缓解，也注重缓解期的长期预防，为患者提供全面的治疗。

（四）减少药物依赖，降低不良反应

长期应用西药防治偏头痛可能出现药物疗效递减及多种不良反应，如胃肠道功能紊乱、药物过量性头痛等，加剧病情复杂性。中西医协同治疗策略引入中医药特色疗法，不仅能有效防治头痛发作，还可显著减轻西药带来的不良反应，降低患者对西药的依赖性，从而优化治疗效果。然而，也需警惕部分具有止痛效应的中药可能出现的过量服用问题，临床实践中应严格把控用药剂量，避免潜在的不良反应，确保治疗的安全性和有效性。

五、中医治未病

（一）未病先防

1. 起居预防 生活起居规律，按时作息，保证睡眠充足，适当运动，戒烟、少喝酒。

2. 饮食预防 饮食调摄，扶正固本，均衡膳食。少食可能诱发偏头痛的食物，如奶酪、巧克力、柑橘等。

3. 情志调节 保持心情舒畅，避免情绪波动，因为情绪紧张是偏头痛的重要诱因。

（二）既病防变

1. 早期干预 在先兆期或头痛刚发作时早期介入中药、针刺等干预，防止病情进一步恶化。

2. 针灸治疗 通过针灸刺激特定穴位(如百会、风池、太冲等),疏通经络,调节气血,缓解头痛症状。

3. 辨证论治 根据头痛证型选择合适的中药方剂治疗。

4. 记录头痛日记 包括头痛起始时间、持续时间、发生部位、性质、诱因、伴随症状等情况,偏头痛患者坚持对每次头痛情况进行观察和记录,有助于医生找到头痛发作的规律和诱因。

(三)病后防复

1. 坚持调理 在偏头痛缓解期,继续使用中药调理气血、阴阳,增强体质。

2. 避免诱因 注意避免诱发偏头痛的因素,如过度劳累、情绪波动、气候变化等。

3. 间歇性针灸 定期进行针灸治疗,巩固疗效,减少复发。

通过“治未病”理论的这三个方面,中医能够从整体上预防和干预偏头痛的发生、发展和复发,体现了中医“预防为主”的理念。

(谢炜)

第十六节 帕金森病

(供稿单位:解放军总医院中医医学部)

帕金森病(Parkinson disease,PD),是一种常见的中老年中枢神经系统退行性疾病,典型病理特征为黑质多巴胺能神经元变性缺失,以及 α 突触核蛋白异常聚集形成路易小体。

一、帕金森病中医诊疗优势

PD 的西医治疗多以药物为主,但随着疾病进展,药效会逐渐递减,副作用也会越来越大,患者难以耐受;脑深部电刺激疗法(DBS)虽可部分改善患者运动障碍症状,但术后可能会出现神经刺激相关并发症;另外,PD 在临床检测方面缺乏客观化指标,存在诸多瓶颈,缺乏有效防治策略。

在此困境之下，中医凭借其独特的理论体系与丰富的实践经验，为PD治疗带来了新的曙光，展现出诸多令人瞩目的优势。PD在中医学归属于“颤证”范畴。我们多年临床经验发现中医药治疗PD的优势包括：

1. 治疗作用 中药可以在PD早期减轻患者肌肉强直、动作笨拙、肢体震颤等症状，减少帕金森以多巴丝肼为主的药物剂量，起到延缓病情进展的作用。

2. 减少药物副作用 PD以多巴丝肼为主的西药治疗是目前指南推荐规范、标准的用药，但有“蜜月期”且副作用相对较大，中药治疗可以起到减轻西药毒副作用、缓解患者症状、增加西药效果的作用。

3. 减轻帕金森病患者非运动症状 如尿便障碍、睡眠障碍、情绪低落，甚至吞咽障碍、便秘等。西药治疗常常难以缓解此类症状，甚至使其加重；中药治疗会缓解这些症状，提高患者生活质量。

二、帕金森病中医临证经验

（一）综合医院中医科帕金森病患者特点

1. 大多数患者有明确的西医诊断，鉴于病情的复杂性与治疗的迫切需求，这些患者在就诊过程中同时就诊于神经内科和中医科，在服用西药的基础上服用中药，期望通过中西医结合的方式，探寻更优的治疗路径，实现病情的有效控制与生活质量的提升。

2. 患者服用左旋多巴类制剂后，症状虽能有所缓解，但随着用药时间增长，疗效逐渐减弱。部分患者因长期服药出现了诸如异动症、精神症状等不良反应。还有患者因无法耐受西药的副作用，难以长期坚持规律服药，致使症状反复，病情不稳定。因此，这类患者有服用中药治疗的需求。

3. PD患者通常并发多种非运动症状和其他疾病，如睡眠障碍、便秘、焦虑抑郁等。这些共病不仅影响患者的生活质量，也增加了治疗的复杂性。西医在治疗时，往往侧重于PD的核心症状，对于这些共病的综合管理存在一定局限性，导致患者整体治疗效果不理想，患者的情绪和生活质量受到严重影响。

总体来说，综合医院中医科就诊的PD患者多数经历过西医治疗，可因病情反复发作、药物不良反应、疗效不满意、并发其他症状等多种因素前来就诊。尤其很多患者除PD外还伴有其他疾病，而中医强调整体观念，注重从患者的体质状态、脏腑功能等宏观角度出发进行辨病辨证，采用内治外治相结合的方式进行治疗。因此，很多患者希望通过中医治疗，“一站式”解决PD及并发疾病的问题。

（二）西医诊断标准相关中医内涵解读

1. PD运动症状相关中医内涵解读

（1）运动迟缓：肢体动作缓慢、启动困难、动作幅度减小。肝主筋，全身筋膜依赖肝血的滋养维持正常的运动功能。PD患者若肝血亏虚，筋脉失养，筋膜挛急，就会出现肢体僵硬、运动迟缓。同时，肾主骨生髓，肾精不足，骨髓空虚，不能充养骨骼，也会影响肢体的正常运动，导致动作迟缓。

（2）肌强直：表现为肌肉紧张度增高，活动时阻力增大。肾主骨生髓，肾中精气充足才能充养骨髓，使骨骼强健，为肌肉提供有力支撑。若患者肾虚，肾精匮乏，骨髓生成无源，骨骼失养，则难以维持肌肉正常活动。同时，肾为阳气之根，肾虚则阳气不足，温煦推动无力，血行迟缓致瘀。瘀血阻滞经络，气血无法濡养肌肉筋脉，肌肉紧张挛缩，最终引发肌强直。

（3）静止性震颤：为不自主的节律性颤动，在静止状态下出现，活动时减轻或停止。中医理论中，人体阴阳平衡，气血调和，筋脉得养，肢体运动自如。若肝肾阴虚，阴不制阳，肝阳化风，内风扰动筋脉，气血运行紊乱，筋脉失其柔顺，就会出现肢体的静止性震颤。

2. PD非运动症状相关中医内涵解读

（1）抑郁：多属于中医学“郁证”范畴，其基本病机是肾虚肝木失养而郁结，肝郁不发则为病；或水火不济，心肾失调，虚火上扰而发病。

（2）便秘：肾开窍于二阴，司魄门启闭。肾虚则魄门启闭失司，大肠传导失常。标在大肠、本在肾。便秘有实证和虚证之分，实证常有肠道实热与气滞，虚证为气虚、阴虚及阳虚。

（3）失眠：属于中医“不寐”的范畴，基本病机是肝肾不足，阴阳失交，阳盛阴衰，神魂无主而发病。阳盛以心火、肝火、痰热常见，阴衰以肝肾虚衰常见。

（4）体位性低血压：属于中医“眩晕”“虚劳”范畴，PD患者体位性低血压多与肾虚相关。肾阳不足，升举无力，气血精微无以上奉，清窍失养；

或肾之精血亏虚，气虚导致血液不畅，脉管收缩无力，故见体位性低血压。

(5) 疲劳：为身体的一种主观感受，持续性存在。正常的身体状态应是气血充足、脏腑功能协调，精力充沛。若气血亏虚，脾胃运化无力，无法将水谷精微转化为气血，则肌肉筋脉失于濡养；或肝肾阴虚，肝血肾精不足，筋脉、脑髓失养；又或痰瘀阻络，气血运行不畅，不能通达四肢百骸，均可导致身体出现持续性的疲劳感。

(6) 膀胱功能障碍：PD 患者可出现夜尿、尿频、尿急、尿失禁及尿潴留、尿流变小等排尿障碍，属于中医“小便频数”“癃闭”“遗尿”的范畴，乃膀胱气化功能失常所致。肾主水，调节全身水液代谢，与尿液的生成和排泄关系密切。PD 伴排尿障碍多由肾气虚，摄纳无权，膀胱开合功能失常或元阳衰弱，失于温煦，气化失司所致。

（三）思路见地

治病求本是中医治疗疾病的基本原则。我们结合以往的研究成果及 30 多年的临床经验发现，PD 患者普遍存在与肾虚有关的表现，包括活动笨拙、二便异常、腰膝酸软、头晕耳鸣、齿枯发槁等症状。另外，我们还对 17 761 名 PD 患者进行了横断面研究，其中男 9 598 人、女 8 163 人，分析发现男女患病数呈现“八八”“七七”的规律性变化，分别从四八、四七起，以八岁和七岁为节段递增的特点，符合《素问·上古天真论》中男女肾气衰减的规律。震颤作为 PD 的症状之一，一直被历代医家归于风象，与肝有关。而肾属水，肝属木，水生木，肾生肝，肾肝为母子关系，因此，我们认为 PD 的“震颤”是水不涵木的表象，主要责之于肾。所以，我们发展了“诸风掉眩，皆属于肝”的理论，认为肾虚是根本，提出了肾虚血瘀是 PD 的基本病机。

三、帕金森病中医诊疗特色

（一）病因病机

1. 肾虚为本 肾为先天之本，随着年龄增长，肾中精气由盛至虚。肾精亏虚，脑髓失养，可出现行动、语言、思维等异常，如行动迟缓、肢体震颤等。肾与肝、脾关系密切，肾阴虚可致肝失所养，肝阳化风；肾阳虚可导致脾阳虚，脾失健运，气血生化乏源，聚湿成痰，痰浊瘀阻脉络，形成血瘀。

2. 血瘀为标　年老肾精亏损，血液生化乏源，导致血虚，脉道失于充盈，血行缓慢，久则成瘀；肾气虚，推动血液运行之力减弱，血行不畅，形成血瘀；肾阴虚亏致阴血不足，血脉滞涩成瘀；肾阳虚则温煦、气化乏力，血得寒则凝，凝滞为瘀。瘀血形成后，难以消散，阻滞在筋脉、脾胃等不同部位，出现肢体僵硬、动作迟缓、脾胃运化失司等症状。

3. 相互影响　PD 患者有肾虚基础，病久导致血瘀，而瘀血日久又可化热，进一步耗伤脏腑阴精，加重肾虚，两者互为因果，交织在一起，导致病情难愈。

从临床症状表现来看，PD 患者的诸多症状与体征也进一步印证了肾虚血瘀的病因病机。除了颤证典型的“震颤、强直”症状外，患者还常伴随头晕、耳鸣、失眠、多梦、腰膝酸软、尿频尿急、尿失禁、性功能障碍、自汗、盗汗、流涎、口干、便秘、情绪障碍、认知功能障碍等症状，以及现代流行病学调查发现的骨密度降低、齿发枯槁、构音障碍等隐性改变，这些都与肾虚相关。在微观层面上，多巴胺能神经元缺失、多巴胺分泌减少属虚证，这些改变都位于脑，其功能有兴奋性特点，因此当属肾虚；路易小体形成、Fe^{2+} 聚积皆为瘀象，路易小体镜下为赤色，铁亦为赤化之物，因此当属血瘀。这充分表明，中医对于 PD 肾虚血瘀病因病机的认识，无论是从宏观的临床症状，还是微观的病理改变角度，都具有高度的一致性与合理性，为临床以补肾活血法为主的辨证论治提供了坚实的理论依据。

（二）治疗方案

1. 药物治疗

（1）治法：以补肾活血为核心，兼顾肝、脾、心等脏腑。在补肾活血这一基本治法的基础上，根据 PD 患者常出现的多种非运动症状进行随证加减。具体而言，对于抑郁、焦虑症状，采用疏肝解郁、平肝潜阳之法；针对认知障碍、痴呆，运用滋补肾精之法；睡眠障碍以清心泻肝、豁痰通窍为治法；肢体疼痛采用养血柔肝之法；便秘根据虚实情况分别施以润肠通便、补气温肾之法；多汗依据气虚、阴虚、湿热的不同状况，分别采用益气固表、滋阴清热、清热祛湿之法；体位性低血压运用温补肾阳、益气升阳之法；排尿功能障碍则采用强壮肾阳、固摄下元之法。

（2）方药：补肾活血方加减。补肾活血方选用肉苁蓉、山茱萸、覆盆子、熟地黄等药物补肾，佐以当归、赤芍、川芎、丹参、水蛭等活血化瘀。在此基础上，针对不同症状予以加减：若患者存在抑郁、焦虑，以柴胡、香附疏肝解郁，天麻、钩藤平肝潜阳，以缓解情绪问题；出现认知障碍、痴呆症状时，加入生地黄、熟地黄、巴戟天、黄精等滋补肾精，改善认知功能；对于睡眠障碍患者，选用柴胡、黄芩、黄连清心泻肝除烦，半夏豁痰通窍，助力恢复正常睡眠；肢体疼痛者，添加白芍、当归养血柔肝、缓急止痛，川芎、丹参活血通经、行痹止痛，以减轻疼痛；治疗便秘时，实热者加桃仁、火麻仁润肠通便，大黄、芒硝通腑泄热；阴虚者重用生地黄滋阴润肠；气虚者用黄芪补气温肾通便；多汗症状的治疗，气虚者加黄芪益气收敛止汗，阴虚者加知母滋阴清热，湿热者加苍术清热祛湿；针对体位性低血压，加熟地黄、淫羊藿温补肾阳，黄芪益气升阳，以提升血压、改善症状；出现排尿功能障碍时，加入乌药、山药、益智仁等强壮肾阳、固摄下元，改善排尿异常情况。

2. 中医特色治疗

（1）针刺：推荐主穴有百会、风池、曲池、合谷、阳陵泉、足三里、三阴交、太溪、太冲。用平补平泻法或根据病情施用补法，每次留针 20~30 分钟，每天针刺 1 次，疗程根据病情而定。

（2）穴位贴敷：根据不同症状选取穴位，如便秘选神阙、足三里、脾俞、大肠俞；膀胱功能障碍选肾俞、关元、中极等。推荐贴敷药物如大黄粉（用于便秘）、乌药、益智仁、肉桂、吴茱萸（用于膀胱功能障碍）。将药物制成膏状贴敷在穴位上，每次贴敷时间根据具体情况而定，每天贴敷 1 次，疗程根据病情而定，注意防止皮肤过敏。

（3）推拿按摩：以按、揉、推、拿、滚等手法为主。在肢体关节部位按揉穴位缓解痉挛；头面部按摩百会、风池等穴位改善头部症状；腰背部推拿肾俞、肝俞等穴位调节脏腑功能，达到疏通经络、调和气血、缓解肌肉紧张的作用。

（4）中药泡脚：根据证型选择药物，如肝肾阴虚、心肾不交证用制首乌、夜交藤、熟地黄、刺五加等。中药水煎 2 000ml，控制在 40℃左右，药液深度没过脚踝，每次泡脚时间 15~30 分钟，每天 1 次，疗程根据病情而定。

（5）艾灸：如针对膀胱功能障碍，推荐主穴气海、关元。艾灸日 1 次，疗程根据病情而定，注意防止皮肤灼伤。

（6）太极拳：推荐流派为二十四式太极拳（国家体育总局推广版）。每次锻炼 30~60 分钟，每天 1 次，每周 3~4 次。注意适度热身，衣着宽松，场地平实，配合呼吸。注意防跌倒。

（7）五禽戏：每次锻炼 30 分钟，每天 1 次，每周 5 次。锻炼时需适度热身，衣着宽松，场地平实，配合呼吸。注意防跌倒。

（8）八段锦：每次锻炼 20~30 分钟，每天 1 次。注意适度热身，衣着宽松，场地平实，配合呼吸。注意防跌倒。

（9）饮食调理：给予高热量、高维生素、高纤维素，低盐、低脂、适量优质蛋白、易消化饮食。多吃新鲜蔬菜、水果，多食坚果类，适量饮用绿茶。进食蛋白类食物应与复方左旋多巴制剂间隔一定时间，至少饭前 1 小时或饭后 1.5 小时服药为宜。

（10）情志调理：关注患者的心理状态，鼓励其积极面对疾病，通过与患者交流、组织娱乐活动等方式缓解其焦虑、抑郁等不良情绪。

（11）预防跌伤：PD 患者行动不便，易跌倒。应注意保持环境整洁、地面干燥，并在患者活动区域安装扶手等进行防护，降低其跌倒风险。

综上所述，PD 是一种复杂的神经系统疾病，其症状多样且具有特征性，中西医诊断标准明确。中医对 PD 的认识基于多种病因病机，辨证涵盖肝风内动、肝肾阴虚等多种证型，情况较为复杂。中医针对 PD 的治疗手段丰富多样，但始终以辨证论治为核心，先精准判断证型，再据此灵活选用中药、针刺、推拿等多种特色疗法。在综合医院中，中医科医生在运用中医特色疗法治疗 PD 时，还需格外留意患者同时接受中西医治疗时的相互影响等相关问题，充分发挥中西医结合治疗的优势，为患者提供更优质的医疗服务。

四、中西医协同治疗特点与分析

（一）协同治疗特点

诊疗理念融合：西医通过精准检查明确诊断，药物治疗能快速改善运动症状，针对 PD 核心症状效果显著。中医则强调整体观念，从患者体质、脏腑功能等宏观角度辨病辨证，采用内治外治结合的方式，不仅治疗 PD，还兼顾并发疾病，实现“一站式”治疗，调节患者整体状态。中西医结合兼顾整体与具体症状，全面改善患者生活质量。

治疗手段多元：西医按症状、病情阶段分类治疗，规范标准，治疗包括药物、手术、运动疗法、心理治疗和康复护理等。中医基于整体观念与辨证论治，针对不同证型选方用药，对非运动症状也辨证治疗。配合针刺、穴位贴敷等特色疗法和全方位护理，多手段协同改善患者症状，提高生活质量。

（二）协同治疗分析

治疗优势互补：中西医结合治疗 PD 改善非运动症状效果优于单纯西药组，可缓解患者认知功能障碍、自主神经症状、抑郁情绪、体位性低血压、睡眠障碍、便秘等临床症状，提高生活质量。同时能协同增效改善运动症状、延缓病情进展，减轻西药毒副作用、减少西药用量、延长药物作用时间。

理论相互补充：西医对 PD 的病理特征有清晰认识，中医对其病因病机从肾虚血瘀及脏腑关系角度解读，明确运动和非运动症状的中医内涵。两者理论相互补充，为中西医结合治疗提供更全面的理论依据。

优化诊疗规范：中西医结合完善了 PD 的诊疗规范和疗效评价标准。中医通过补肾活血法及随证加减，配合特色疗法，西医通过精准诊断和分阶段药物治疗，两者协同提升诊疗水平，使 PD 的治疗更科学、规范，推动了医学在该领域的发展。

五、中医治未病

（一）未病先防

中医认为 PD 的发生与多种因素相关，可通过调整生活方式进行预防。在饮食上，遵循高热量高维生素高纤维素、低盐低脂适量优质蛋白易消化的饮食原则，多吃新鲜蔬菜、水果、坚果，适量饮用绿茶，有助于维持身体健康，减少患病风险。保持良好的情志状态也十分关键，避免长期焦虑、抑郁、恼怒等不良情绪，因为情志失调可能引发肝风内动，增加患病概率。可通过运动、冥想、社交等方式调节情绪，保持心情舒畅。对于有 PD 家族史或处于高危环境的人群，可根据中医体质学说进行调理。若为肝肾阴虚体质，可适当食用滋补肝肾的食物或中药进行调养，如枸杞、山药等，延缓疾病发生。

(二) 既病防变

对于 PD 患者,中医强调早期诊断和治疗,防止病情进展。在疾病早期,症状相对较轻,及时采用中医辨证论治,配合西药治疗,可有效控制症状,延缓病情发展。在治疗过程中,密切观察患者症状变化,根据病情调整治疗方案。若患者出现非运动症状,如抑郁、便秘等,及时进行辨证治疗。同时,通过中医特色疗法如针刺,以及练习太极拳等,增强患者体质,改善运动功能和平衡能力,预防跌倒等并发症的发生,提高患者的生活自理能力,实现既病防变的目的。

(杨明会、李敏)

第十七节　多发性硬化

(供稿单位:首都医科大学附属北京天坛医院中医科)

多发性硬化(multiple sclerosis,MS)是一种中枢神经系统的炎性脱髓鞘疾病。其特点为时间多发性与空间多发性,病程中常呈波动性的缓解和复发,病灶多发,临床表现复杂多变[1],MS 的常见临床表现有视力下降、复视、肢体运动感觉障碍、共济失调、膀胱或直肠功能障碍等。

一、多发性硬化中医诊疗优势

MS 大多有复发 - 缓解、反复发作、神经损伤累加、症状逐渐加重的特点,大多可分为急性期和缓解期,急性期一线治疗方法是糖皮质激素冲击疗法,能促进急性发病的 MS 患者的神经功能恢复,但不良反应常见。缓解期应用疾病修饰治疗(DMT),但目前治疗尚不能完全阻止疾病的进展,且多数 DMT 药物价格昂贵。中医治疗在疾病全程中均可进行干预,但各阶段特点不同,在急性期可帮助改善症状,减轻激素副作

[1] 中国免疫学会神经免疫分会,中华医学会神经病学分会神经免疫学组.多发性硬化诊断和治疗中国专家共识(2018 版)[J]. 中国神经免疫学和神经病学杂志,2018,25(6): 387-394.

用，而缓解期可改善神经缺损情况，调节机体免疫功能，减少复发。

二、多发性硬化中医临证经验

（一）综合医院中医科多发性硬化患者特点

综合医院中医科的MS患者大多处于缓解期，已经接受了激素冲击治疗，处于口服激素阶段，且正在应用各种类型DMT治疗，仅有少数病房会诊患者可能处于急性期。此外，很多患者已经历多次复发，接受了各种治疗方法而效果不佳，对疾病预后悲观，而对中医治疗MS抱有较大期望。

（二）西医诊断标准的中医内涵解读

西医诊断标准参照《多发性硬化诊断和治疗中国专家共识(2018版)》。本病在中医学中尚无确切的病名与之相对应，中医诊断主要根据其临床表现进行命名。如症状以运动障碍、无力为主，或者肌肉萎缩者，诊为“痿证”；以感觉障碍为主者，诊为“麻木不仁”；以复视、眼睛疼痛、视力下降甚至失明为主要症状者，诊为“暴盲”；视力损伤明显，出现视物不清、视野缺损、视物变色者，诊为“视瞻昏渺”[1]。

（三）思路见地

中医治疗MS在疾病不同阶段均可进行，急性期和缓解期治疗目标有所不同。中医调节免疫在于恢复机体原来的免疫稳态，有“补不足、损有余”的特点，而西医免疫修饰就是免疫抑制，“损有余”是其特点。

1. 急性期　一般首选激素冲击，尤其表现为运动、视觉障碍者，短程、足量是激素使用原则。对激素不敏感者，考虑静脉注射用免疫球蛋白(IVIG)。对于单纯感觉障碍者，中医辨证治疗也可完全缓解。急性期应用激素结合中医治疗，可改善患者神经功能缺损症状，如肢体麻木、疼痛、肢体瘫痪、视力障碍等，可减少激素副作用，如失眠、痤疮、便秘、肝功能异常等，促进患者康复[2]。

---

[1] 樊永平．多发性硬化的中医药病证结合治疗[J]．中华中医药杂志，2007，22(5)：289-292.

[2] 樊永平，王平，张星虎，等．二黄方治疗多发性硬化急性发作的临床观察[J]．北京中医药大学学报，2006(4)：273-276，28.

2. 缓解期　中医治疗不但可以改善乏力、失眠、多汗、怕风等症状，也能改善如运动、视觉、感觉、二便障碍等神经功能缺损，改善认知功能，降低复发率，提高患者生活质量。本团队研究[1]发现，中医辨证治疗可以调节机体免疫功能、减少复发、减轻复发时的神经损伤。针刺治疗可有效缓解 MS 患者的神经功能缺损程度，缓解疲劳症状，提高患者生活质量[2-3]。缓解期使用 DMT 药物治疗，要监测血常规、肝功能，如果有明显骨髓抑制和肝功能损伤时须停药。对于有肿瘤等基础疾病者，慎用免疫修饰药物。中医药与免疫修饰剂也可同用，取长补短，减少复发及引起免疫抑制的风险。此外，也可考虑单抗治疗，如奥法妥木单抗，但价格昂贵。

三、多发性硬化中医诊疗特色

（一）病因病机

先天禀赋不足、肾精亏虚是本病的主要内因，而外感六淫、七情内伤、饮食不当、劳累过度、产后百脉空虚及外伤等则是可能的诱发因素。病位在脑（眼）和脊髓，肾主骨，生精生髓，汇于脊为脊髓，肝主筋、藏血、开窍于目，脾主四肢肌肉，病变主要涉及肾、肝、脾三脏。本病中医辨证以肾虚为核心，涉及肝、脾，痰、湿、瘀兼有，虚实夹杂，可见肝肾阴虚、脾肾阳虚、痰湿热、气虚血瘀等[4-5]。

1. 肝肾阴虚证　腰膝疼痛，足跟痛，肢体酸重痛；视歧，视力减退；手足心热，阵发烘热，骨蒸潮热；盗汗，健忘，急躁易怒，颧红，遇热症状加重，舌红，少苔，脉细。

---

[1] ZHAO X，YANG T，CHENG F，et al.Abnormalcortical thickness in relapsing-remitting multiple sclerosis，correlations with cognition impairment，and effect of modified Bushenyisui decoction on cognitive function of multiple sclerosis [J].J Tradit Chin Med，2021，41(2)：316-325.

[2] 樊永平，陈克龙，尤昱中，等．补肾益髓胶囊治疗肝肾阴虚复发缓解型多发性硬化临床疗效观察[J]. 中华中医药杂志，2018，33(9)：4220-4223.

[3] 李康宁，樊永平，王文明，等．针刺治疗对复发－缓解型多发性硬化患者疲劳的疗效评价及作用机制[J]. 中华中医药杂志，2016，31(11)：4511-4514.

[4] 樊永平．多发性硬化中医病因病机和治疗[J]. 环球中医药，2013，6(9)：668-670.

[5] 樊永平，张庆．多发性硬化症状的中医诠译、脏腑属性分析[J]. 首都医科大学学报，2013，34(6)：885-890.

2. 脾肾阳虚证　遇冷症状加重，经常畏寒，四肢凉，下肢冷甚，肢体关节僵硬，肢体关节冷痛；面色皖白，排便无力，便秘，小便失禁，遗尿阳痿，性欲减退，智力减退，失聪，舌淡，苔薄白，脉沉。

3. 痰湿蕴热证　视歧，视力减退；足跟痛，酸重痛，肢体困重；头晕目眩，呕吐，头蒙如裹，排尿无力，苔白腻或黄腻，脉滑或滑数。

4. 气虚血瘀证　肢体拘急；肌肤肢体麻木，肢体关节刺痛，局部感觉发紧或束带感；倦怠乏力，肢体困重，食少纳呆，面色少华，自汗，出虚汗或容易汗出，劳累后症状加重，口淡，苔白腻。面色晦暗或黧黑，舌暗，脉紧。

（二）治疗方案

1. 辨证治疗　以补肾为核心，主证与兼夹证相结合进行选方用药[1-3]。

（1）肝肾阴虚证：治以滋补肝肾。方药：二黄方加减。熟地黄、生地黄、制首乌、水蛭、浙贝母、全蝎、连翘、天麻、益母草等。热象明显，加知母、黄柏；视力减退、视物昏花，可加女贞子、茺蔚子、青葙子、密蒙花；肢体无力，可加龟甲、鹿角胶、生黄芪；感觉障碍如肢体麻木、疼痛等症，可加桃仁、红花、桂枝、桑枝、路路通、钩藤、僵蚕等；如阴虚动风，出现头晕、面部麻木等症，则需加用白蒺藜、沙苑子、菊花等祛风药。

（2）脾肾阳虚证：治以温补脾肾。方药：右归丸加减。熟地黄、附子、肉桂、山药、山茱萸、菟丝子、鹿角胶、枸杞子、当归、杜仲等。如见面色皖白、畏寒肢冷、腹中冷痛，可加黑附子、干姜等；如见腹泻、下利清谷，可加补骨脂、肉豆蔻、五味子、吴茱萸等；如有小便不利、面肢浮肿，可加白术、泽泻、猪苓、茯苓等；如阳虚动风，出现肢体瞤动，可加僵蚕、全蝎、天麻、钩藤、蜈蚣、蝉蜕等祛风药。MS 患者脾肾阳虚症状较视神经脊髓炎谱系病患者多见，在 MS 的治疗中更应强调温脾补肾药物的使用。

（3）痰湿蕴热证：治以清热化痰或清热化湿。方药：温胆汤或二妙散

[1] 樊永平，王少卿．多发性硬化 / 视神经脊髓炎中医临床诊疗规范［J］. 首都医科大学学报，2018，39（6）：833-835.
[2] 樊永平，王苏．中医辨证治疗对复发缓解型多发性硬化患者复发率的影响［J］. 中医杂志，2015，56（8）：683-685.
[3] 樊永平．中医药辨证治疗多发性硬化的优势与不足［J］. 北京中医药，2005，24（4）：209-211.

加减。半夏、竹茹、枳实、陈皮、甘草、茯苓、苍术、黄柏等。如症见头昏沉、健忘、舌强语謇等,可予菖蒲郁金汤加减;如痰热内扰心神,出现失眠多梦、舌红苔黄腻,可予黄连温胆汤加减;如见下肢沉重僵硬、小便频数、舌红苔黄,可用四妙散加减;如舌苔黄腻且厚而干燥,大便干结不下,肢体麻木,可予升降散加减;如热盛动风,出现高热惊厥等,可予羚羊角面、生石决明、牛黄等。

(4)气虚血瘀证:治以补气活血。方药:补阳还五汤加减。黄芪、当归尾、赤芍、地龙、川芎、红花、桃仁等。如症状偏于上肢,可用黄芪桂枝五物汤加减;症状偏于下肢,可用黄芪赤风汤加减。如兼血虚,伴月经不调,睡眠不佳,少寐多梦,可选用归脾汤,以补脾养心为主,忌单纯使用活血化瘀药物;如血瘀较重,症见明显的瘀点瘀斑,皮肤粗糙,肌肤甲错,月经愆期甚至闭经,或局部针刺样疼痛,夜间加重,则需加强活血化瘀药物的运用。

2. 针灸治疗　多取百会、曲鬓、率谷、玉枕、神门、风池、心俞、脾俞、肝俞、环跳、足三里、三阴交等穴。一般单取患侧;也可先针健侧,再针患侧。采用平补平泻法,每次留针 30 分钟,每日 1 次,10 次为 1 个疗程。亦可采用灸法,取患处穴位 2~3 处,用清艾条温和灸 20~30 分钟,效果较好。

四、中医治未病

中医认为本病的发生,先天禀赋不足、肾精亏虚是主要内因,而外感六淫、七情内伤、饮食不当、劳累过度、产后百脉空虚及外伤等则是可能的诱发因素。因此,针对病因进行“未病先防”是治未病的第一阶段。生活中应做到食饮有节,起居有常,不妄作劳,调畅情志,避免接种不必要的疫苗以防徒增受邪风险。妇女产后注意避风寒,补益气血以改变产后体虚状况。

对已患者,如对伴有肢体运动感觉、语言、吞咽等功能障碍的患者,应早期在专业医生的指导下进行相应的功能康复训练,在应用大剂量激素治疗时,应避免过度活动,以免加重骨质疏松及股骨头负重。中西医均强调预防,减少复发,保持心情愉快。急性期忌海鲜、羊肉、小家禽,避免烟酒、暴晒、温泉、各种疼痛刺激或外伤、不必要的免疫接种,以及感冒。

(樊永平、仝延萍、杨涛)

第四章
泌尿系统疾病

第一节　卒中后神经源性膀胱

（供稿单位：天津市环湖医院中医科）

卒中可以导致多种功能障碍，其中卒中后神经源性膀胱（post-stroke neurogenic bladder，PSNB）出现排尿功能障碍，可表现为尿失禁或排尿困难，常并发泌尿系反复感染、尿路结石、肾积水，以致肾功能衰竭，同时影响患者的心理和情绪，极大地影响患者生活质量，并且增加死亡率和致残率。卒中后不同时期的临床表现差异很大，卒中急性期可以发生尿潴留，随时间迁延可恢复正常，也可持续排尿困难或继发尿失禁。我科结合现代诊疗技术与中医传统理论，探索并建立了卒中后神经源性膀胱的中医优势病种诊疗模式，通过针灸、电针、艾灸等外治法，结合尿路功能评价指标，形成了分期、辨证施治的系统化治疗体系，为尿潴留和尿失禁的精准诊疗提供了新思路，逐步完善了中医特色诊疗方案。

一、卒中后神经源性膀胱中医诊疗优势

目前，卒中后神经源性膀胱的西医治疗方案主要集中于药物干预（如抗胆碱能药物、α 受体阻滞剂等）和功能性康复训练。然而，这些治疗方法存在明显局限性。一方面，药物治疗常伴随口干、便秘、低血压等副作用，且药效因个体差异而不同；另一方面，长期导尿可能增加感染风险，而手术治疗的适应证有限且费用昂贵，难以成为广泛应用的手段。此外，康复训练依从性低，疗效因人而异，部分患者难以通过现有治疗方法获得显著改善。

与之相比，中医治疗在卒中后神经源性膀胱的诊疗中具有明显优势。基于整体观念和辨证论治理论，中医通过调理脏腑气血、疏通经络，改善膀胱气化功能失调，从根本上缓解尿失禁和尿潴留等症状。同时，中医强调个体化治疗，能够根据患者病情发展的不同分期提供精准的诊疗方案，特别是中医外治，如针灸、艾灸、穴位贴敷等，能够减少泌尿系统感染的发生，提高排尿功能，改善患者生活质量。

二、卒中后神经源性膀胱中医临证经验

（一）患者特点

卒中后神经源性膀胱多见于老年人，通常伴随高血压、糖尿病等基础疾病，具有病程长、症状复杂、恢复慢的特点。其主要临床表现为尿失禁或尿潴留，呈现虚实夹杂的病理特征：急性期多以膀胱湿热、气滞血瘀为主，恢复期则以肝肾亏虚、脾肺气虚为主。患者在不同分期的表现差异显著，急性期患者多以排尿困难或尿潴留为主，而恢复期或慢性期则逐渐表现为膀胱功能失调、尿失禁等症状。这些特征的存在往往对诊断和分期干预提出了更高的要求。

（二）西医诊断标准的中医解读

卒中后神经源性膀胱的西医诊断主要包括以下三点：①明确卒中的诊断；②存在下尿路、上尿路功能障碍及泌尿系统并发症（如尿潴留、尿失禁、反复感染等）；③上述症状与卒中时间相关，且无法用其他病因解释。这些标准从神经学和泌尿系统功能的角度出发，注重卒中后神经损伤对排尿功能的影响，具有明确的生理和病理学依据，同时强调症状与卒中发病之间的时间性和因果关系。

中医认为，卒中属“中风”范畴，因“脑为元神之府”，主神明、司运化，是五脏六腑之大主。卒中引发脑络闭阻，神机失常，神明不展，直接导致中枢对气血津液的调控功能障碍，气机升降出入失司，尤其影响三焦、肾与膀胱的通调与气化功能，从而导致脏腑气机紊乱，膀胱失其气化而发病。卒中的诊断为 PSNB 的病因提供了中医理论依据，进一步强调脑病与膀胱病的相关性。中医将其分别归属于“癃闭”（尿潴留）和“遗尿”（尿失禁）范畴。《素问·逆调论》云“肾者水脏，主津液”，《素问·灵兰秘典

论》指出“膀胱者，州都之官，津液藏焉，气化则能出矣”。中医认为，膀胱的正常功能有赖于肾的气化作用，肾主封藏、肺主肃降、脾主运化、三焦通调，缺一不可。卒中导致神机失调，使得上述脏腑生理功能受阻，是膀胱气化障碍、尿液排出异常的根本原因。此外，湿热壅盛、气滞血瘀等病理因素进一步加重了症状。PSNB 的发生与卒中密切相关，且通常伴随病程发展出现阶段性特点。中医强调辨证论治，认为急性期以膀胱湿热、气滞血瘀为主，恢复期以肝肾亏虚、脾肺气虚为主，病机呈现出“本虚标实”的动态变化。通过中医整体观念的解析，能够将症状的时间相关性与卒中后的脏腑功能变化相结合，为进一步诊治提供理论支持。

（三）思路见地

卒中后神经源性膀胱是脑卒中引发的中枢神经损伤所致排尿功能障碍的典型病症，其病理过程往往兼具神经功能紊乱与泌尿系统障碍的双重特点。中医认为，膀胱的正常气化功能有赖于肾的封藏司权、肺的肃降通调、脾的转输化生、三焦的气化疏布。其中“脑为元神之府”，卒中损及脑络，神机失调，进而影响气血运行及脏腑功能，导致膀胱气化不利、水液失于通调，进而形成尿潴留或尿失禁。从病机演变规律来看，本病整体呈“本虚标实”之势，早期多属实证，常见湿热壅盛、气滞血瘀等病理因素，表现为排尿困难、尿潴留；后期则以偏虚为主，常见肝肾亏虚、脾肺气虚等，表现为膀胱失约、遗尿不禁。我科在临床观察中发现，卒中后神经源性膀胱患者的证候类型与发病阶段高度相关，急性期患者实证占主导，以通调下焦、清热利湿、温阳行气为要；恢复期患者多见虚证，应以补益肝肾、固摄下元为本。临床实践中，我们在传统中医理论的指导下，以“分期辨证 + 多法协同”为治疗框架，通过针灸、电针、艾灸及穴位贴敷等外治法相结合的治疗体系，以系统化的干预方案应对不同分期的尿潴留和尿失禁。

三、卒中后神经源性膀胱中医诊疗特色

（一）病因病机

因脑为“元神之府”，脑卒中后，脑络损伤致使神机失常，神又为五脏六腑之大主，脑窍闭塞则经络不通，神不导气，气机不畅则致三焦、膀胱气

化不利，水液代谢失常，神经源性膀胱乃成。卒中后尿失禁病位在膀胱，与肾密切相关，膀胱上通于肾，其正常排尿功能有赖于肾的气化与固摄。《医学摘粹》云“肾司二便之门户，肾虚有寒，关门不固，是以遗溺”，说明尿失禁以膀胱失约、气化功能失调为标，以肾气不足、闭藏失职为本。卒中病机为本虚标实，以风火痰瘀为标，以肝肾亏虚为本，卒中并发尿失禁时，当以肝肾亏虚为本，肝肾不足则膀胱气化失司发为尿失禁，以温补肝肾、固涩止遗为治疗原则。

卒中后尿潴留属于中医学“癃闭”之范畴，小便的形成及排泄依靠肺通调、脾转输、肝疏泄、膀胱和肾的气化功能。该病的基本病机是膀胱和肾的气化功能失调，从而使得尿液的形成、排泄障碍。外感、内生湿热之邪使膀胱受到邪侵，造成膀胱的气化不利，究其病因有热毒、瘀血、气滞及湿热等。病位在肾，但与肝、脾、肺也有密切的关联。同时，该病还存在虚实之分，其中“膀胱湿热、肺热壅盛、肝郁气滞、瘀血内阻，膀胱气化不利者是为实”，而“脾胃不升、肾阳衰惫、膀胱气化不利者是为虚”。

（二）诊疗思路

我科在临床实践中，基于“脑为元神之府”“神不导气则膀胱失化”的病机认识，提出以“调神启闭、助气化通利”为核心的治疗思路，强调调神为本、通化为标。该思路体现了中医整体观与辨证论治的基本原则，认为卒中后神机失调，气血运行紊乱，影响三焦与膀胱的气化功能，是神经源性膀胱发生和演变的根本机制。在辨证体系构建上，我科结合临床证候演变特点，将卒中后神经源性膀胱主要分为“尿潴留型”与“尿失禁型”两类，明确以病机演变为基础、以分期变化为依据进行分型诊治。急性期多属实证，常见湿热壅滞、气滞血瘀，治疗上以清热利湿、温阳行气、通调三焦为主，强调化实通利；恢复期多属虚证，常见肝肾亏虚、脾肺气虚，治疗上侧重于补肾固涩、调神宁志，强化膀胱摄纳功能。我科在此基础上，逐步建立起以中医外治法为核心的综合干预体系，构建了“分期辨证＋多法协同”的干预策略，确保治疗因时因证而变，体现中医个体化精准治疗理念。该体系已在临床中实现规范化应用，并在改善排尿功能、提高患者生活质量方面取得良好疗效。

（三）治疗方案

1. 常规针刺　基于“调神助阳、通调三焦”的原则，选取百会、印堂、水沟、内关等以醒脑开窍、调和气机；阳陵泉、阴陵泉、足临泣、三阴交以疏通经络、调畅水道。①尿失禁：选次髎、肾俞，属膀胱经与肾经要穴，以补肾助约、调摄小便。②尿潴留：选关元、气海、中极、水道等任脉要穴，以温阳行气、通利下焦，助膀胱气化。

2. 电针　以电针加强穴位刺激效应，增强逼尿肌神经支配与膀胱收缩能力。①尿失禁：选穴次髎 - 肾俞。操作：调制高频（50Hz）密波，予以1mA 强度，以患者耐受为度，治疗时间 20 分钟，日 1 次，强化肾气固摄，提升括约肌张力。②尿潴留：选穴气海 - 中极。操作：调制低频（2Hz）疏密波，予以 1mA 强度，以患者耐受为度，治疗时间 20 分钟，日 1 次，利膀胱之气化，畅达三焦之气机，助排尿之通调。

3. 艾灸　借艾火温通之性，调神助阳、祛湿通经，改善寒凝气滞之象。主穴：关元、气海。①尿失禁：辅以八髎、神阙，以益肾安神、固涩止遗。②尿潴留：辅以中脘、下脘，以温阳化气、升降有序。

4. 穴位贴敷　药敷神阙，温通督脉，透皮达络，标本兼顾。①尿失禁：丁香、肉桂、吴茱萸、五倍子、芡实，将上述所有药物研末后加入黄酒调制成膏状，置于敷贴当中，并贴放于神阙穴。时间为 4~6 小时，日 1 次。②尿潴留：黄芪、熟地黄、车前子、怀牛膝、炮附子、山茱萸、肉桂，将上述所有药物研末后加入姜汁调制成膏状，置于敷贴当中，并贴放于神阙穴，时间为 4~6 小时，日 1 次。

四、中医治未病

（一）个性化健康教育与预防

1. 针对性的健康教育　为卒中后神经源性膀胱患者提供个性化的健康教育，帮助他们了解病因、发病机制及自我管理的重要性。通过健康讲座、宣传册、视频教学等形式，指导患者科学认识疾病，养成健康的生活习惯。

2. 预防膀胱感染　卒中后神经源性膀胱患者容易发生尿路感染，中医治未病思想强调预防为主，可建议患者多饮水，保持尿路通畅，避免长时间憋尿。用中药如黄芪、黄柏、苦参、百部、白鲜皮、蛇床子、苍术煎汤外洗，可用于预防尿路感染。

(二) 情志调理与心理支持

1. 情志调节　中医认为情志失调可影响气血运行，从而加重膀胱功能障碍。可指导患者通过习练太极拳、八段锦等方法调节情绪，保持心态平和，促进气机畅通。

2. 心理支持　卒中后患者常有焦虑、抑郁等情绪，通过中医情志疗法等方式，帮助患者树立战胜疾病的信心，减少负面情绪对病情的影响。

（杨嘉盛）

第二节　慢性前列腺炎

（供稿单位：西部战区总医院中医科）

慢性前列腺炎（chronic prostatitis，CP）是综合医院常见而又难以治愈的一种疾病，好发于 20~50 岁生育年龄阶段的男性，主要表现为尿频、尿急、排尿不尽、排尿等待等排尿异常症状，会阴部、下腹部、阴囊、腰骶部等部位不适或疼痛，性功能或性心理异常等，具有各种独特形式的综合征，严重影响患者的生活质量和家庭和谐。临床中西医对此功能性疾病手段相对欠缺，中西医协同治疗则能发挥不同优势，有助于疾病的康复。

一、慢性前列腺炎中医诊疗优势

慢性前列腺炎的发病率在近年来呈逐渐上升的趋势，西医对于细菌性的前列腺炎尚有抗生素可以治疗，但也存在肠道菌群失调等不良反应，对于非细菌性前列腺炎尚无特效疗法。而中医药治疗本病有其独特的优势。

其一，中医从整体观念出发，整体与局部结合，或中药，或针灸，调节人体阴阳平衡，改善气血循环，促进炎症的消退，从而减轻症状的同时，又能改善身体机能，增强免疫力，提高患者的生活质量。其二，每个患者先天禀赋有所不同，中医通过辨证论治，做到千人千方的个体化治疗，能够更好地满足患者的需求，提高治疗效果。其三，中医治未病思想，能够有效指导患者既病防变，愈后防复，以及正常及易患人群未病先防。

二、慢性前列腺炎中医临证经验

（一）综合医院中医科慢性前列腺炎患者的多样性

1. 在中医科就诊的慢性前列腺炎患者往往具备以下特点：①吸烟酗酒人群，嗜食辛辣食品；②不适当的性活动或不规律性活动；③久坐人群；④长期进行体育训练或过度体力劳动人群。

2. 慢性前列腺炎患者就诊时主要症状特点：①以不同程度的下尿路症状就诊；②以血尿就诊；③以会阴部或前列腺区域的疼痛、潮湿感或其他不适就诊；④以性功能障碍或性心理异常就诊；⑤部分患者存在不同程度的焦虑。

综上，综合医院中医科慢性前列腺炎患者有多种诱发因素，存在多样性的就诊主诉，需要临床医师仔细询问病史并加以鉴别，以免漏诊。

（二）临床症状的中医内涵解读

从病机上讲，无论何种证型（湿热、瘀血或肾气不足等），其最终结果都导致膀胱气化失司，进而引发慢性前列腺炎一系列不同症状。我们中医医生可以从以下角度解读慢性前列腺炎患者的症状，寻找疾病之根本。

1. 不同程度的下尿路症状　尿频尿急、排尿不畅或不适、尿道灼热、尿末涩痛、尿末淋漓不尽等。上述症状可单独出现，亦可同时夹杂出现。此类患者多考虑下焦湿热，湿热熏蒸膀胱，气化失司，故而排尿出现或疼痛，或急迫，或不畅灼热等症状，应当注重通利湿热，使湿热分离。

2. 血尿　以血尿就诊的患者较少，多为邪热灼伤尿络，血溢脉外所致，要注重清热凉血止血。慢性迁延的患者也可因肾虚不固，血溢脉外，还需补益肾气、固涩止血。

3. 会阴部或前列腺区域的疼痛、潮湿感或其他不适　此类患者不在少数，此为脾肾气虚，甚则阳虚，水液的运化和蒸腾无力，湿邪积聚于下焦，包括膀胱和精道（肝经），瘀滞不通，导致疼痛。所以，祛湿的同时还需注重健脾补肾、活血通络。

4. 性功能障碍或性心理异常　多数患者因为此类症状就诊而发现前列腺炎，性生活不和谐影响患者心理和生活，是患者急切需要解决的问题。肾主生殖，性功能和肾关系密切。早泄多因肾阴虚阳亢，阳痿多为肾虚不举，当然，湿热、瘀血阻滞肾络，肾气难以充实布达，也可引起诸多性功能障碍，因此，需要从多角度分析。

我们从络病学说、湿热、气滞、标本虚实等角度分析慢性前列腺炎的诸多症状，能够更清晰地理解疾病发生发展和核心病机所在，为我们临床开具中药处方及中医特色治疗提供思路和侧重点。

（三）理论特色：基于络病学说的中医辨证体系

慢性前列腺炎的临床表现复杂多样，病程漫长，治疗困难且反复发作，临床表现以排尿异常和疼痛为主。“久发频发之恙必伤及络”，病程漫长、疼痛症状与中医络病学“久痛入络”“久病入络”理论相符，其基本病理改变与络脉病机特点相适应。

络为经之支脉旁出者，细小而迂曲，血流缓慢而易滞成瘀。西医学认为慢性前列腺炎主要病理表现为前列腺腺泡、腺管及间质充血水肿、腺管阻塞、炎性细胞浸润、纤维化而致管腔狭窄、腺液滞留等，此与中医络脉阻滞、气滞血瘀的病理改变相符。

慢性前列腺炎虽是一个局部器官的疾病，但与五脏六腑及冲、任、督脉等多条经络都密切相关。络脉也是经脉所发出的局部经络，其既受经脉影响，也有局部独立作用。因此，络病学说的理论契合慢性前列腺炎，能够更好解释前列腺炎的病因病机，有助于指导中医辨证论治。

临床上，针对慢性前列腺炎患者，强调局部与整体结合，强调辨病与辨证结合，强调虚实结合，强调用发展的眼光看待疾病，注重肾虚为本、湿热气滞为标、瘀阻络脉为发展趋势的理念。

三、慢性前列腺炎中医诊疗特色

（一）病因病机

前列腺归属精室范畴，而慢性前列腺炎属于中医学“精浊”“淋证”“白浊”等范畴。肾虚是慢性前列腺炎发病之本。湿热之邪，或为外感，或为内生。湿性缠绵，久则伤及中焦脾胃，脾失健运，水湿不化，湿热内生，郁结下焦发为本病，湿热是慢性前列腺炎的重要病理因素。慢性前列腺炎病情反复缠绵难愈，瘀阻是慢性前列腺炎发展的必然趋势。肾虚、湿热、瘀阻一直贯穿疾病始终，根据临床疾病特点而有所侧重。临床常见病因病机有以下几种：

1. 或因劳累，或因熬夜，或因房事过度等，耗伤肾气以致肾虚，精室失养；同时蒸腾气化失调，泄浊失常，从而导致湿邪下注，久而化生湿热，滞留精室，从而发展成慢性前列腺炎。

2. 或因地处湿地，或因嗜食辛辣肥甘，或因嗜酒过度，或因下阴不洁等，酿生湿热，蕴结下焦（精室和膀胱），进而发展成慢性前列腺炎。

3. 或患病日久，久病入络，进而生瘀，或年老体虚，气血不运，反生瘀阻，瘀血阻滞精室脉络，不通则痛，致使疾病迁延不愈，进而发展成顽固性的慢性前列腺炎。

（二）治疗方案

1. 药物治疗　基于络病学说，注重肾虚为本、湿热气滞为标、瘀阻络脉为发展趋势的理念，分期分型分人群辨证论治。

青年人群的前列腺炎、早期患者，多以湿热下注为主。青年人群由于饮食结构不均衡、性生活不规律等，往往因湿热阻滞引起下尿路症状或会阴部潮湿、疼痛等，可选用八正散、程式萆薢分清饮、龙胆泻肝汤等方进行加减以通利湿热。药物可选择萹蓄、黄柏、车前子、茯苓、川萆薢等，重在清热利湿，使邪有出路，邪去则正安。

中老年人群的前列腺炎、久病患者，多以肾虚血瘀为主。中老年人群，或因工作压力，或因年老体衰，或因房事不节等，肾气虚衰，蒸腾无力，湿邪下注，同时久病入络，瘀血暗生，出现性功能障碍或性心理异常，可辨证使用济生肾气丸或知柏地黄丸加减治疗。以附片、地黄、山药、杜仲、淫羊藿等补益药为主，重在补益肾脏，调肾固虚，加黄柏、萆薢泄肾浊。

军人是一个特殊的群体，军人群体的慢性前列腺炎，多以阳虚湿热为主。军人多训练强度大或久坐久站，长期耗气伤阴，损伤肝肾，出现前列腺炎诸多症状，临床可以暖肝健脾、温阳通络治其本，清热解毒、利湿化浊、活血散结治其标；存在焦虑的患者还应适当加以疏肝理气。可选用柴胡疏肝散或加疏肝理气类药物等，以党参、乌药、小茴香为主药，重在补气暖肝止痛。

2. 针灸治疗　针刺以补益肝肾为主，往往可以起到立竿见影的效果。腹部的关元、气海、中极能够补益中下焦，通利下焦湿热，能够一定程度改善前列腺的血液循环。阴陵泉、三阴交能够滋补肾阴，交通三焦。委阳能够通利下焦湿热。灸法适用于阳虚、肾虚及湿阻的人群。

3. 针药结合治疗　药物与针灸并用，可以达到标本兼治的目的，同时可以缩短治疗的疗程。

4. 穴位贴敷治疗　尤其适用于不便长期随诊的军人患者，采用温阳贴或三伏贴，选穴气海、中极、脾俞、肾俞、足三里、丰隆等。

5. 耳穴压豆治疗　耳穴疗法局部刺激耳周穴位，达到整体调理的目的。适用于慢性前列腺炎轻症患者。

四、中医治未病

宣传普及前列腺炎的相关知识，给予个性化指导方案。要注意多饮水，及时补充体内水分，戒烟限酒，避免食用过于辛辣的刺激性食物，养成良好的饮食与生活习惯。发生泌尿系感染时要及时治疗。丰富业余生活，可经常进行八段锦、太极拳等导引运动，调节身心及气血平衡。

（刘德芳、彭港）

第三节　IgA 肾病

（供稿单位：北京大学第三医院中医科）

IgA 肾病是一个免疫病理学的诊断名词，是一组不伴有系统性疾病，肾脏组织病理特点以系膜细胞和基质增生为主，免疫病理特点以系膜区 IgA 沉积为主，临床上以血尿为主要表现的原发性肾小球肾炎。IgA 肾病是最常见的肾小球疾病，确切的发病机制尚未阐明，因此也缺乏特异性治疗。同时，由于 IgA 肾病临床和病理表现的多样性，其治疗及治疗反应也有所不同,预后相差悬殊。本病可归属于中医“尿血”“虚损”“腰痛”“水肿”等疾病的范畴,在临床工作中属于中西医协作诊治类疾病,应积极发挥中西医各自优势以提高疗效。我科在西医明确诊断的基础上,发挥中医药优势,辨病与辨证相结合,分期论治,在减少血尿和蛋白尿、保护肾功能、减轻西药副作用方面,取得了较好的疗效。

一、IgA 肾病中医诊疗优势

血尿是 IgA 肾病最常见的临床表现,西医对以血尿为主或少量蛋白尿的患者尚无特效治疗方法。另外,激素、免疫抑制剂长期使用副作用较大,对患者生存质量有较大影响。中医治疗本病的优势主要表现在能够改善患者的体质状态、控制诱发因素、减少肉眼血尿的反复发作,减少血尿和蛋白尿,保护肾功能,延缓病情进展,改善患者的预后。对于部分类型应用激素及免疫抑制剂者,因该类药物的副作用较大,因此可在应用西药的基础上辨证服用中药,可提高疗效。

综合医院充分发挥中西医协同优势,在明确诊断的基础上,针对不同病理类型、不同阶段、不同个体的临床特点,中西医互补,发挥各自优势,对于提高本病的疗效有重大意义。

二、IgA 肾病中医临证经验

(一) 综合医院中医科 IgA 肾病患者特点

1. 综合医院初诊肾病患者更多,有条件在第一时间经过肾活检明确诊断,有利于中医科提早精准干预。临床资料完整,有利于全面评估中医疗效。

2. 综合医院 IgA 肾病患者病情更重、更复杂、更疑难,部分患者西医治疗效果差,激素、免疫抑制剂副作用大,有利于中医科发挥中医中药优势,解决西医瓶颈问题,中西医协同攻克重大疑难疾病。

(二) 西医诊断标准的中医内涵解读

IgA 肾病最常见的症状是无症状血尿和进行性肾脏病,常在上呼吸道感染后诱发,持续性发展后可见高血压病。其确诊依赖于肾脏活检免疫病理检查,临床常因血尿、尿液浑浊或多泡沫进行尿检后发现。血液或蛋白在中医都属于水谷精微的范畴，蛋白作为饮食物中的营养物质，作为水谷精微的一部分，也是营气的重要组成部分，由脾生化，由肺输布，由肾封藏。尿中见精微物质，其病势趋下，下泄不见其他明显症状，是因气虚所致。气在人体有着十分重要的生理功能，通过固摄功能使血循脉而行，不至于逸出脉外，固摄蛋白等精微物质，防止其无故丢失。气有维持体内血、蛋白等物质正常运行、输布的重要作用，气虚则见尿血、尿浊。血液、蛋白亦属于人体“阴血”范畴，丢失过多则导致阴血亏虚。

IgA 肾病主要病理表现为肾小球系膜或毛细血管内、外不同程度的增殖、硬化、新月体形成等，与中医“癥瘕”类似。IgA 肾病病程较长，病变部位在毛细血管、胞外基质、肾小球局灶等，符合“久病必治络……血络之中必有瘀凝”的观点，其瘀血停于络脉之中。IgA 肾病患者素体正气不足，发病后脾气运化输布精微失常，则湿邪内停，加重漏下血液、蛋白，且湿邪重浊，最缠绵难愈，也是慢性肾脏疾病过程中最常见的病理产物。水肿是 IgA 肾病进展中的常见症状，与肺、脾、肾三脏关系密切，三脏失调，气化不利，水湿停留泛溢则见身肿。

（三）思路见地

1. 辨病期与辨证相结合　IgA 肾病的血尿，首辨病期，分清是急性发作期，还是慢性迁延期；在此基础上再辨证，将辨病期与辨证有机地结合起来。这样不仅能准确地辨证，而且对指导治疗十分有益。IgA 肾病正虚以气阴两虚证为主，其中以气阴两虚偏阴虚证最为多见，其病位偏于肝、脾、肾三脏。气阴两虚证的特点是气虚证和阴虚证并见，临床表现为镜下血尿或伴见蛋白尿，神疲乏力，腰膝酸痛，手足不温或手足心热，自汗或盗汗，易感冒，心悸，口不渴或咽干痛，大便偏干或溏薄。舌淡红、边有齿痕或舌胖大，苔薄白或薄黄而干，脉细数而无力。

2. 益气滋肾为治疗大法　抓住疾病病机核心和治疗的方向，确立益气滋肾的治法。常用方剂有益气滋肾汤（经验方）及参芪地黄汤（《沈氏尊生书》），两方均是针对气阴两虚而设，但临床应用有别。参芪地黄汤偏重虚证，病位主要在脾肾；益气滋肾汤系治疗 IgA 肾病的经验方，由太子参、生黄芪、生地黄、白芍、金银花、丹参、芡实、小蓟等组成，针对虚中夹实之证，病位重在肝脾肾。此外，根据气阴两虚证的程度和兼夹证等灵活化裁、遣方用药。

3. 无症状性血尿和蛋白尿患者的治疗　对于IgA肾病中无症状性血尿和蛋白尿的患者，有无症可辨者，亦有一症可辨证者，或腰酸，或乏力，或咽干不适等，多以益气滋肾法治疗。主要是依据患者的体质治疗，如微畏寒怕冷、有蛋白尿者，多偏气虚，用参芪地黄汤加芡实、金樱子等；有怕热、血尿者，多偏阴虚，用益气滋肾汤加减。

三、IgA肾病中医诊疗特色

（一）病因病机

IgA肾病根据其临床表现及病机可归属于中医“尿血”“虚损”“腰痛”“水肿”等疾病的范畴。中医学认为，本病常以肾为病变中心，并可涉及肺、肝、脾等脏。肾元亏虚是发病的主要内因；感受外邪，尤其风热毒邪是本病的主要外因；而过度劳累，饮食不节，情志失调等则常为本病发病的诱因。临床上IgA肾病围绕肾的虚、热、瘀、湿的消长而变化，其病性多属本虚标实、虚实夹杂之证，多表现为气阴两虚、肝肾阴虚、脾肾气虚，尤以气阴两虚为IgA肾病的病机中心。

（二）治疗原则

中医辨治以整体观念和辨证论治为指导思想。鉴于本病有慢性迁延及急性发作的特点，临床上将本病分为急性发作期和慢性迁延期。在此基础上再辨证，将辨病与辨证有机地结合起来，并注意其动态变化情况。宗中医学“急则治标、缓则治本”之旨，急性发作期治疗以祛邪为主，慢性迁延期以扶正为主，如病情虚实夹杂者，则扶正与祛邪兼顾。

（三）治疗方案：分期辨证

1. 血尿的治疗　急性发作期以治标为先。“急则治标”，IgA肾病血尿急性发作期的治疗目的在于迅速截断病程，祛邪以安正。

对于多见的肺胃风热毒邪壅盛、迫血下行证，治宜疏散风热，解毒利咽，凉血止血。常选银翘散、银菊玄麦海桔汤（金银花、野菊花、玄参、麦冬、胖大海、桔梗）、五味消毒饮加生地黄、白茅根、小蓟等凉血止血之品，或与小蓟饮子合方化裁。

若为心火炽盛、迫血下行证，可选加味导赤散引导心火下行以止尿血。肠胃湿热、迫血下行证，可选葛根芩连汤、芍药汤清热燥湿，并酌加凉血止血之品；膀胱湿热、迫血下行证，宜清利湿热、凉血止血，可选小蓟饮子。

慢性迁延期注重益气滋肾。“缓则治本”，IgA肾病慢性迁延期的治疗目的在于扶助正气以渐止尿血，应守方以图缓功。对于最常见的脾肾气阴两虚、血不归经证，治宜脾肾气阴双补以止尿血，常选益气滋肾汤（生黄芪、生地黄、旱莲草、小蓟等）或加味参芪地黄汤。

益气与滋肾应恰到好处：一是要权衡气阴两虚的程度，辨证应精细。二是要选取好诸参药，偏于阴虚者，补气时轻者用太子参，重者用西洋参；偏于气虚者，轻者用党参，重者用人参。三是要掌握好益气药与滋肾药的剂量，如此方能两者并行不悖，疗效卓著。需要指出的是，无论病期或证型，在整个病程中并不是一成不变的，它可随病机的变化而演变，应注意其动态变化的情况。

若为肝肾阴虚、血不归经证，治宜滋养肝肾以止尿血，选知柏地黄汤或黑逍遥散加味化裁；若为脾肾气虚、血不归经证，治宜健脾益气以止尿血，可选参苓白术散或补中益气汤加味化裁；若为脾肾阳虚、血不归经证，治宜温补脾肾以止尿血，可选保元汤或金匮肾气丸加味化裁。

2. 蛋白尿的治疗　脾肾虚损是蛋白尿的关键所在，脾虚不能升清，肾虚不能封藏固精，则阴精外泄。因此，健脾益肾法为治疗蛋白尿最主要、也是最有效的治法之一。健脾益肾法根据偏于脾虚、肾虚的不同，需在临床运用时灵活掌握。偏于脾虚者，宜先用香砂六君子汤或参苓白术散以健脾益气，调理脾胃，脾胃健运则气血生化有源。偏于肾虚则用益气、养阴、滋肾固涩诸法。肾虚不固、精气外泄，尿蛋白量较多者，可在上述方药的基础上加固涩药，如芡实、莲须、金樱子。若表现为肾病综合征伴有高凝状态者还可配合活血化瘀药，常用当归芍药散、血府逐瘀汤，或在辨证用药的基础上加丹参、益母草、桃仁、红花、当归、川芎、赤芍等。

IgA肾病属慢性病，取得疗效的另一个关键因素是守法守方，不能更方过频。

四、中医治未病

（一）未病先防

约40%~50%的IgA肾病患者表现为一过性或反复发作的肉眼血尿，大多伴有上呼吸道感染，少数伴有肠道或泌尿道感染，提示IgA肾病与感染相关。IgA肾病病因之一为外源感染，与中医认为的“本虚”，外邪易于侵入相关。预防IgA肾病，应注意增强体质，平时积极锻炼身体，合理作息，节制房事，勿令竭乏；避免外感六淫的侵袭，尤其寒邪最易伤肾，因此，天冷时必须做好保暖工作，避免外邪的侵入。

（二）既病防变

IgA肾病患者上呼吸道感染后一般在72小时内出现肉眼血尿或原有病情加重，提示呼吸道感染是IgA肾病发病的重要诱因及病情加重的因素，控制呼吸道感染对于IgA肾病的预防有重要的意义。对于咽喉肿痛症状突出的IgA肾病患者，要重视清热解毒利咽法的运用。若IgA肾病患者常易外感，平素表现为气短乏力、自汗畏风，证属肺脾气虚、卫表不固者，可予玉屏风散加味防治。

（三）愈后防复

IgA肾病新愈后邪气未尽，正气未复，气血未定，阴阳未平，必须进一步调摄方能稳定康复。在激素减撤阶段可根据辨证适当应用中药益气养阴，后期以温肾健脾益气等方药巩固疗效。同时配合劳逸结合、饮食调补、情志调摄等，则可稳定康复，防其复发。

1. 劳逸结合　IgA肾病血尿往往在疲劳后诱发或反复，应避免过劳，肉眼血尿患者应卧床休息，镜下血尿患者可进行一般的活动，但应避免中等强度以上的体力劳动，可进行太极拳、八段锦等体育锻炼。

2. 饮食调养　饮食方面应清淡饮食，忌辛辣油腻煎炸食物，少食羊肉等热性食物，适当食用山药、莲子、百合、荸荠、萝卜、梨、鸭肉等益气养阴食物，高血压、水肿的患者应限制盐的摄入。肾功能不全的患者应限制蛋白质的摄入。

3. 情志调摄　IgA肾病患者心理压力大，要引导患者正确认识疾病，调摄情志，保持乐观情绪，树立信心，积极配合治疗，对提高生活质量有较大的益处。

（李赛）

第四节　糖尿病肾病

（供稿单位：华中科技大学同济医学院附属同济医院中医科）

糖尿病肾病（diabetic nephropathy，DN）是最常见的糖尿病微血管并发症之一，以进行性蛋白尿和肾小球滤过率降低为主要的临床表现，已成为中国慢性肾病的主要原因。糖尿病肾病在临床工作中属于中西医协作诊治类疾病。在综合医院中，患者往往以发现蛋白尿、水肿或肌酐升高为主诉就诊于中医科，或以糖尿病及其并发症发生发展中的不同症状在相关科室治疗。我科开展肾病专病门诊，更有陆付耳教授提出补肾扶阳解毒法治疗糖尿病肾病，在临床取得了良好的效果。中西医发挥不同优势，针对疾病不同阶段进行对证治疗。

一、糖尿病肾病中医诊疗优势

严格降糖、降压和控制血脂水平仍然是目前治疗糖尿病肾病的主要方式，可以一定程度延缓糖尿病肾病的进展，但由于治疗不及时或药物不敏感，部分糖尿病肾病患者仍会出现严重的进行性肾损伤，最终可能进展为终末期肾病。虽然中医古籍中无糖尿病肾病病名的记载，但是根据整体观念和辨证论治的中医理念，糖尿病肾病的中医治疗体系在现代临床实践中已较为完善，在改善水肿、蛋白尿症状及降低血糖方面均有确切的疗效。中医可在糖尿病肾病的不同阶段发挥独特的优势。

二、糖尿病肾病中医临证经验

（一）综合医院中医科糖尿病肾病患者特点

糖尿病肾病发病隐匿，很多患者发现时往往已经出现大量蛋白尿或明显的肾功能异常。在综合医院中医科就诊的糖尿病肾病患者具有以下特点：

1. 反复发作的水肿，以双下肢水肿为主。

2. 大量蛋白尿，尿白蛋白 / 肌酐比值（ACR）>300mg/g，24 小时尿蛋白定量>0.5g。

3. 肌酐升高，或肾小球滤过率估值下降。

4. 曾于内分泌科或肾内科就诊，西药治疗效果不佳。

5. 以糖尿病为主诉寻求中医治疗，在检查中发现尿蛋白升高。

（二）西医诊断标准的中医内涵解读

糖尿病肾病在中医学属于“消渴”并发“水肿”“虚劳”“腰痛”“尿浊”等范畴。糖尿病肾病相关症状的病因病机多归为禀赋不足、五脏柔弱及糖毒、脂毒伤及先天之本，所及脏腑以肾、肝、脾为主。

1. 蛋白尿　多由肾阳亏虚所致，肾为先天之本，肾阳为一身之元阳，五脏之阳气非此不能发，肾气不足，封藏固摄失职，精微下注，形成肾消之尿频、尿浊。

2. 水肿　多由脾肾阳虚所致，脾气散精，布散精微，肾脏气化发挥通调水道、输布水液之职。肾阳亏虚，不能温化水气，脾失健运，水湿泛滥而见颜面肢体肿胀。

三、糖尿病肾病中医诊疗特色

（一）病因病机

针对不同程度的糖尿病肾病患者，中医药治疗的特点是辨证分期论治，重在调理气血、寒热、阴阳的平衡。

1. 辨证分期治疗

（1）早期

1）肝肾阴虚证：表现为尿黄，时有尿浊，腰膝酸软，眩晕耳鸣，手足心热，两目干涩，口咽干燥，大便干结，失眠多梦，舌红少苔，脉细数。

治法：滋补肝肾。

方药：六味地黄丸合二至丸加减。生地黄、牡丹皮、茯苓、山药、山茱萸、泽泻、女贞子、墨旱莲等。

2）脾肾气虚证：表现为食欲不振、腹胀便溏、腰膝酸软、面色萎黄等。舌淡苔白，脉沉细。

治法：健脾固肾。

方药：水陆二仙丹合芡实合剂加减。金樱子、芡实、党参、白术、茯苓、山药、黄精、菟丝子等。

（2）中期

1）气阴两虚证：气阴两虚是糖尿病肾病早期及中期常见的证候。表现为疲乏无力、口干咽燥、多汗、心悸失眠等症状。舌质红、少苔，脉细数。

治法：益气养阴，佐以清热。

方药：参芪地黄汤加减。人参、黄芪、熟地黄、山茱萸、茯苓、山药、泽泻、牡丹皮等。

2）湿热蕴结证：表现为小便黄赤、口苦口干、身热不扬、恶心呕吐等。舌红苔黄腻，脉滑数。此证候特点反映了湿热内蕴，热毒炽盛。消渴病日久，脾肾亏虚，水湿内停，久则化热，热毒蕴结。治疗此类患者应注重清热利湿，解毒排浊。

治法：清热利湿解毒。

方药：葛根芩连汤合三仁汤加减。葛根、黄芩、黄连、杏仁、豆蔻仁、薏苡仁、滑石、通草、厚朴、竹叶、半夏等。

3）脾肾阳虚证：畏寒肢冷，面色苍白，腰膝酸冷，神疲乏力，腹胀便溏，夜尿频多，小便清长，舌淡胖且边有齿痕，苔白滑，脉沉细无力。

治法：温补脾肾，壮阳固本。

方药：济生肾气丸合实脾饮加减。炮附片、肉桂、熟地黄、山茱萸、山药、茯苓、泽泻、牡丹皮、车前子、川牛膝、干姜、白术等。

（3）晚期

阴阳两虚证：阴阳两虚是糖尿病肾病晚期常见的证候。表现为畏寒肢冷、腰膝酸软、夜尿频多、面色苍白等，舌淡苔白，脉沉细弱。此证候特点为阴阳俱虚，阳气不足尤为显著，常见于病程长、病情重的患者。此类患者在治疗中应注重温补阳气，滋养阴液，以达到阴阳调和。

治法：滋阴补阳，补肾固本。

方药：大补元煎加减。人参、山药、熟地黄、杜仲、当归、山茱萸、枸杞子、炙甘草、龟甲胶、鹿角胶、仙茅、淫羊藿等。

各证型患者病久均可表现为面色晦暗、口唇色暗、舌质紫暗或有瘀点、脉涩或细弦，为兼有血瘀证候，反映出病情的复杂性和多变性。应佐以活血化瘀治疗，予桃红四物汤或少腹逐瘀汤加减。药用桃仁、红花、当归、川芎、赤芍等。

若患者已经透析，为减少水分摄入，可改为膏方。

2. 病证结合

(1)水肿：①轻度，多见双下肢水肿，按之凹陷不易恢复，属脾阳虚衰者，宜实脾饮加减。②重度，反复全身水肿，腰以下为甚，按之凹陷不起，属肾阳衰微者，宜真武汤合五苓散加减。

(2)蛋白尿：①轻度（0.5g ≤ 24 小时尿蛋白定量 ≤ 1g），尿浊伴口苦口干，属湿热下注者，宜程氏萆薢分清饮加减。②中度（1g<24 小时尿蛋白定量 ≤ 3.5g），尿浊伴小腹坠胀、神疲乏力，属脾虚气陷者，宜补中益气汤加减。③重度（24 小时尿蛋白定量>3.5g），尿浊伴头晕耳鸣、腰膝酸软，属肾虚不固之证，偏于阴虚者，宜知柏地黄丸合二至丸加减；偏于阳虚者，宜鹿茸补涩丸加减。

(3)少尿：①轻度，100ml ≤ 24 小时尿量<400ml，尿少不畅，小腹坠胀，属脾气不升者，宜补中益气汤合春泽汤加减。②重度，24 小时尿量<100ml，排尿无力，腰膝酸冷，属肾阳虚衰者，宜济生肾气丸加减。

（二）治疗方案

1. 药物治疗　病证结合选取汤药或者合适的中成药如黄葵胶囊、渴络欣胶囊等口服治疗，部分肾功能正常者加用雷公藤多苷片或昆仙胶囊有效。

2. 中药保留灌肠治疗　糖尿病肾病晚期脾肾亏虚，湿浊瘀毒内盛，患者常出现少尿、水肿、呕吐伴有血肌酐、尿素氮升高，采用中药保留灌肠治疗，泄下浊毒，相当于西医的结肠透析，可促进体内氮质代谢物排出，减少肠道氮质吸收，减轻肾脏负担。常用的灌肠方主要由生大黄、牡蛎、蒲公英、炮附子等组成。

3. 穴位贴敷治疗　若患者合并呕吐、便秘，可选用通便贴外用贴敷治疗，有理气通便之效。常用的贴敷方由生大黄、紫苏梗、木香、莪术、冰片等组成,酒调为佳,外敷于中脘、天枢、神阙、气海或关元等穴位。

四、中医治未病

1. 注重科普宣教　糖尿病肾病发病隐匿,早期不易发现。针对糖尿病患者做好相关并发症的科普宣传,早发现、早诊断、早治疗,给予个性化指导方案。

2. 注重血糖、血脂、血压管理　严格的血糖、血脂、血压管理依然是糖尿病肾病的一线治疗方式。

3. 注重饮食及生活方式管理　血糖、血脂控制不佳的患者应注意改变生活方式,规律锻炼,调节身心及气血平衡。平衡膳食,如选择复杂碳水化合物、适度摄入蛋白质和脂肪。慢性肾功能不全患者另需严格控制钠和盐的摄入。

（董慧）

第五章
免疫及内分泌系统疾病

第一节　2 型糖尿病

(供稿单位:深圳市人民医院中医科)

2 型糖尿病是一种以慢性高血糖为主要特征的代谢性疾病,其核心发病机制是胰岛素抵抗和胰岛 β 细胞功能进行性减退,导致血糖调节失衡,进而引起全身多系统并发症。2 型糖尿病属于中医学“消渴”“消瘅”“脾瘅”范畴,是综合医院常见的治疗病种之一。

一、2 型糖尿病中医诊疗优势

中医在治疗 2 型糖尿病方面具有独特的理论和实践优势,尤其在改善症状、调节整体代谢及预防并发症方面表现突出。

1. 在糖尿病早期干预,延缓或阻止发展为糖尿病。

2. 强调整体观念与辨证论治:中医通过四诊合参,结合患者体质及证型,制定针对性方案,而非“一刀切”治疗;调整全身状态,不仅关注血糖,更注重改善代谢紊乱、内分泌失调及脏腑功能,从根源调节体质。

3. 改善临床症状:针对糖尿病典型症状(如多饮、多食、多尿、乏力、肢体麻木、视物模糊)效果显著。

4. 减少西药副作用与协同降糖:部分中药含生物碱、多糖类成分,可辅助降糖,减少西药用量;减轻二甲双胍的胃肠道反应、胰岛素增敏剂的肝损伤等,提升治疗依从性。

5. 预防与延缓糖尿病的并发症。

二、2 型糖尿病中医临证经验

（一）综合医院中医科 2 型糖尿病患者特点

到综合医院中医科就诊的 2 型糖尿病患者通常具有以下特点，这些特点反映了中西医结合治疗 2 型糖尿病的优势和患者的个体化需求：

1. 多数患者已在西医内分泌科接受常规降糖治疗，但希望结合中药或针灸改善症状、减少西药副作用或预防并发症。

2. 部分患者对口服降糖西药不能耐受，或疗效不佳，甚至口服降糖药与胰岛素联用血糖仍不能达标，或存在胰岛素耐药，或血糖波动明显难以调整合适剂量等，希望通过中医调理能获得较好的控糖效果。

3. 希望中医改善糖尿病慢性并发症，如糖尿病周围神经病变（肢体麻木、疼痛）、糖尿病肾病（蛋白尿、水肿）、糖尿病视网膜病变或糖尿病足等。

4. 患者希望通过中药或针灸调理改善生活质量，治疗乏力、口干、多饮、便秘、失眠等症状。

5. 新发 2 型糖尿病，担心降糖药物副作用，故寻求中医治疗。

总体来说，综合医院中医科就诊的 2 型糖尿病患者多数经历过西医治疗，常因血糖控制不佳、药物不良反应、慢性并发症、生活质量下降等多种因素至中医科就诊。很多患者除 2 型糖尿病外还并发多种疾病，希望通过中医“一站式”解决全身多系统问题。

（二）西医诊断标准相关中医内涵解读

西医对 2 型糖尿病的诊断依赖于血糖、糖耐量实验、糖化血红蛋白等实验室检查，这对于提前发现及干预 2 型糖尿病有重大意义。对于其典型症状，中医医生将其与中医病机相结合，从中医角度给予解读。

1. 多饮　表现为口干舌燥，烦渴多饮，饮不解渴。肺为水之上源，主宣发肃降。阴虚燥热灼伤肺津，肺失濡润，宣发失常，津液不能上承于口。

2. 多食　表现为食欲亢进、多食易饥，但形体反瘦。胃主受纳腐熟，胃阴不足则虚火内生，胃火亢盛，消谷善饥。

3. 多尿　表现为尿频量多、尿浊如脂膏，或夜尿频多。肾阴亏虚，肾阳失于蒸腾气化，开阖失司，水谷精微直趋下泄。

4. 体重减轻　表现为虽多食却消瘦乏力，肌肉萎软。脾胃为后天之本，脾虚失运，水谷精微不能输布全身，反随尿排出；阴虚火旺，灼耗肌肉。

（三）思路见地

2型糖尿病的基本病机是为虚、郁、热、瘀，如《灵枢·五变》有“五脏皆柔弱者，善病消瘅”，《素问·奇病论》曰“此肥美之所发也，此人必数食甘美而多肥也，肥者令人内热，甘者令人中满，故其气上溢，转为消渴”等，故本病的基本治疗原则当为补虚、解郁、清热、化瘀。由于本病常发生血脉瘀滞及阴损及阳的病变，以及易并发痈疽、眼疾、劳嗽等症，故还应针对具体病情，及时合理地选用活血化瘀、清热解毒、健脾益气、温补肾阳等治法。

1. 生活方式指导是2型糖尿病治疗之首要　2型糖尿病与饮食不节密切相关，因此，控制饮食对其治疗具有重要意义。少数患者经过严格而合理的饮食控制，即能收到良好的效果。适当运动是防治消渴病的有效措施之一，应“以不疲劳为度”，根据病情选择散步、导引、游泳、舞蹈等健身方式。2型糖尿病的发生发展与心境愁郁相关，因而要“节喜怒”“减思虑”，保持情志调畅，以利于病情的控制和康复。

2. 重视活血化瘀　2型糖尿病及并发症多伴有瘀血的病变，故对于其病程中的各种证型，尤其是对舌质紫暗或有瘀斑，脉涩或结或代，以及兼见其他瘀血证候者，均可在辨证论治的基础上酌加活血化瘀之品，以提高疗效。

3. 综合治疗增强疗效　中医药在改善消渴症状、防治并发症方面较西医有明显优势，但就降低血糖而言，不如西药见效迅速。因此，对于血糖难以纠正的患者，需配合西药，综合治疗。

（四）2型糖尿病中医诊疗特色

1. 病因病机　禀赋异常、脏腑衰弱、过食肥甘、情志失调、久坐少动等均为糖尿病发生的原因。禀赋异常为内因，饮食情志为外因，内外因相合而致2型糖尿病。

（1）脏腑衰：患者脏腑精气不足，功能衰退，难以自我调节纠正，精血亏耗，燥热内生，无以滋养脏腑，脏腑衰弱与精血不足互为因果，终成糖尿病。

（2）饮食不节：过食肥甘厚味及饮食结构或质量改变为主要病因。《内经》云“饮食自倍，肠胃乃伤”“肥者令人内热，甘者令人中满”，多食肥甘，滞胃碍脾，中焦壅滞，升降受阻，运化失司，聚湿变浊生痰，日久化热伤津，导致糖尿病。

(3)久坐少动：久坐少动，活动减少，脾气呆滞，运化失常；脾气既耗，胃气亦伤，脾胃虚弱；脾不散精，精微物质不归正化，则为湿为痰、为浊为膏，日久化热，导致糖尿病。

(4)情志失调：情志失调，肝失疏泄，则中焦气机郁滞，造成肝脾气滞、肝胃气滞；脾胃运化失常，饮食壅而生热，滞而生痰，变生糖尿病。

纵观2型糖尿病的发病过程，可见该病为食、郁、痰、湿、热、瘀交织为患，其病机演变基本按郁、热、虚、损四个阶段发展。发病初期以六郁为主，继则郁久化热；燥热既久，壮火食气；燥热伤阴，阴损及阳，终至气血阴阳俱虚；病程后期，患者脏腑受损，病邪入络，络损脉损，变证百出。

2. 治疗方案

(1)药物治疗

1)胃热炽盛证：清胃泻火，养阴增液。玉女煎加减。口苦、大便秘结，可重用石膏，加大黄、黄连、栀子；口渴难耐、舌苔少津，加乌梅、知母、石斛；火旺伤阴，舌红而干、脉细数，方用竹叶石膏汤。

2)痰热互结证：清热化痰，宽胸散结。小陷胸汤合黄连温胆汤加减。口渴喜饮加生石膏、知母；腹部胀满加炒莱菔子、焦槟榔；偏湿热困脾者，治以健脾和胃，清热祛湿，用六君子汤加减治疗。

3)痰湿中阻证：化湿和中。藿朴夏苓汤加减。脏腑实热者酌加黄连、天花粉、石膏、知母等，阴津不足者加用生地黄、麦冬、沙参之品；脾气、脾阳虚弱，加黄芪、党参、白术、山药、黄精之品。

4)热盛伤津证：清热生津止渴。消渴方或白虎加人参汤加减。肝胃郁热，大柴胡汤加减；胃热，三黄汤加减；肠热，增液承气汤加减；热盛津伤甚，连梅饮加减。

5)气虚血瘀，热浊蕴结：益气活血，清热化浊。芪蒲汤(深圳市人民医院李佑生教授经验方，组成：黄芪、生蒲黄、丹参、泽泻、六神曲、醋郁金、黄连、熟大黄、炒白术等)加减。

6)阴虚内热证：养阴清热。知柏地黄汤合黄连阿胶汤加减。阴虚口干少津严重者，加麦冬、石斛、玉竹；虚烦身热盗汗者，加地骨皮、五味子；

失眠多梦者，加酸枣仁、柏子仁。

7）气虚血瘀证：补气行血。补阳还五汤合黄芪桂枝五物汤。瘀阻经络加地龙、全蝎；瘀阻血脉加水蛭。

8）气阴两虚证：应养阴生津。生脉饮合参芪地黄汤加味。倦怠乏力甚重用黄芪；口干咽燥甚重用麦冬、石斛。

9）痰瘀阻络证：健脾化痰，活血通络。桃红四物汤加味。胸闷呕恶，口黏，加藿香、佩兰、石菖蒲；肢体麻木如蚁行较重者，加独活、防风、僵蚕、全蝎；疼痛部位固定不移，加白附子、延胡索、鸡血藤等。

10）肝肾阴虚证：滋补肝肾。杞菊地黄丸或麦味地黄汤。视物模糊加茺蔚子、桑椹子；头晕加桑叶、天麻。

11）阴阳两虚证：阴阳并补。金匮肾气丸加减。偏肾阳虚，选右归饮加减；偏肾阴虚，选左归饮加减；水肿严重者，加茯苓、猪苓、薏苡仁；畏寒、肢冷者，可加入黄芪、桂枝；腰酸无力者，加入杜仲、续断。

（2）针灸治疗：胃热炽盛证，脾俞、胃俞、足三里、三阴交、内庭、中脘、阴陵泉、曲池、合谷；配穴，大便秘结加天枢、支沟。热盛伤津证：肺俞、胃俞、脾俞、尺泽、曲池、廉泉、承浆、足三里、三阴交；配穴，烦渴、口干加金津、玉液。气虚血瘀证：内关、气海、合谷、血海、足三里、三阴交、胰俞、肺俞等；兼有阴虚者，肝俞、肾俞、太溪、曲池等。痰瘀阻络证：合谷、曲池、脾俞、胰俞、血海、足三里、三焦俞、三阴交、丰隆、解溪、太冲、梁丘等。肝肾阴虚证：肾俞、肝俞、关元、三阴交、太溪、水泉、行间、太冲；配穴，视物模糊加悬钟、光明。阴阳两虚证：气海、关元、肾俞、命门、三阴交、太溪、复溜、外关、曲池、腰阳关、悬钟、照海、足临泣、手三里等。

（3）耳针治疗：耳针以内分泌、肾上腺等穴位为主，取穴胰、内分泌、肾上腺、三焦、肾、神门、心、肝、脾、胃、膀胱等。

（4）耳穴压豆治疗：主穴取内分泌、交感、皮质下、心、神门。配穴：胃热炽盛者，加脾、胃、饥点、大肠；痰热互结者，加脾、胆、胃；痰瘀阻络者，加脾、肝；气阴两虚者，加脾、肺、肝；肝肾阴虚者，加肝、肾；阴阳两虚者，加脾、肾、三焦；气虚血瘀者，加肝、脾；阴虚内热者，加肺、胃。方法：磁珠或王不留行籽贴压耳穴，每天按压 2~3 次，每次 1~10 分钟，以耳部发红并感觉热胀酸痛为宜。两耳交替贴压，更换周期为 3 天，7~10 天为 1 个疗程。

(5)穴位贴敷：组方药用吴茱萸、肉桂、熟地黄、牛膝、黄芪、丹参、葛根、细辛、红花、川芎、黄连。主穴：足三里、三阴交、神阙、太溪、太冲。配穴：胃热炽盛者，加胃俞、脾俞、丰隆、内庭；痰热互结者，加丰隆、曲池；痰瘀阻络者，加丰隆、血海；痰湿中阻者，加胃俞、中脘；气阴两虚者，加气海、关元；肝肾阴虚者，加肝俞、肾俞；阴阳两虚者，加关元、命门；气虚血瘀者，加气海、膈俞；阴虚内热者，加肺俞、涌泉。方法：药物共碾成细粉末，用姜汁调成糊状备用，取药物少许贴于上述穴位，贴敷时间2~4小时，以耐受为度，半月为1个疗程。

三、中西医协同治疗2型糖尿病的特点与分析

(一)治疗原则的协同，“标本兼治”与“急慢分治”结合

西医以降糖为核心目标(控制血糖、糖化血红蛋白等生化指标)，侧重“治标”。中医通过滋阴清热、益气养阴等调整体质，改善内环境(如胰岛素抵抗)，侧重“治本”。急性期以西药快速控糖为主，中医辅助缓解症状；慢性期以中医调理体质、延缓并发症为主，西医维持血糖稳定。

(二)“整体观”与“局部靶点”互补

西医针对胰岛素抵抗、β细胞功能减退等病理机制，使用特定药物(如二甲双胍、SGLT-2抑制剂)。中医通过辨证论治调节脏腑功能(如健脾化湿、疏肝补肾)，改善全身代谢状态。西药控制血糖波动，中药缓解症状并减少西药副作用(如二甲双胍的胃肠道反应)。

四、中医治未病

中医认为2型糖尿病主要与禀赋不足、饮食失节、情志失调、劳欲过度密切相关，饮食、运动调理对消渴病的预防及治疗尤为重要。

(一)均衡饮食

在控制总摄入量的情况下，保证患者营养均衡，适度增加蛋白质摄入，预防营养不良的发生；调整饮食习惯(少吃多餐、慢吃、先汤菜后主食)，确保品种多样性和结构的合理性，保证每日适当的主食、肉类、蔬菜、油盐摄入。根据血糖情况设置固定的碳水化合物摄入量，减少低血糖发生风险，可配合全谷类高膳食纤维的食物，以增加饱腹感，减少血糖大幅

度波动。以清淡饮食为主，限制高盐、高糖摄入，减轻血糖、脂类代谢紊乱，维持正常胃肠功能。

（二）适量运动

老年糖尿病患者应根据自身情况，选择能长期坚持的有氧运动方式为主，例如慢跑、散步，以及具有中医特色的气功、太极拳、八段锦等养生运动，活动量和活动强度依据老人的活力和耐受程度制定。体力较好的老年人以进行中等强度的有氧活动为主，可以选择快走、慢跑等；而半失能老年人以床旁力量训练及平衡、灵活性训练为主，旨在锻炼四肢力量，进行精细动作训练，让患者可以做力所能及的日常活动，减慢退化速度；失能老年人以肢体被动活动为主，减少肌肉退化，维持移动能力，减少卧床，预防误吸等并发症。要注意合理安排服药时间和运动时间的间隔，减少低血糖的发生，减少运动造成的血压波动。同时应当防止患者在活动过程中跌倒。

（三）调畅情志

消渴病的发生发展与心境愁郁相关，因而要“节喜怒”“减思虑”，保持情志调畅。肝主疏泄，喜条达，故肝气畅达，气血调和，则心情舒畅。老年人要做到外不受物欲之诱惑，内不存情虑之激忧，神守于内，形全于外，才能防病且年度百岁而动作不衰。

（李佑生、肖顺强）

第二节　更年期综合征

（供稿单位：北京大学第三医院中医科）

更年期综合征又名“围绝经期综合征”，多发生于45~55岁的围绝经期女性，是女性进入绝经前后所引发的一系列身体和心理的变化，典型症状为月经紊乱、烦躁易怒、烘热汗出、失眠健忘、耳鸣心悸等，平均持续时间3~5年。中医称为“绝经前后诸证”，在临床中属于中西医协作诊治优势病种。在综合医院中，更年期综合征患者多就诊于妇科和中医科。中西医能够发挥各自优势，针对疾病不同阶段进行协同治疗。我科与妇科合作，形成了中西医协同诊疗路径,采用中药内服与外治法多种诊疗手段,为更年期患者提供更全面的治疗方案,以减轻患者症状,提高生活质量。

一、更年期综合征中医诊疗优势

中医治疗更年期综合征的优势在于能够根据每个人的具体状况进行个体化的治疗和指导,同时减少西药的副作用。西医治疗更年期综合征主要是用激素替代疗法(HRT),但有研究证明,长期使用雌激素和孕激素联合治疗可能会增加患乳腺癌、子宫内膜癌的风险。同时会增加患心血管疾病的风险,增加冠心病、脑卒中等心血管事件的发生率。而非激素治疗则主要侧重缓解某一症状,导致治疗效果的局限性。

中医治疗则强调人体是一个有机整体,中医认为肾主生殖,女性在围绝经期,肾气渐衰,天癸竭,从而引起各脏腑功能失调,中药通过补肾、疏肝、健脾等法综合调理来改善脏腑功能,平调气血,改善更年期多种症状。

二、更年期综合征中医临证经验

(一) 综合医院中医科更年期综合征患者特点

参照更年期综合征的中医、西医诊断标准,出现更年期症状的患者一般先就诊于妇科进行一系列客观检查,排除器质性疾病并确诊为更年期综合征后就诊于中医科,一般具有以下特点:

1. 出现月经不调、潮热、多汗、睡眠障碍等症状。

2. 经西医相关检查(性激素六项、抗米勒管激素、阴道超声等)确诊为更年期综合征。

3. 不愿使用绝经激素替代治疗或存在激素治疗禁忌证、慎用证患者。

4. 以其他疾病为主诉就诊于中医科,而中医诊断为更年期综合征。

综上所述,就诊于中医科的更年期患者一般是出现明显更年期症状并且已经确诊为更年期综合征的患者,但是这一类患者不愿服用激素类药物,或存在激素治疗的禁忌证和慎用证,甚至一部分患者应用激素类药物治疗后仍不能缓解症状,故就诊中医科以求使用中药来缓解更年期相关症状。

(二) 西医诊断标准的中医内涵解读

1. 月经紊乱　女性进入围绝经期,由于卵巢功能下降,激素水平变化引起月经的改变，直至绝经。肾中精气是人体生长、发育及机体各种功能活动的重要物质基础，尤其与人体生殖活动直接相关。若肾精亏虚，则导致天癸化生不足，其调理冲任的作用不能充分发挥，血海不能按时满盈，月事不能以时下，故出现月经紊乱或绝经。

2. 潮热盗汗　潮热汗出为更年期综合征典型症状之一，其病理机制为卵巢功能衰退引起体内雌激素分泌减少，垂体分泌大量促性腺激素，中枢神经递质发生改变，引起自主神经功能紊乱，导致下丘脑体温调节中枢改变，而出现潮热汗出。中医学认为其基本病机为脏腑阴阳失调，所谓“阳加于阴谓之汗”，病理性汗出病因多为阴虚火旺、热邪炽盛、火旺迫阴等。

3. 失眠多梦　围绝经期女性脏腑阴阳失调，且需要承受家庭、工作、社会诸多压力，女子又易受情志所伤，易出现肝气郁结之证，出现焦虑、烦躁等情绪。女子易气有余而血不足，绝经前后，肝失疏泄、脾失健运，导致脏腑气机、气血阴阳失调，阳不入阴，故而引发失眠多梦。

（三）思路见地

就诊于中医科的更年期综合征患者主要有两种：一种为接受激素替代治疗后效果不佳的患者；一种为抗拒激素治疗或存在激素治疗禁忌证或慎用证的患者。但不论是否使用激素治疗，都应根据患者症状表现，对患者进行中医辨证论治，一般将其分为肾阴虚证、肾阳虚证、肾阴阳两虚证、心肾不交证及脾肾阳虚证五种证型。

三、更年期综合征中医诊疗特色

（一）中药内服治疗

1. 肾阴虚证

辨证要点：月经周期紊乱，头晕耳鸣，腰酸腿软，烘热汗出，五心烦热，失眠多梦，口燥咽干。舌红，苔少，脉细数。

治法：滋补肾阴，育阴潜阳。

方药：①六味地黄丸加减。药物组成：熟地黄、山茱萸、牡丹皮、山药、茯苓、泽泻。②左归丸加减。药物组成：熟地黄、山药、枸杞子、山茱萸、川牛膝、菟丝子、鹿角胶、龟甲胶。③归肾丸加减。药物组成：熟地黄、山药、山茱萸、茯苓、当归、枸杞子、杜仲、菟丝子。

2. 肾阳虚证

辨证要点：月经不调，量多或少，色淡质稀。经断前后，形寒肢冷，头晕耳鸣，腰酸膝软，腹冷阴坠，小便频数，带下量多。精神萎靡，面色晦暗。舌淡，苔白滑，脉沉细而迟。

治法：温肾壮阳，填精养血。

方药：右归丸加减。药物组成：熟地黄、炮附片、肉桂、山药、山茱萸、菟丝子、鹿角胶、枸杞子、当归、杜仲。

3. 肾阴阳两虚证

辨证要点：月经紊乱，量少或多。经断前后，或畏寒恶风，或潮热汗出，腰酸乏力，头晕耳鸣，五心烦热。舌红，苔薄，脉沉细。

治法：阴阳双补。

方药：二仙汤加减。药物组成：仙茅、淫羊藿、当归、巴戟天、黄柏、知母。

4. 心肾不交证

辨证要点：腰膝酸软，头晕耳鸣，烘热汗出，心悸怔忡，心烦不宁，失眠多梦，甚至情志失常。舌红，苔少，脉细数。

治法：滋阴降火，交通心肾。

方药：黄连阿胶汤加减。药物组成：黄连、阿胶、黄芩、白芍、鸡子黄。

5. 脾肾阳虚证

辨证要点：月经不调，量多或少，色淡质稀。腰膝酸痛，食少腹胀，四肢倦怠，或四肢浮肿，大便溏薄。舌淡胖，苔薄白，脉沉细缓。

治法：温肾健脾。

方药：右归丸合理中丸加减。药物组成：熟地黄、山药、山茱萸、枸杞子、菟丝子、鹿角胶、杜仲、肉桂、当归、附子、人参、干姜、甘草、白术。

（二）中医外治法

对于更年期综合征患者，推荐在中药治疗、HRT 治疗及对症治疗的同时，考虑使用针灸、耳穴、穴位贴敷等辅助治疗。

1. 针灸　针灸可通过调节机体内环境和自主神经功能，发挥机体的自我调节作用而产生治疗效应，其作用途径涉及神经、内分泌、免疫等多系统多靶点，可根据患者具体情况进行辨证施治。

（1）肾阴虚证：肾阴虚者可取穴肾俞、太溪、心俞、三阴交、太冲，毫针刺，用补法；肾俞益肾固精，太溪滋阴益肾，心俞宽胸理气、通络安神，三阴交健脾理血、益肾平肝，太冲疏肝理气、清热泻火。

（2）肾阳虚证：肾阳虚者可取关元、肾俞、脾俞、章门、足三里，毫针刺，用补法，可灸。关元培元固本，肾俞益肾固精，脾俞健脾和胃、利湿升清，章门疏肝健脾、降逆平喘，足三里调理脾胃、补中益气、通经活络。

2. 耳穴　耳穴压豆是一种中医按摩疗法，能对整个内分泌系统起到调节作用，减少因月经周期紊乱导致的不适症状。取内分泌、卵巢、子宫、神门、交感、皮质下、心、肝、脾等穴，可用耳针、耳穴贴压，每次取4~5穴，每周2~3次。

3. 穴位贴敷　是指利用透皮吸收原理，在穴位贴上一定配方的中药膏制剂，既起到穴位刺激作用，又通过皮肤组织加强了对药物有效成分的吸收，增强药效，因而具有双重治疗作用，以达到更有效治疗更年期症状的目的。常用的贴敷穴位：肾俞、关元、肝俞、太冲、心俞、太溪、中极、三阴交、气海、足三里等。

四、中医治未病

（一）注重养生保健

养成健康的生活方式，保持良好生活习惯。可行八段锦、气功、太极、易筋经、五禽戏等运动，调节身心及气血平衡。有氧运动可以增强心肺功能，提高身体耐力，故建议每日规律有氧运动，如快走、慢跑、游泳、骑自行车等。且要注意提高肌肉力量，增加肌肉量，提高基础代谢率，预防肌肉萎缩和骨质疏松。建议体重指数保持在18.5~23.9kg/m^2。

（二）注重心理疏导

“先治其心，而后才治其病”。随着更年期激素水平的变化，女性情绪和大脑认知受到影响后通常会出现相应症状，临床医务工作者若能较早发现，提供心理疏导和全面健康指导，有助于更年期综合征的预防、检测和治疗。

（三）营养均衡、控制饮食

更年期女性建议食全谷物纤维、足量蔬菜和水果，每周2次鱼类食品，控糖（≤50g/d）、少油（25~30g/d）、限盐（≤6g/d）、限酒（酒精量≤15g/d）、戒烟、足量饮水(1 500~1 700ml/d),保证摄入足够的蛋白质,如瘦肉、鱼类、豆类、蛋类和奶制品。更年期女性由于雌激素水平下降,骨质流失加快,需要摄入足够的钙。

(辛喜艳、刘坤、丁宁、高宇、祝雨田、叶阳、张浩琳、樊瑞文、李东)

第三节　干燥综合征

(供稿单位:北京大学第三医院中医科)

干燥综合征是一个主要累及外分泌腺体的慢性炎症性自身免疫病,分为原发性和继发性两类。干燥综合征在中医文献中无相似的病名记载,根据其临床表现,属于中医"燥痹""燥证"范畴。本病是综合医院常见的病种之一,在临床工作中属于中西医协作诊治类疾病。

一、干燥综合征中医诊疗优势

《素问·阴阳应象大论》中有"燥胜则干";金刘完素《素问玄机原病式·六气为病》中有"诸涩枯涸,干劲皴揭,皆属于燥"。本病发病之根本在于"燥邪"。中医治疗运用整体观,辨证施治,随证遣方,具有多靶点、多层次、多途径的治疗特点,在改善中医症状的同时,亦可延缓疾病进展,预防相关脏器受损,临床疗效确切。西医治疗即刻疗效和短期疗效的优势显著,但长期应用糖皮质激素及免疫抑制剂、生物制剂等药物的不良反应较常见;中医药起效比较缓慢,但优势为可长期服药,远期疗效可靠,临床不良反应少见,同时可以协助西药减停,防治西药减停后病情反弹。

二、干燥综合征中医诊疗临证经验

(一) 综合医院中医科干燥综合征患者的复杂性

原发性干燥综合征多起病缓慢隐匿,开始症状不明显或不特异,临床表现复杂多样,因此首诊于风湿免疫科的患者甚少。90% 以上的患者因存在长期难以缓解的口、眼干燥症状而首诊于口腔科、耳鼻喉科、眼科;因其他临床症状如关节痛、皮疹、发热等就诊于相应科室，经过西医对症治疗后虽然病情得以控制，但往往因为忽略系统的专科实验室检查以明确诊断，最终延误诊疗的最佳期。而在综合医院中医科就诊的干燥综合征患者往往具备以下特点：

1. 部分患者因口干、眼干、关节疼痛、倦怠乏力等到中医科就诊，临床表现不特异，或未引起重视，尚未诊断，首选中医门诊。

2. 西医专科治疗疗效不佳，寻求中西医协同或中医药治疗者。

3. 用激素类、免疫抑制剂、生物制剂等药物引起不良反应却暂时无法停用西药而备受困扰者。

4. 干燥综合征累及多系统疾病的患者，如发热、淋巴结肿大、关节疼痛、皮肤瘙痒、胃炎、血液系统受累、雷诺现象、肺间质病变等，以及合并其他基础病的老年患者，希望寻求中医综合全面治疗。

5. 由于病情复杂多变、控制不佳等原因，导致焦虑抑郁、失眠等。

综上所述，综合医院中医科就诊的干燥综合征患者经历过西医治疗，可因病情波动反跳、药物不良反应、疗效不满意等原因就诊于中医科。干燥综合征患者存在多系统受累，临床症状表现多变复杂，临床治疗药物叠加，加重毒副作用及不良反应。中医强调整体观，辨病辨证、内外同治，临床疗效显著。同时院内中医西医沟通交流方便，患者省时省力，因此很多患者希望通过中西医协同方式，综合全面“一站式”治疗干燥综合征。

（二）思路见地：中医整体观念、辨证论治、标本兼顾治疗

干燥综合征尚无满意的治疗措施，无论是干燥、疲乏、疼痛，或是内脏器官损害，均缺乏经循证医学论证的有效药物，现有药物多为经验治疗，或借鉴类似病变治疗。西医遵循诊疗规范、临床路径，药物治疗千篇一律。局部口眼干症状的治疗仅是缓解症状，目前尚不能达到逆转腺体功能紊乱及治愈疾病的效果。患者存在多系统受累时，特别是活动性内脏器官受累，应用糖皮质激素、免疫抑制剂和生物制剂治疗，但不同的内脏损害又因其部位、病理改变、病变范围及对药物治疗反应的不同而疗效不一，临床疗效千差万别。中医认为人是有机的整体，治疗局部的病变也必须从整体出发，辨证论治，结合病情进展变化，因人、因时、因地制宜，未病先防、既病防变以求阴平阳秘、补偏救弊，调整脏腑功能。

1. 根据不同年龄、性别人群分层

(1)儿童与青少年患者：此年龄段患者相对少见，病情隐匿，症状不显著，易被误诊及忽视，常因口干、眼干等症状影响生活学习而就诊。此类患者多正气尚足，外邪热毒侵袭，脏腑功能正常，各司其职，津液生成、布散功能尚可，正气有力抗衡，属阴阳失衡不重，应以祛邪为主，兼顾滋阴，以防其损耗。

(2)成年患者：为本病主要发病人群，女性多见，男女比例为1∶(9~10)，临床症状多样，可累及多个系统，诊断时需全面评估病情，综合制定治疗方案。热毒损伤人体正气，导致脏腑气机逆乱，气血失调，痰、瘀等病理产物生成，痰瘀日久郁而化热，会出现腮腺的肿大疼痛；瘀热内蒸，真阴愈枯，炼液为痰，壅滞经络、筋骨出现酸痛不适等，应以清热散结化瘀为主，兼顾滋阴。女性患者先天禀赋不足，五脏柔弱，以肝为先天，中老年女性年老体衰，天癸竭绝，肝肾阴亏，精血虚少；情志失调，郁怒忧思太过，脏腑气机失于调畅。郁怒伤肝，肝失疏泄，气郁化热，灼伤阴津，故应多配以疏肝解郁、养血柔肝之品。

(3)老年患者：此年龄段患者腺体功能随年龄增长退化显著，腺体萎缩、破坏，且伴有其他老年慢性疾病，治疗需综合考虑，兼顾主次，权衡利害，避免药物相互作用。此期患者病程延绵反复，脏腑功能衰退，阴津的生化敷布有赖于五脏的气化，津液疏布运行、排泄主要依靠脾之运化及肾之蒸腾气化，故应以滋阴润燥为主，兼顾健脾益肾。

2. 根据病程进展分层　干燥综合征的发生与先天禀赋密切相关，先天禀赋不足是发病基础。禀赋是在先天遗传的基础上及胎孕期间内外环境的影响下所表现出的形态结构、生理功能、心理状态和代谢方面综合的、相对稳定的特征，其形成于出生之前，但受后天影响。

(1)初期——热毒为之始：临床首先表现为外分泌腺体的炎性反应，当分泌功能减退时才出现干燥性角膜炎和口腔干燥症等一系列干燥症状。热毒为本病之始，一方面热毒启动了干燥综合征病理进程，另一方面干燥综合征发病之初多有热毒为病的特征。热毒是一种致病邪气，外感邪气、内伤七情及劳倦内伤等加之于先天禀赋不足之体，邪正相搏，机体表现出热毒之象。在此阶段常用金银花、连翘、栀子、白花蛇舌草、蒲公英等清热解毒之品治疗，可根据辨证合用其他药物。

（2）进展期——痰瘀为之形：临床有腺体增生、肿胀甚至肿块形成等改变，以及腮腺超声示腺体回声不均匀、腺体内出现散在的低回声区，病理提示淋巴细胞聚集，这些表现均属于痰瘀之证。多系统累及会出现关节肿痛、过敏性紫癜皮疹、结节红斑、雷诺现象，其他外分泌腺也不例外。热毒与气血相互搏结，壅滞经络，郁而化热，形成炎性肿块。此阶段常以活血化瘀、清热散结为治法，应用清热散结化瘀之品治之，才能消除炎性肿块，恢复外分泌腺的功能。常用莪术、土贝母、丹参、山慈菇、天花粉、赤芍、牡丹皮等既能清热又能散结化瘀之品，临床疗效甚佳。

（3）终末期——阴虚为之终：临床口干眼干、皮肤干燥、阴道干涩、大便干燥的津液不足之征象显著。外分泌腺体退化、萎缩、破坏，代之以纤维组织，从而丧失其应有的功能，分泌功能丧失导致津液不足，才表现出阴虚津亏的证候特征。此阶段常以滋阴润燥兼清热散结为治法，常用生地黄、玄参、麦冬、石斛等滋阴润燥之品治疗。

3. 根据临床表现辨证　干燥综合征以津亏液耗为主要矛盾，故本病治疗应以滋阴润燥为大法，再根据病因病机及相关临床症状辨证施治，配合以清热解毒、活血化瘀、化痰散结、益气养阴、健脾益胃、补益肝肾等治法。

（1）燥毒郁肺证：此类患者多伴有鼻咽干燥，少涕，干咳无痰或痰少黏稠，难以咳出，常伴有发热、目赤多眵、面红烘热。肺为娇脏，不耐邪侵，热毒灼伤肺叶，肺失宣肃，不能布散津液，因津伤则燥，燥盛则干，肺叶弱则不用而痿，出现干咳无痰；肺在液为涕，鼻为肺之窍，喉为肺之门户，喉下通气道属肺之系，故出现鼻咽干燥、少涕不适。肺在体合皮，其华在毛，肺气虚，卫表不固，邪热交争，出现发热。

（2）脾胃阴虚证：此类患者多伴有干呕呃逆，进硬食需用水送下，或饥不欲食，或胃脘隐痛，或牙痛，大便干结。脾为后天之本，主运化、升清，脾旺则气血调和，五脏受益，脾气亏虚，不能运化津液，津液不足可见进硬食需用水送下；脾阴不足，则胃阴亦虚，胃失脾助，和降失职，其气上逆，可见干呕呃逆；脾失运化，津液不能下达，可见便秘。

（3）肺肾阴虚证：此类患者多伴有声音嘶哑，咳嗽少痰，心烦少寐，骨蒸潮热，腰膝酸软。肾为一身阴阳之根本，肾阴为一身阴液之根本，肺阴受损累及肾阴，肾阴不足亦不能上滋肺阴，故肺肾阴虚可见声音嘶哑，咳嗽少痰，骨蒸潮热，腰膝酸软。

(4)肝肾阴虚证：眩晕耳鸣，口干目涩，视物模糊，两胁隐痛，爪甲枯脆，牙齿干枯，个别成片状脱落，失眠盗汗，腰膝酸软，肢体麻木，筋脉拘急。久病失调，阴液亏虚，或因情志内伤，肝火太盛，下劫肾阴；肝为罢极之本，在体合筋，其华在爪，在窍为目，故见口干目涩，视物模糊，两胁隐痛，爪甲枯脆，筋脉拘急；肾藏精，在体为骨，齿为骨之余，在窍为耳，腰为肾之府，故见眩晕耳鸣，牙齿干枯，个别成片状脱落，腰膝酸软。

(5)气阴两虚证：此类患者多伴有神疲倦怠，懒言乏力，自汗盗汗，食欲不振。脾气亏虚，气血生化乏源，不能运化津液，津液虚损；肺失宣肃不能布散津液，气能生津化津，气虚津液无所化，故可见神疲倦怠，懒言乏力，自汗盗汗，食欲不振。

(6)痰热蕴阻证：此类患者多伴有反复腮腺肿痛，口苦口臭，口中黏腻不适，口角有白色分泌物，可伴有胸闷腹胀，尿痛难解，或有低热。过食酒肉或者饮食不洁、饮食过饱，导致脾胃损伤，脾胃为后天之本，气血生化之源，脾失健运，痰浊内生，郁而火热，脾开窍于口，可见口苦口臭，口中黏腻不适，口角有白色分泌物；湿热困于中焦，故可见胸闷腹胀。

(7)瘀血阻滞证：此类患者多伴有皮肤粗糙，色暗发斑，四肢关节疼痛或屈伸不利，皮肤结节红斑。热毒损伤脉络，逼血妄行，血溢脉外，形成瘀血，溢于肌肤之间，形成瘀斑、瘀点；痰湿、瘀血、热结郁而不解，内生热毒，流注肌肉关节，不通则痛，导致关节红肿、疼痛。

三、干燥综合征中医诊疗特色

1. 药物治疗　应依据辨证分型选取适宜的中药制剂。

(1)燥毒郁肺证：此证应以清热解毒，滋阴润肺为法。予以银翘散、养阴清肺汤加减。中成药可服用连翘败毒丸、养阴清肺膏(口服液)。

(2)脾胃阴虚证：此证应以健脾益胃，养阴生津为法。予以益胃汤、玉女煎、增液汤加减。中成药可服用养胃舒颗粒。

(3)肺肾阴虚证：此证应以清肺益肾，滋阴生津为法。予以百合固金汤加减。中成药可服用麦味地黄丸、百合固金口服液。

（4）肝肾阴虚证：此证应以滋补肝肾，养阴生津为法。予以一贯煎合左归饮加减。中成药可服用杞菊地黄丸、石斛夜光丸、麦味地黄丸。

（5）气阴两虚证：此证应以益气养阴，生津润燥为法。予以增液汤、生脉饮加减。中成药可服用补中益气丸、归脾丸、生脉饮。

（6）痰热蕴阻证：此证应以清热化痰，生津润燥为法。中成药可服用龙胆泻肝丸、玄麦柑橘颗粒。

（7）瘀血阻滞证：此证应以活血化瘀，益气生津为法。予以桃红四物汤、增液汤加减。中成药可服用血府逐瘀口服液。

（8）中药植物提取物制剂：雷公藤多苷由卫矛科植物雷公藤去皮根，经科学提取而成，具有较强的抗炎、免疫调节、抗肿瘤、抗生育等多种药理作用，被称为“中草药激素”；白芍总苷为从毛茛科植物芍药根部提取的糖苷类物质，是一种无明显毒性的新型抗炎免疫调节剂，具有抗炎、免疫调节、保护肝脏及脑组织、减少神经元细胞凋亡、保护心血管等多种药理作用；灯盏花注射液主要成分为飞蓬苷、黄芩素及木栓酮等 9 种成分，具有改善微循环、调节免疫和促进外分泌腺分泌等作用。

2. 针灸治疗　以临近取穴为主，辅以循经取穴，采用平补平泻法。肝肾阴虚者宜针太溪、阴陵泉、三阴交、脾俞、肾俞、廉泉等穴滋补肝肾；瘀血内阻者宜针刺膈俞、肝俞、肾俞、血海、气海、太冲等穴以行气活血润燥；气阴两虚者宜针气海、太溪、阴陵泉、三阴交、足三里、关元以益气养阴；湿热内阻者宜针刺脾俞、丰隆、内庭、阴陵泉、曲池、足三里、大椎以清热祛湿、育阴润燥。

3. 穴位按摩疗法　眼部穴位按摩睛明、攒竹、瞳子髎、承泣、四白、鱼腰、丝竹空穴，以拇指或食指依次按揉，每穴按摩 100 次，通过局部刺激以疏通筋络，调动机体抗病能力，使阴阳平衡、营卫调和而达到改善干燥综合征眼干的目的。

4. 针刀疗法　针刀通过对局部的劳损、痉挛、粘连进行松解，改善神经支配区域的供氧、供血，调节腺体的分泌，从而改善口眼干燥症状。

5. 中药雾化吸入疗法　药物经超声雾化后，可分裂为微小气雾微粒直接作用于口腔的分泌腺，从而提高药物的生物利用度，达到治疗目的。药物选用石斛、知母、白茅根、沙参、淡竹叶、黄芩、党参、黄芪等药物浓煎，取 25ml 雾化，嘱患者张口吸入，每次治疗 15~20 分钟，每天 2 次。

6. 耳穴压豆及皮内针治疗 耳穴疗法局部刺激耳周穴位:口、眼、肾上腺等穴,配合内服中药治疗,每日按压穴位数次,加强穴位效应。

7. 运动疗法 口干者宜练咽津功法,每日晨起端坐,凝神息虑,舌抵上颚,闭口调息,津液自生,渐至满口,分 3 次咽下,日久则受益。眼干者可练目功,轻闭双眼,两大拇指指背互相擦热,轻擦两眼皮各 18 次,擦双眼眉各 18 次,再转动眼珠 18 次。

综上所述,干燥综合征虽是一个独立风湿免疫系统性疾病,但多隐匿起病,临床表现轻重不一,病情复杂多变。西医诊断标准明确,治疗方法单一,多以对症药物为主。中医辨证分型多样,虚实夹杂,治疗方法繁多,临证施治,随证加减,适时调整治疗方案,口服中药制剂,同时配合针灸、针刀、按摩等各种外治方法及运动疗法,内外兼治,共奏其效。综合医院中医科医生还应与相关西医科室快速联动,中西医协同,有效遏制疾病进展。

四、中医药治未病

(一) 注重院内及科普宣教

本病起病多隐匿,应加大科普宣传力度,出现口眼干燥、严重龋齿、反复腮腺肿大、反复性眼睑化脓性感染及结膜炎、角膜炎等应及早就医,及早诊断治疗,减轻机体系统性损害。联合西医相关科室,多交流快速转诊,中西医协同"一站式"治疗取长补短,有效控制病情进展。

(二) 注重生活方式管理

干燥综合征的患者饮食要清淡,忌食用辛辣食物、油炸食品,平时多喝水,多吃水果,多吃蔬菜及粗纤维食物,保证大便通畅。多吃滋阴清热生津的食物水果,如芹菜、新鲜绿叶蔬菜、冬瓜、黄瓜、丝瓜、苦瓜、西瓜、橙子、梨、鲜藕等。口舌干燥者可以含话梅、酸杏等酸甘化阴之品,亦可常饮酸梅汁、柠檬汁等生津解渴饮料。同时要多吃一些胡萝卜,补充人体必需维生素 B。此外,对于汗腺受累引起的皮肤干燥、脱屑和瘙痒等,要少用或不用碱性肥皂及沐浴液,选用中性肥皂及沐浴液。勤换衣服、被褥,保持皮肤干燥。可根据自身健康情况选择太极拳、太极剑、慢跑、慢走等运动。

(三) 注重生活环境管理

干燥的季节会比其他季节更易代谢人体水分,室内环境过于干燥亦会如此，室内湿度应控制在 50%~60%，温度保持在 18~21℃，保持环境清洁，可以缓解呼吸道黏膜干燥所致干咳等症状，可预防感染。

（四）注重情绪管理

本病多呈慢性进行性，临床症状复杂，缠绵难愈，严重影响患者的生活质量，致多数患者产生不同程度的焦虑、抑郁等情绪。应加强患者健康教育，定期予以药物指导及心理辅导，提高患者的依从性，使患者从心理认知到行为方式上都积极接受治疗，倡导健康的生活和学习自我护理是提高患者生活质量的重要方法之一。

（申洪波、杜欣颖）

第四节　自身免疫性甲状腺病

（供稿单位：首都医科大学附属北京世纪坛医院中医科）

自身免疫性甲状腺病（autoimmune thyroid disease，AITD）是综合医院常见的治疗病种之一，患者往往因先发现甲状腺功能异常或甲状腺部位不适而就诊，属于中西医协作诊治类疾病。自身免疫性甲状腺病是一组具有器官特异性的人体自身免疫性疾病。本团队认为 AITD 的病位主要在肝脾，主要病机为气滞、痰凝、血瘀壅结于颈前，并提出基于“辨病期 - 辨体质 - 辨证型”的“三辨模式”防治自身免疫性甲状腺病，充分体现了中西结合在本病治疗中的作用。

一、自身免疫性甲状腺病中医诊疗优势

目前西医对于甲状腺激素水平正常、仅甲状腺自身抗体阳性的 AITD，缺乏有效干预手段，以定期复查甲状腺功能为主，对于甲状腺功能异常的 AITD 主要以补硒限碘治疗、激素免疫治疗、甲状腺激素替代治疗和抗甲状腺药物干预治疗为主，虽能发挥一定疗效，但存在药物不良反应。此外，还有免疫调节、维生素 D 补充等治疗方式，效果有待于进一步论证。

中医治疗 AITD 具有独特的优势，能够更好地针对其复杂的病因及发病机制，多靶点、全方位调节脏腑功能。对于 AITD 的治疗，本团队提出“辨病期 - 辨体质 - 辨证型”的 AITD 临床诊疗模式，将 AITD 分为三个病期：遗传易感期、抗体阳性期、甲状腺功能异常期。针对甲状腺功能异常、甲状腺自身抗体阳性的 AITD 患者采用中医治疗也体现了中医治未病的思想。

二、自身免疫性甲状腺病中医临证经验

（一）综合医院中医科自身免疫性甲状腺病患者特点

综合医院中医科 AITD 患者中，女性患者明显多于男性患者，且患者年龄以 40~60 岁居多，部分患者发现甲状腺自身抗体异常后并未及时就诊，或未能及时发现甲状腺自身抗体异常，说明对于 AITD 早诊断、早治疗的教育任重道远。AITD 患者体质辨识以气郁体质较多，其次为阳虚质和湿热质。

（二）诊断标准相关中医内涵解读

现代多数医家认为气滞、痰凝、血瘀为自身免疫性甲状腺病的三大病机。肝气过盛，脾胃被克制，运化失常，痰湿内生，AITD 的发病过程中最关键的病理因素就是痰邪，其可随气机升降，累及全身，久必致气滞血瘀，从而导致 AITD 的发生。

1. 肝郁脾虚为本 肝脏藏血而主疏泄，肝调节气机的升降出入。百病皆生于气，若肝气不舒，气机郁滞，则会导致肝失疏泄、气机紊乱、水液停聚、痰浊内生等，《诸病源候论·瘿候》记载“瘿者，由忧恚气结所生”，提示平素易怒是诱发本病的重要因素之一。脾为后天之本，主运化水谷精微，使之濡养他脏，若脾失健运，则脾不能为胃行其津液，津液不得输布，气血生化不足。肝与脾在疏泄与运化上相互为用，肝主疏泄，为脾运化水谷提供必要的保证；反之，肝得脾所输布的水谷精微滋养，才能使疏泄功能正常运行。肝脾相互配合，肝舒脾健，气血充足。若肝失疏泄，则会导致脾的运化功能失常，肝郁乘脾，致脾失健运，则水湿内停，湿聚成痰，停留于经络，最终发展为 AITD。

2. 痰瘀互结为标 《素问·经脉别论》载“饮入于胃，游溢精气，上输

于脾。脾气散精，上归于肺，通调水道，下输膀胱。水精四布，五经并行”，强调了脾在全身水液代谢中的重要作用。“脾为生痰之源”，肝郁脾虚，脾失健运，津液不得正常输布，则聚而为痰。痰饮久留，阻碍机体气机，妨碍血液运行则生血瘀。且痰与瘀可以相互转化。《金匮要略》载“血不利则为水”，瘀血阻滞，气机不畅，津液输布障碍，进一步加重了痰饮的产生。AITD 患者肝郁脾虚、气机郁结，影响体内津液正常输布，痰、气聚结于颈前，久病则入血分或伤及血络，则见痰瘀互结。

（三）思路见地：“辨病期 - 辨体质 - 辨证型”阶梯式防治 AITD

“三辨模式”即“辨体 - 辨病 - 辨证”诊疗模式，最早由国医大师王琦提出，本团队将“三辨模式”运用于自身免疫性甲状腺病的防治中，并形成了“辨病期 - 辨体质 - 辨证型”的新“三辨模式”。对于 AITD 患者，先根据甲状腺功能结果辨病期，对遗传易感期患者以合理运动、调理饮食和情志为主；对抗体阳性期患者则辨体论治，根据患者体质差异进行个体化治疗；对甲状腺功能异常期患者则在辨体质的基础上进行辨证论治。

三、自身免疫性甲状腺病中医诊疗特色

（一）病因病机

AITD 的病位主要在肝脾，主要病机为气滞、痰凝、血瘀壅结于颈前。患者情志不遂，肝郁气滞，肝失调达，横乘脾土，脾失健运，津凝痰聚，痰气搏结颈前，日久可引起血脉瘀阻，进而气、痰、瘀三者合而为患。

（二）治疗原则：AITD 的三个病期

AITD 往往早期无特殊表现，发病较为隐匿，随着病情进展，出现甲状腺功能异常时可表现出甲亢或甲减症状。本团队认为自身免疫性甲状腺病可分为三个病期：遗传易感期、抗体阳性期、甲状腺功能异常期。结合患者症状体征及甲状腺功能结果判断患者处于什么阶段，从而指导 AITD 的阶梯式治疗。

1. 遗传易感期　遗传易感期的 AITD 患者实验室检查可见甲状腺激素及甲状腺自身抗体均正常，但有发展为 AITD 的风险。患者可没有明显症状表现，但 AITD 的发生与遗传因素、环境因素等密切相关，故应

早期防治。早期干预遗传易感期的 AITD 患者能够阻止其甲状腺自身抗体转阳。

2. 抗体阳性期 抗体阳性期的 AITD 患者甲状腺功能正常，但是甲状腺自身抗体如甲状腺过氧化物酶抗体、促甲状腺激素受体抗体和甲状腺球蛋白抗体可出现异常。或是游离三碘甲状腺原氨酸（FT_3）、游离甲状腺素（FT_4）正常，单纯促甲状腺素（TSH）升高（亚临床甲减）或者降低（亚临床甲亢）的同时伴有甲状腺自身抗体的异常。抗体阳性期的 AITD 患者多为偏颇体质，临床观察发现该期 AITD 患者的体质多为气郁质，其次为阳虚质或气虚质。

3. 甲状腺功能异常期 甲状腺功能异常期的 AITD 患者甲状腺激素水平出现异常。主要包括了格雷夫斯病引起的甲状腺功能亢进（FT_3、FT_4 升高，TSH 下降）和慢性甲状腺炎引起的甲状腺功能减退（FT_3、FT_4 下降，TSH 升高），两者皆可伴有甲状腺自身抗体的异常。甲亢者主要有口干口渴、心烦易怒、汗出较多、食欲亢进、失眠等表现，初期证候多为肝郁火旺型，病久则虚实夹杂出现气郁痰阻证、痰结血瘀证等。甲减者主要有乏力神疲、食欲减退、头晕昏蒙、畏寒肢冷等表现，患者多为脾阳虚证，后期可发展为脾肾阳虚和阳虚水泛等证型。

（三）治疗方案——中药、中成药、中医外治

1. 分期论治[1]

（1）遗传易感期：AITD 的发生与遗传易感性密切相关，对于遗传易感期 AITD 患者，尤其是有 AITD 家族史的患者，治疗重点在于“调畅情志，节制饮食，适度运动”。扶助正气以防御各种致病因素的侵袭，最大程度上预防其发展为 AITD。调畅情志即保持积极乐观的情绪，避免情志刺激，使七情调和；节制饮食即避免饮食过饱，少食生冷、油腻，否则易阻滞脾胃；在此基础上结合适度运动，可降低 AITD 的发生率。

（2）抗体阳性期：辨体质，调体质。本团队认为抗体阳性期 AITD 患者体质多为气郁质，其次为阳虚质或气虚质。气郁质患者平素情绪波动

[1] 马思懿，杨涛，王国玉，等. 基于“三辨模式”阶梯式防治自身免疫性甲状腺疾病[J]. 中国中医基础医学杂志，2024，30(10)：1779-1782.

大，临床可表现为急躁易怒或郁郁寡欢，常叹息，甚则胁肋胀痛等，治以疏肝解郁，以逍遥散为基础方加减治疗。阳虚质患者临床特点为畏寒肢冷、少气懒言、面色无华、月经稀少或闭经等，治以补肾助阳，软坚散结，方选金匮肾气丸加减。方中地黄、山茱萸、附子、牡丹皮、泽泻、山药、茯苓、桂枝共奏温补肾阳之功。气虚质患者常表现为气短懒言、常自汗出、腰膝酸软等，治以补中益气，方用四君子汤或补中益气汤。

（3）甲状腺功能异常期：分亢减，辨证型。本团队认为 AITD 患者甲亢初期证候多为肝郁火旺型，病久虚实夹杂，临床证候表现多样化，可表现为肝火犯胃型、气郁痰阻型、痰结血瘀型等。以清肝降火、化痰散瘀为治疗总则，方选龙胆泻肝汤为基础方加减，伴颈前肿大者加夏枯草、浙贝母以化痰软坚。甲减患者多为脾阳虚证，后期可发展为脾肾阳虚和阳虚水泛。早期治以益气健脾为主；中后期治以健脾温阳为主。以四逆散合理中汤为基础方加减治疗，伴水肿者加茯苓、淫羊藿等利水化湿。针对自身免疫性甲状腺病的并发症，如甲亢性心脏病，可在抗甲状腺药物等治疗的基础上，依据气结、火旺、痰聚、瘀血等证候，治以疏肝解郁、理气化痰、滋阴降火、养心安神。

2. 针灸治疗　针灸治疗可以降低甲状腺相关抗体水平，调节患者外周血淋巴细胞亚群分布，改善调节性 T 细胞免疫抑制功能，从而改善患者甲状腺功能。

四、中医治未病

遗传易感期的 AITD 患者实验室检查可见甲状腺激素及甲状腺自身抗体均正常，但有发展为 AITD 的风险，在此阶段采用生活方式、饮食、音乐调理指导可有效防止其发展为 AITD。例如，对气郁体质 AITD 患者建议多食用具有行气、理气功效的食物。如荞麦、大麦、黑芝麻等谷类，萝卜、藕、洋葱、芹菜、甘蓝等蔬菜类，荔枝、香橼、山楂等果品类。药膳可选用菊花玫瑰茶、甘麦大枣茶等。音乐调理方面建议多听角调式音乐，舒畅悠扬、生机盎然，如《欢乐颂》等。

（马思懿、杨涛、潘国凤、李国菁、姜敏）

第五节 老年衰弱

（供稿单位：北京医院中医科）

衰弱是指老年人生理储备下降导致机体易损性增加、抗应激能力减退的非特异性状态。其核心是老年人生理储备减少或多系统异常，外界较小的刺激即可引起负性临床事件的发生[1]。

一、老年衰弱中医治疗优势

中医传统疗法内容丰富，临床应用广泛，操作简便，价格低廉，疗效确切，具备良好的群众基础，很容易被认可和接受，对老年衰弱的防治具有积极意义。中医"治未病"理念及养生保健手段与西医的运动、营养干预及加强综合照护等基础干预方法相结合，在衰弱前期及早期积极干预，是老年衰弱中医治疗的优势特色。

二、老年衰弱中医临证经验

（一）综合医院中医科老年衰弱患者的特点

老年衰弱人群兼夹证多且复杂，尚无规律可循，其证候常表现为因虚致实、因实促虚、虚实交错、五脏受累，单纯虚证并不多见[2]。

（二）西医诊断标准的中医内涵解读

目前西医诊断老年衰弱标准多依据 Fried 衰弱表型：非自主体质量减轻、自报严重疲劳感、低水平身体活动、步速慢、握力低，满足其中 3 项或 3 项以上者为衰弱，1~2 项者为衰弱前期[3]。目前，已将中医虚证辨证中的常见症状与老年衰弱症状相结合，形成了《中西医结合老年衰弱评估

[1] CAMPITELLI M A，BRONSKILL S E，HOGAN D B，et al.The prevalence and health consequences of frailty in a population-based older home care cohort：a comparison of different measures［J］. BMC Geriatr，2016，16（7）：133.

[2] 张亚强，关欣，李晔，等 . 北京地区老年患者衰弱现状及中医证候调查［J］. 北京中医药，2022，41（8）：894-902.

[3] FRIED L P，TANGEN C M，WALSTON J，et al.Frailty in older adults：Evidence for a phenotype［J］. J Gerontol A Biol Sci Med Sci，2001，56（3）：146-156.

量表》及评分标准。该量表集中医虚证相关证候指标36项，包括健忘、心悸、眩晕、畏寒、五心烦热、潮热、盗汗、自汗、气短、倦怠乏力、食少纳呆、消瘦、便溏、便秘、夜尿频数、尿少、浮肿、口渴、耳鸣、不寐、发槁齿摇、耳聋、视物模糊、情绪抑郁、烦躁易怒、步履艰难、肌肤干燥、肢体麻木、屈伸不利、腰酸、膝软、神疲懒言、胸闷、面色萎黄、面色晦暗、眼干涩，将衰弱表型转化为可评价的指标。并形成中西医结合衰弱指数，对老年人是否衰弱，处于衰弱的前期、早期或衰弱状态进行有中医特色的评估。

（三）思路见地

衰弱的发病机制复杂，仍存在一些紧迫而未解决的问题。老年"一体多病"现象非常普遍，若仅从某一明确诊断的病种进行干预，并不符合老年疾病诊疗与健康维护须整体评估、综合干预的指导原则。现代医学对衰弱的评估方法成熟，科学严谨，但干预技术及效果尚不明确，开展中医思维主导下的中西医结合老年衰弱评估与干预是优势互补的上佳之策[1]。

三、老年衰弱中医诊疗特色

（一）病因病机

增龄导致的五脏功能退化是老年人的正常生理状态，衰弱是在此基础上因五脏功能失和、气机升降失司而出现的诸多病证交织，导致整体状态恶化、病程延长。

（二）治疗原则及辨证要点

根据老年衰弱的临床特点，其分属于中医学"虚劳""虚损""痿证"等范畴。五脏虚损、正气渐衰是老年人的共性特征，而五脏失和、气机升降失司则是引发衰弱前期、衰弱及其动态变化的核心病机，五脏失和是老年衰弱发生发展和演变的关键，调补五脏是干预老年衰弱的重要治则[2]。

老年衰弱的辨证是将中医辨证体系中的八纲辨证、脏腑辨证、气血津液辨证相结合，辨气血阴阳之虚证，辨痰湿瘀热之实证，定五脏之病位，综

---

[1] 李怡．老年衰弱的中西医结合临床评估与干预策略[J]．中国中西医结合杂志，2020，40(6)：646-649.

[2] 张亚强，关欣，李晔，等．北京地区老年患者衰弱现状及中医证候调查[J]．北京中医药，2022，41(8)：894-902.

合辨证。结合文献[1]及专家意见，梳理老年衰弱辨证要点如下。

1. 气虚证

(1)肺气虚证：面色白，乏力气短，时自汗出，咳嗽无力，痰液清稀，易外感，舌淡苔白，脉弱。

(2)心气虚证：面色白，神疲乏力，活动后出现气短、心悸、自汗，舌淡暗，苔薄白，脉弱或结代。

(3)脾气虚证：面色萎黄，乏力，纳差腹胀，便溏，舌体胖大边有齿痕，苔白腻，脉弱。

(4)肾气虚证：腰膝酸软无力，神疲倦怠，夜尿频数，舌淡苔薄白，脉沉弱。

2. 血虚证

(1)心血虚证：面色无华，唇舌色淡，怔忡心悸，失眠多梦，健忘，舌淡苔薄白，脉细或结代。

(2)脾血虚证：面色萎黄，唇舌色淡，乏力纳差，心悸失眠，舌淡苔白，脉细缓。

(3)肝血虚证：面色少华，头晕目眩，两胁疼痛，肢体麻木，关节屈伸不利，手足震颤，妇女月经量少或闭经，舌质淡，脉弦细。

3. 阴虚证

(1)肺阴虚证：面色潮红，潮热盗汗，干咳无痰，咯血，咽干，声音嘶哑，甚则失音，舌红少津，脉细数。

(2)心阴虚证：面色潮红，潮热盗汗，心悸，心烦失眠，口舌生疮，舌红少津，脉细数。

(3)脾胃阴虚证：面色潮红，口唇干燥，食欲不振，甚则呃逆干呕，大便秘结，舌干欠津，少苔或无苔，脉细数。

(4)肝阴虚证：面色潮红，头痛，眩晕耳鸣，双目干涩，视物不清，烦躁易怒，或肢体麻木，筋惕肉瞤，舌干红，脉弦细数。

(5)肾阴虚证：颧红，五心烦热，腰膝酸软，眩晕耳鸣，甚则耳聋，遗精，咽痛口干，舌红欠津，少苔，脉沉细。

---

[1] 张亚强，王宝，关欣，等. 老年衰弱的病因病机及干预[J]. 北京中医药，2021，40(12)：1358-1360.

4. 阳虚证

(1)心阳虚证：面色苍白，形寒肢冷，神疲乏力，倦怠嗜卧，胸闷心痛，心悸，自汗，舌质淡或紫暗，脉细弱或沉迟。

(2)脾阳虚证：面色萎黄，纳呆食少，手足不温，大便稀溏，脘腹冷痛，舌质胖淡，边有齿痕，苔白，脉弱。

(3)肾阳虚证：面色苍白，畏寒肢冷，阳痿遗精，腰酸背痛，小便频数或失禁，五更泄泻，舌质淡，苔白，脉沉迟。

5. 痰浊证

(1)痰浊蕴肺证：咳嗽，咳声重浊，痰多，舌苔白腻，脉濡滑。

(2)痰湿困脾证：恶心呕吐，食欲不振，体虚乏力，腹部胀满，体型肥胖，大便黏腻不爽，舌苔白腻，脉滑。

6. 湿邪证

(1)水饮停肺证：胸闷短气，咳逆倚息不能平卧，外形如肿，或兼见头晕目眩，舌苔白滑，脉弦。

(2)水气凌心证：心慌，头晕，胸闷，渴不欲饮，下肢浮肿，舌淡胖，苔白滑，脉弦滑或沉细而滑。

(3)水停胃脘证：面色萎黄，食欲不振，食后胃脘胀满，体倦乏力，大便稀溏，舌质胖淡，边有齿痕，脉弱。

(4)水停膀胱证：小便不利，烦渴欲饮，甚则水入即吐，水肿、泄泻，舌苔白，脉浮或浮数。

7. 血瘀证

(1)心血瘀证：心胸憋闷，疼痛，痛引肩背，口唇青紫，舌质暗红，或有瘀点，脉涩。

(2)肝血瘀证：胁肋疼痛，胸闷，头晕，易怒，舌质紫暗或有瘀斑，脉弦涩。

8. 热邪证

(1)邪热蕴肺证：咳喘气粗，痰稠黄，壮热口渴，大便秘结，舌红苔黄，脉滑数。

(2)郁热扰心证：心胸烦热，口干舌燥，失眠多梦，大便干结，小便短赤，舌红，苔黄腻，脉弦数。

(3)脾胃郁热证：反酸烧心，恶心呕吐，或口唇干燥，口疮口臭，舌红苔黄腻，脉弦滑。

(4)肝郁化火证：面色潮红，头晕耳鸣，眼干，视物不清，易怒，舌干红，脉弦细数。

(5)热入膀胱证：尿频尿急，溺时涩痛，尿色浑赤，甚则癃闭不通，口燥咽干，舌苔黄腻，脉滑数。

(三)治疗方案

1. 中医辨证处方　老年衰弱因疾病和症状的多样性、复杂性和不稳定性[1]等，应因人、因时、因地制宜。处方用药之时，针对老年人多病交织、多重用药等特点，应虚实兼顾、慎用大方重剂，力求方小量轻、缓图慢工，不可急功近利。

(1)气虚证

1)肺气虚证：治以补益肺气、敛肺肃肺。方药：补肺汤加减。

2)心气虚证：治以益气养心、补血宁神。方药：七福饮加减。

3)脾气虚证：治以益气健脾。方药：四君子汤加减。

4)肾气虚证：治以益气补肾、生精养血。方药：大补元煎加减。

(2)血虚证

1)心血虚证：治以益气生血、养血宁心。方药：养心汤加减。

2)脾血虚证：治以补脾养血养心。方药：归脾汤加减。

3)肝血虚证：治以补血养肝、养血调血。方药：四物汤加减。

(3)阴虚证

1)肺阴虚证：治以养阴清热润肺。方药：沙参麦冬汤加减。

2)心阴虚证：治以滋阴养心。方药：天王补心丹加减。

3)脾胃阴虚证：治以养阴和胃。方药：益胃汤加减。

4)肝阴虚证：治以滋养肝阴、养血柔肝。方药：补肝汤加减。

5)肾阴虚证：治以滋补肾阴。方药：左归丸加减。

(4)阳虚证

1)心阳虚证：治以益气温阳。方药：保元汤加减。

---

[1] 张亚强，关欣，李晔，等. 北京地区老年患者衰弱现状及中医证候调查[J]. 北京中医药，2022，41(8)：894-902.

2）脾阳虚证：治以温中健脾、益气祛寒。方药：附子理中汤加减。

3）肾阳虚证：治以温补肾阳、兼养精血。方药：右归丸加减。

（5）痰浊证

1）痰浊蕴肺证：治以燥湿化痰、理气止咳。方药：二陈平胃散合三子养亲汤加减。

2）痰湿困脾证：治以理气和中、燥湿化痰。方药：二陈汤加减。

（6）湿邪证

1）水饮停肺证：治以泻肺平喘。方药：葶苈大枣泻肺汤加减。

2）水气凌心证：治以温阳化饮。方药：苓桂术甘汤加减。

3）水停胃脘证：治以益气健脾、化湿和胃。方药：二陈汤加减。

4）水停膀胱证：治以温阳化气、利水渗湿。方药：五苓散加减。

（7）血瘀证

1）心血瘀证：治以活血化瘀、行气止痛。方药：血府逐瘀汤加减。

2）肝血瘀证：治以疏肝理气、活血止痛。方药：柴胡疏肝散加减。

（8）热邪证

1）邪热蕴肺证：治以清热泻肺。方药：麻杏石甘汤加减。

2）郁热扰心证：治以清热除烦、宣发郁热。方药：栀子豉汤加减。

3）脾胃郁热证：治以清热泻火、舒肝和胃。方药：左金丸或泻黄散加减。

4）肝郁化火证：治以清肝泻火。方药：龙胆泻肝丸加减。

5）热入膀胱证：治以清热泻火、利水通淋。方药：八正散加减。

2. 中医膏方 秦伯未《膏方大全》云："膏方者，盖煎熬药汁成脂液，而所以营养五脏六腑之枯燥虚弱者也，故俗称膏滋。"膏方具有药力和缓、易于吸收、便于久服等特点，对缓解衰弱老人症状、改善体质、补益虚损有重要作用。

（1）龟鹿二仙膏：龟甲、鹿角、人参、枸杞子。功效：滋肾填精、益气养血。适用于肾虚精亏者。用法用量：20g/次，2次/d，用温开水调服。

（2）自拟延衰方：人参、当归、熟地黄、肉苁蓉、黄芪、甘草等。功效：益气养血、阴阳并补。适用于气血阴阳俱虚者。用法用量：15g/次，2次/d，用温开水调服。

3. 中医非药物干预　主要包括运动、食疗等。

(1)运动原则:坚持锻炼,劳逸结合,量力而行,推荐五禽戏、简式太极拳、坐式八段锦等。

(2)食疗原则:在不改变老年人原本饮食习惯的基础上,根据个人体质和食物性味,辨证施膳,饮食有节。

四、中西医协同治疗特点与分析

西医以辨病为主,重视局部的器质和功能变化,中医以辨证为主,强调整体观念和个体化治疗;老年人多系统复杂病证同时并见,西医的靶点治疗与中医的整体调理相结合可提高疗效,改善衰弱老年人的生活质量。

五、中医治未病

老年衰弱的早期干预十分必要,轻、中度衰弱的老年人对干预反应良好,而重度衰弱的干预效果不佳,提示衰弱前期及衰弱早期是干预的最佳时段。运动、营养干预及加强综合照护等基础干预方法,与中医"治未病"理念及养生保健手段相结合,在衰弱前期及衰弱早期积极干预,可更好地发挥中医的优势。

(乔琳琳、李晔)

第六节　带状疱疹

(供稿单位:贵州省人民医院中医科)

带状疱疹,俗称蛇串疮,是由带状疱疹病毒感染所引起的一种急性疱疹性皮肤病,是综合医院最常见的治疗病种之一,在临床工作中属于中西医协作诊治类疾病。在综合医院中患者可以单纯以神经分布的疼痛和皮疹为主诉就诊于中医科,或以疾病发展阶段出现的不适为病症在相关科室住院治疗。中西医发挥不同优势,针对带状疱疹不同阶段进行对证治疗。

一、带状疱疹中医诊疗优势

中医在治疗带状疱疹方面具有独特的优势。首先,中医注重整体观念,通过辨证施治,能够针对患者的具体情况制定个性化的治疗方案。其次,中医治疗带状疱疹强调内外兼治,除了使用中药内服外,还常配合外敷、针灸、拔罐等方法,以达到更好的治疗效果。此外,中医治疗带状疱疹副作用较小,适合长期调理和巩固疗效。最后,中医治疗带状疱疹注重调和气血,改善患者体质,有助于减少带状疱疹后遗神经痛的发生和带状疱疹的复发。

二、带状疱疹中医临证经验

(一)综合医院中医科带状疱疹患者特点

我们发现很多出现症状的带状疱疹患者前往皮肤科、疼痛科、全科或者急诊科就诊,往往可以获得抗病毒和止痛治疗。而在综合医院中医科就诊的带状疱疹患者往往具备以下特点。

1. 年龄分布　患者多为中老年人,尤其是50岁以上人群,因为随着年龄增长,免疫力下降,病毒容易复发。

2. 症状表现　患者皮疹范围广,疱疹较大,多融合,疼痛程度较重。

3. 疼痛特点　带状疱疹引起的疼痛可能是烧灼感、刺痛或持续性疼痛,有时疼痛会在皮疹消退后仍持续存在。

4. 免疫状态　患者多伴随有多种慢性病,免疫系统功能低下。

(二)诊断标准的中医内涵解读

带状疱疹急性期疼痛:主要是由于湿热毒邪侵袭肌肤,阻滞经络,导致气血运行不畅,不通则痛。治疗上,中医会根据患者的具体症状,采用清热解毒、活血化瘀、通络止痛的方法。常用中药包括龙胆草、黄芩、板蓝根、赤芍、丹参等,以达到清热解毒、活血化瘀、缓解疼痛的目的。

带状疱疹后遗神经痛:主要是湿热毒邪未清,余毒留滞,日久耗伤正气,导致气血亏虚,经络失养,从而产生疼痛。此外,情志不畅,肝气郁结,亦可导致气血运行不畅，加重疼痛。因此，治疗上多采用清热解毒、活血化瘀、疏肝理气、调和气血等方法。

（三）思路见地：中医个性化、分层分期治疗

针对不同的带状疱疹人群，中医药的特点始终是辨证论治，同时根据轻重缓急考虑短期疗效和远期结局。

1. 老年人　老年人由于身体机能下降，带状疱疹的治疗应注重扶正固本，增强免疫力。常用中药方剂包括补中益气汤、十全大补汤等，以补气养血、扶正祛邪。同时，可配合外用药物如龙胆紫溶液、青黛膏等，以清热解毒、消炎止痛。

2. 成年人　成年人带状疱疹治疗应以清热解毒、活血化瘀为主。可使用龙胆泻肝汤、血府逐瘀汤等方剂，同时结合外敷药物如黄连膏、紫草膏等，以达到清热凉血、消肿止痛的效果。

3. 儿童　儿童带状疱疹治疗应以清热解毒、健脾和胃为主。常用中药方剂如银翘散、清热解毒汤等，同时注意保护脾胃，避免使用过于苦寒的药物。外用药物可选用温和的中成药膏，如黄连素软膏等。

4. 孕妇　孕妇带状疱疹治疗需格外谨慎，避免使用可能对胎儿有影响的药物。治疗原则以清热解毒、安胎为主，可选用安全性较高的中药，如金银花、连翘等，同时配合外用药物，如炉甘石洗剂等，以减轻症状。

在使用中药治疗的同时，还应注意饮食调护，避免辛辣、油腻、生冷食物，保持良好的生活习惯，以促进病情的恢复。此外，带状疱疹患者应避免过度劳累，保持心情舒畅，有助于提高治疗效果。

（四）中医证候诊断

1. 肝经郁热证　常见于本病的急性期。皮损鲜红，疱壁紧张，灼热刺痛，口苦咽干，烦躁易怒，大便干或小便黄。舌质红，舌苔薄黄或黄厚，脉弦滑数。

2. 脾虚湿蕴证　皮损颜色较淡，疱壁松弛，伴疼痛，口不渴，食少腹胀，大便时溏。舌质淡，舌苔白或白腻，脉沉缓或滑。

3. 气滞血瘀证　常见于后遗神经痛期。皮疹消退后局部疼痛不止。舌质暗有瘀斑，苔白，脉弦细。

三、带状疱疹中医诊疗特色

（一）治疗原则

早期以祛邪为主，晚期攻补兼施。主要治法有清热利湿解毒、理气活血止痛，据症加用疏肝解郁、健脾益气、滋阴平阳、通络止痛等法。带状疱疹后遗神经痛是临床治疗难点，应及早正确辨证治疗，并配合外治、针灸综合治疗，重症及特殊类型应配合西药治疗。

（二）中药治疗方案

1. 肝经郁热证

治法：清肝泻火，凉血解毒。

主方：龙胆泻肝汤（《医宗金鉴》）加减。常用药：龙胆草、黄芩、车前子、柴胡、通草、地黄、当归、栀子、板蓝根、牡丹皮、赤芍、紫草等。

加减：火毒重者，选加金银花、连翘、黄连、大青叶等清热解毒；疼痛剧烈者，选加延胡索、川楝子、乳香、没药、全蝎、蜈蚣、钩藤、石决明等行气活血、平肝清火、通络止痛；大便秘结者，酌加大黄通腑泄热。发于头面者，酌加菊花、桑叶、夏枯草等；发于肩背、上肢者，酌加姜黄、桑枝等；发于躯干者，酌加川楝子、白芍、陈皮；发于下肢者，酌加川牛膝、萆薢、黄柏等。

2. 脾虚湿蕴证

治法：健脾化湿，清热解毒。

主方：除湿胃苓汤（《医宗金鉴》）加减。常用药：苍术、厚朴、薏苡仁、陈皮、枳壳、炒白术、土茯苓、泽泻、茯苓、栀子、萆薢、炙甘草等。

加减：疼痛甚者，选加延胡索、乳香、没药；有血疱者，选加大蓟、小蓟；不思饮食、腹胀便溏、脾虚症状突出者，酌加党参、山药、砂仁等。

3. 气滞血瘀证

治法：理气活血、化瘀通络。

推荐方药：血府逐瘀汤（《医林改错》）合金铃子散（《素问病机气宜保命集》）加减。常用药：桃仁、红花、当归、川芎、白芍、丹参、郁金、王不留行、延胡索、川楝子、香附、柴胡、陈皮、枳壳、炙甘草等。

加减：热毒未尽者，选加栀子、连翘、板蓝根等；疼痛重者，选加全蝎、乌梢蛇、蜈蚣等药搜风通络止痛，磁石、珍珠母等药潜阳息风镇痛；气虚体弱者，酌加黄芪、党参、鸡血藤等；阴血虚者，酌加生地黄、玄参、麦冬等；气阴两虚者，酌加太子参、麦冬、五味子等；心烦失眠者，选加石决明、栀子、酸枣仁等；肢体沉重麻木者，酌加独活、防风、路路通等；便秘者，酌加瓜蒌仁、决明子等；瘙痒者，酌加防风、蝉蜕、乌梢蛇等。

（三）中成药治疗

按照辨证论治的基本原则，根据不同辨证分型及治疗原则，酌情选择合适中成药，如肝经郁热证，选龙胆泻肝丸、加味逍遥丸或新癀片；脾虚湿蕴证，选参苓白术丸；气滞血瘀证，选血府逐瘀胶囊/片或大黄䗪虫丸。

（四）药物外治法

以中医辨证论治为原则，根据不同的皮损情况选择应用不同的外治法，具体如下。

1. 水疱、大疱皮损给予抽吸疱液，脓疱给予清创处理。

2. 红斑、水疱、渗出皮损给予解毒祛湿中药湿敷，如以黄柏、马齿苋等清热解毒中药煎水后湿敷患处。

3. 水疱、糜烂、渗出皮损处外用青黛、大黄等清热解毒敛湿中药散剂外涂或中药油调敷，干燥结痂时则选用祛湿解毒而无刺激的中药油或软膏外敷。

（五）针刺疗法

针刺治疗带状疱疹有效，临床应用广泛，可据皮损及患者情况选择应用不同的针灸疗法，具体如下：

1. 发病初期，有红斑、水疱时可选择的针刺方法有：刺络拔罐法、疱疹局部围刺法、华佗夹脊穴针刺法、梅花针疗法、穴位注射和火针疗法等。

2. 发病后期，无红斑、水疱时可选择的针刺方法有：华佗夹脊穴针刺及电针法、梅花针疗法和火针疗法等。

（六）其他疗法

可酌情选用红外线照射、半导体激光照射、氦氖激光照射、红光照射、紫外线照射、微波和中频电疗等物理疗法促进皮疹消退愈合，缓解疼痛。

四、中医治未病

1. 睡眠要充足，保持大便通畅，保持局部皮肤清洁、干燥，勤换衣裤，防止感染。病室应避免直接当风，防止感受风邪。

2. 保持良好的精神状态，情绪开朗，心气调和，并忌恼怒。保证充足睡眠。

3. 饮食宜清淡，多吃水果蔬菜，忌辛辣刺激、膏粱厚味之品，少食煎烤、油炸食物，禁烟酒。

4. 加强体育锻炼，增强机体抗病能力。

（薛姣）

第七节　类风湿关节炎

（供稿单位：西部战区总医院中医科）

类风湿关节炎（rheumatoid arthritis，RA）属于一种全身性自身免疫疾病，具有致残致畸率高、病情迁延等特点。除关节受累外，与一般人群相比，RA患者发生严重感染、呼吸系统疾病、骨质疏松、心血管疾病、癌症的风险更高。

一、类风湿关节炎中医诊疗优势

目前RA的西医治疗以激素、非甾体抗炎药联合改变病情抗风湿药（DMARDs）为主。虽然10余年以来，各种生物型及靶向DMARDs的发展和治疗方案的优化，极大地改善了RA患者的生活质量和预后，临床中仍有不少的RA患者按照目前西医的管理建议尝试多种治疗方案后仍无法有效缓解病情，且西药治疗RA对机体免疫功能的作用多表现为单向调节，易造成低免疫状态，继发肿瘤、感染等风险增加。RA属于中医“痹证”范畴，历代医家在实践中不断地对痹证的诊疗思路加以丰富和发展，从而形成了一系列行之有效的理法方药，不仅能够降低疾病活动度，缓解病情，还具有抑制骨破坏，提高患者生活质量、避免靶器官损害等诸多优势。中西医协同治疗RA，既能体现辨证论治的整体性与灵活性，又能体现辨病论治在治疗上的针对性，从而综合发挥中西医的优势，制定更符合患者需求的治疗方案，提高疾病的治疗效果。

二、类风湿关节炎中医临证经验

（一）综合医院中医科类风湿关节炎患者特点

目前RA的西医治疗以激素或非甾体抗炎药联合DMARDs为主，而激素和非甾体抗炎药副作用多，胃肠道反应重，传统型DMARDs起效慢，生物型及靶向DMARDs适应人群受限制。以上诸多因素均导致患者疗效受限、依从性差，进而寻求更安全、有效的治疗方案。因此，寻求中西医协同治疗的RA患者往往具备以下特点：

1. 既往单纯西医规范化治疗疗效差，或不能满足患者对治疗的需求。

2. 传统型DMARDs治疗效果不满意，而存在如活动性肝炎、活动性结核等生物型及靶向DMARDs使用禁忌。

3. RA合并系统性红斑狼疮、干燥综合征、皮肌炎等其他免疫系统疾病患者。

4. RA合并恶性肿瘤、血液系统疾病、胃多发溃疡或巨大溃疡者，以及因合并多种基础疾病而用药复杂的患者。

（二）诊断标准的中医内涵解读

1. 关节疼痛　关节疼痛为本病的主要症状。若疼痛为游走性疼痛，则以风寒湿邪侵袭为主，治疗选用如防风汤、蠲痹汤等祛风散寒、除湿通络的方剂；若关节疼痛伴有明显红肿热痛，选用具有清热除湿止痛功效的“五藤二草汤”“三黄一龙汤”“速效热痹饮”为主；若关节疼痛以刺痛为主，且固定不移，多为痰瘀痹阻所致，治疗上选用具有活血祛瘀、化痰通络功效的双合汤为主；若关节疼痛、酸楚，时轻时重，且伴有明显劳累后加重，则多为气血亏虚所致，治疗上选用黄芪桂枝五物汤益气温经，活血通络。

2. 关节肿胀　以活动期RA多见。关节肿胀其病因病机多为热毒炽盛。素体阳盛，外邪侵袭，留滞关节，则化热化毒；或平素嗜食肥甘厚腻，内蕴日久，聚而成炽盛热毒，痹阻关节、经脉、肌肉，出现关节肿胀、皮温升高，疼痛剧烈。治疗上多以清热解毒药物为主，若热毒流于关节，具有伤阴之势，可选用以金银花、石膏、蒲公英、野菊花等甘寒药为主的“五藤二草汤”；若热毒流于关节，兼夹湿邪，可选用以黄连、黄芩、黄柏等苦寒燥湿药为主的“三黄一龙汤”；若症状重，痛势酷烈，发展快，可选用以重剂清热解毒药为主的“速效热痹饮”。

3. 晨僵、活动不利 四肢关节的正常活动离不开气血濡养，正气亏虚、外邪入侵，均可导致脉络痹阻，从而出现晨僵、活动不利。若为正气亏虚所致，则晨僵、活动不利持续时间多短暂，且活动后症状多可缓解，治疗上以补气活血通络为主；若因外邪侵袭所致，则晨僵、活动不利症状多重、持续时间长，且活动后症状改善不明显，甚则活动伴有明显关节疼痛，治疗上根据外邪性质选用清热除湿、活血通络、散寒除湿、化痰除湿为主。

4. 形体消瘦、肌肉萎缩 以稳定期 RA 或久病、晚期 RA 多见。中医认为肌肉萎缩多因气血两虚、肝肾不足所致。RA 病程日久，损伤脾阳，脾为后天之本，主四肢，脾虚可致气血生化不足，无以营养四肢、筋、骨，故致肢体萎缩、无力，该类患者治疗多以健脾益气，养血通络，可选用黄芪桂枝五物汤、蠲痹汤为主。若因久病肝肾亏虚，经脉筋骨失于濡养而致病者，可选用独活寄生汤、三痹汤等补益肝肾、蠲痹通络。

（三）思路见地：根据疾病分期，采用中西医协同治疗

历代医家普遍认为人体正气不足是痹证发生的内在基础，外邪侵袭是痹证发病的重要条件，痰浊、瘀血为本病的主要病理产物。本病初期多以邪实为主，病久则以邪留伤正、虚实夹杂为主。

临证中，对于符合 RA 诊断的患者，进行疾病活动度评分。若 DAS28 评分 $\geqslant 3.2$ 分，即疾病处于高活动度及中等活动度以上者，属于活动期；若 DAS28 评分 <3.2 分，即疾病处于低活动度及缓解期者，属于稳定期。针对疾病不同阶段，除采用规范化的西医治疗方案外，给予中药内服联合中医外治的中医综合疗法，可显著提高治疗有效率，改善患者生活质量。

活动期 RA 多出现关节肿胀、疼痛、活动受限，伴有明显晨僵，部分患者可出现关节外症状，如发热、乏力、食欲减退等，辅助检查可见红细胞沉降率、超敏 C 反应蛋白等炎症指标明显升高，关节彩超可见明显滑膜炎、关节积液。除给予规范的西医治疗方案外，同时给予中医综合疗法。稳定期 RA 虽相对于活动期，其实验室检查指标多趋于稳定，疼痛、肿胀关节明显减少，但仍可见少关节或单关节的慢性炎症，伴功能受限，因此，治疗上除西药规律减量，应给予中医综合治疗改善体质及关节功能。

三、类风湿关节炎中医诊疗特色

（一）活动期 RA

1. 中药内服　活动期 RA 往往出现关节局部灼热、肿痛的炎症表现，且发病迅速而剧烈，这种临床特征与中医热势急迫、热极生毒、热蕴为毒的热毒理论相似，因此，我们总结出热毒是 RA 活动期主要病因，治疗以清热解毒为总则。口服中药方面根据热毒的兼夹和程度，采用甘寒解毒、苦寒解毒、截毒防变的个体化治疗方法，并研制出活动期 RA 治疗效方“五藤二草汤”“三黄一龙汤”及“速效热痹饮”。

2. 中医外治法　中医外治法具有简、便、廉、验的特点。对于活动期辨证为热毒者予清热解毒、消肿止痛中药进行熏洗治疗，减轻关节局部炎症、缓解症状。

（二）稳定期 RA

1. 中药内服　针对稳定期 RA，西医治疗可根据患者病情酌情减、停药物使用。中医治疗方面，考虑稳定期 RA 患者疼痛明显改善，以虚证或虚实夹杂为主，根据临床表现其中医证型多为气血两虚、肝肾不足或兼夹痰饮、瘀血等病理性产物，口服中药方面多以益气养血、活血通络及补益肝肾、蠲痹通络为主。

2. 中医外治法　予温阳通络中药濯足包治疗、散寒除湿中药封包治疗、活血通络止痛中药溻渍治疗缓解症状，针刺、蜡疗，以及适度进行关节、肌肉功能锻炼以改善关节功能。

四、中西医协同治疗特点与分析

（一）西药治疗

以激素、非甾体抗炎药联合 DMARDs 为主。

（二）中医综合治疗

1. 药物治疗以清热解毒为总则，同时根据热毒的兼夹和程度，采用甘寒解毒、苦寒解毒、截毒防变的个体化治疗方法。

2. 中医熏洗治疗：选取清热解毒、通络止痛中药对肿痛关节进行中医熏洗治疗。以中药蒸汽为载体，使药物直接作用于患处，达到促进局部水肿及炎症的吸收，减轻炎症、缓解疼痛的目的。

3. 中药溻渍：自拟具有清热解毒和消肿止痛功效的金黄散，对肿胀、皮温升高的关节予白醋调敷后溻渍，减轻关节局部炎症、缓解症状。

4. 针刺治疗：活动期采用针刺治疗可以减轻炎症反应、提高痛阈，起到镇痛的作用。腕关节可选用阳溪、阳池、腕骨等穴；指间关节选取四缝穴；掌指关节选取外关、八邪等穴；膝关节可选用膝眼、梁丘、曲泉等穴；踝关节可选解溪、昆仑、丘墟等；跖趾关节可选八风、公孙等穴。

在 RA 病程发展中，除采用规范的西医诊疗方案，更需注重病证结合，根据疾病分期，选取合适的方药及中医外治疗法，更好地发挥中西医协同治疗的优势。

五、中医治未病

（一）注重防治并重，加强患者教育及科普宣传

未病先防：生活起居有节，注意关节保暖，避免风寒侵袭，避免久居湿地，不可贪凉；同时可配合强身健体功法。既病防变：对于 RA 患者，应当积极采取规范化治疗措施，迅速缓解症状，遏制疾病进展，避免合并症，以及尽可能恢复和保留患者关节功能。瘥后防复：RA 虽处于稳定期，切不可放松警惕，避免因贸然停服或非正常减服药物导致疾病加重。

（二）注重营养及中医辨证施膳指导

RA 病程长，除关节症状外，亦可出现如营养不良、疲乏等全身性症状，且营养不良亦可导致免疫缺陷，加重 RA，或者造成继发感染等。辨证施膳可以结合患者病情、体质及居住环境等因素，综合考虑患者饮食习惯，有机结合食物、药物，或饮食中加入药食同源之物，以改善营养状态，促进疾病恢复。

（三）注重关节的功能锻炼

活动期患者以休闲为主，适当完成关节屈伸运动。稳定期患者可以通过手部抗阻运动训练及八段锦、太极拳等导引运动，改善关节功能，提高机体的协调能力。

（刘德芳、晏姣）

第六章
生殖系统疾病

第一节　卵巢储备功能减退

（供稿单位：北京大学第三医院中医科）

卵巢储备功能减退（diminished ovarian reserve，DOR）指由于卵母细胞的数量减少和/或质量下降，导致卵巢功能不足，引起生育能力下降，同时伴有抗米勒管激素（anti-Müllerian hormone，AMH）水平降低、窦卵泡计数（antral follicle counting，AFC）减少、促卵泡激素（follicle-stimulating hormone，FSH）水平升高，是综合医院常见的治疗病种之一，也是辅助生殖领域的难点问题。体外受精—胚胎移植（IVF-ET）是治疗 DOR 患者不孕的主要手段之一，但由于 DOR 患者卵巢反应低下，不能募集一定数量的卵子，直接影响了 IVF-ET 妊娠结局。DOR 在临床中属于中西医协作诊治类疾病。其临床表现包含月经先期、月经后期、月经先后不定期、月经过少、闭经或不孕等，在综合医院中多以月经不调、闭经、不孕症或反复 IVF-ET 失败史为主诉就诊于中医科，以期改善或恢复其卵巢储备功能。在治疗上，运用“补肾调血法”给予拟行辅助生殖技术（ART）的 DOR 患者全周期管理，针对进入促排周期前、促排期、排卵期及植入期不同阶段给予不同的中医药治疗方法，发挥中西医协同治疗的优势，针对疾病不同阶段进行对证治疗。

一、卵巢储备功能减退中医诊疗优势

（一）衷中参西，优势互补

将现代医学辅助检查与传统中医四诊结合，并通过西医辅助检查相

关指标与中医辨证互参。临证视患者年龄、脏腑阴阳气血虚衰程度，结合AMH、FSH数值及窦卵泡数目，评估患者辅助生殖前中医药预处理的时间。若患者AMH、FSH、AFC处于诊断标准临界值，且中医辨证脏腑阴阳气血虚衰程度较轻者，建议调理1~2个月即可启动辅助生殖治疗；其中对于年龄小于28岁（四七之年）、未避孕未孕时间小于2年且具备自然妊娠基本条件者，建议可边中药调理边试孕，视患者怀孕迫切程度，3~6个月后仍未孕，则及时转向辅助生殖助孕治疗；若患者年龄偏大、卵巢功能较差或取卵时获卵数少或胚胎质量低、反复种植失败，且中医辨证属脏腑阴阳气血虚衰程度较重，则中医药预处理的目的既要有效改善患者脏腑气血虚衰状态，又不可拖延太久以致本就低下的卵巢功能进一步衰竭，建议此类患者中医药调治2~3个月后再启动ART助孕治疗。

（二）注重心理疏导，身心同调

有生育需求的DOR女性要承受不孕、受孕困难，甚至反复种植失败的压力，对其心理及家庭方面都造成了极大困扰。所以，在这类患者的中医药治疗中，要非常注重心理疏导，建议夫妻双方一同前来就诊，以减少女性焦虑紧张情绪，同时可以增加夫妻双方的相互理解和支持，进一步缓解患者的心理压力，增强其信心，以提高疗效。

（三）治疗上补肾为主，兼调心肝脾

DOR根据其临床表现可将其归入月经过少/过多、月经先期/后期、闭经、绝经前后诸证等月经病及不孕的范畴。DOR病因病机复杂，其根本病因肾虚为本，肾主藏精，为先天之本、天癸之源；肝属木，肾属水，肾肝为母子，肾虚日久，势必母病及子，肝之所病，难免子盗母气；五脏藏五志，易受情志所伤，然心为君主之官，主神明，七情内伤必涉心神，主不明则十二官危，常见心肾不交、心肝血虚、心脾两虚等病机转归。故治疗上补肾为主，兼调心肝脾。

二、卵巢储备功能减退中医临证经验

（一）综合医院中医科卵巢储备功能减退患者特点

综合医院中医科DOR患者的多样性与协作性参照卵巢储备功能减退的中医、西医诊断标准，我们发现这类DOR患者往往最开始由于月经的改变、围绝经期症状或不孕症就诊于妇科、生殖中心，通过辅助检查临床诊断为 DOR，经过激素补充疗法治疗效果不满意或多次取卵无可用胚胎而就诊于中医科，这类 DOR 患者往往具备以下特点：

1. 月经改变　DOR 临床异质性很高，可表现为规律月经，也可表现为各类月经紊乱，月经稀发或频发、经期延长或缩短、周期不规律、经量过少或闭经等。

2. 生育力下降或不孕　常表现为受孕困难、早期流产或反复流产。DOR 初期患者的每月妊娠概率较正常女性下降约 15%，且患者自然流产和胎儿染色体畸变的发生风险增加。

3. 激素水平紊乱表现　可出现潮热盗汗、情绪和认知功能变化、生殖道干涩伴烧灼不适感、性欲减退、骨质疏松、心血管症状等表现。

4. 辅助检查

（1）基础内分泌激素水平检测：在闭经时或月经周期的第 2~4 天检测，至少连续 2 次的血清基础 FSH>（10~15）U/L，雌二醇（estradiol，E_2）水平略有升高或保持不变，由于下丘脑 - 垂体 - 卵巢轴之间的相互影响，二者常联合测定。

（2）经阴道超声检查：双侧卵巢体积较正常小，AFC 之和少于 5~7 个。

（3）AMH 水平检测：血清 AMH<1.1ng/ml；注意排除该病以外引起血清 AMH 水平改变的其他生理、病理、医源性、生活方式等因素的影响。

综上，综合医院中医科 DOR 患者可出现在中医科或妇科、生殖中心、内分泌科等西医科室，而在需要会诊的西医科室中所出现的 DOR 患者往往因西药治疗效果不佳、不愿意接受激素替代疗法或者因多次取卵无可用胚胎、配成胚胎质量差及药物不良反应等不同情况需要中医医生参与治疗。

（二）卵巢储备功能减退西医诊断标准的中医内涵解读

中医的诊断实际是把西医的标准化诊断糅合在辨证中进行分析，因此，我们中医医生会从以下角度解读 DOR 诊断标准。

1. 获卵数少、胚胎质量差　表现为基础窦卵泡数少，取卵后配成的优质胚胎数量少，多次取卵无可用胚胎等。中医认为“肾主生殖”，DOR

的中医病因病机是由于肾虚证导致生殖功能减退，治疗上多以菟丝子、桑寄生、女贞子、续断等补肾药物为主提高生育力，改善胚胎质量。

2. 围绝经期症状 表现为潮热、出汗、情绪急躁、心烦等症，中医认为女子素来情志抑郁，或因身有痼疾的影响，导致冲任二脉虚少，肾气亦渐渐衰弱，故本病之核心在于肾，累及心、肝、脾等多脏器，治疗上以滋肾养阴为主，佐以扶阳，调养冲任，可以知柏地黄汤加减。

3. 月经不调 中医认为月经的正常与脏腑功能正常、气血充足、冲任经脉充盈与蓄溢有着密切的关系。脏腑在月经产生的机制上有非常重要的作用，尤其以肾、肝、心、脾最为重要，肾藏先天之精，精能化生气和血；心主血脉，推动和调控血液在脉管中的运行；肝藏血，司血海，主疏泄，调整着血海的蓄和溢，使月经如期而至；脾为气血生化之源，不断充养人体的气血。冲任为十二经脉之海，共同作用方使月经周而复始。治疗上以健脾补肾、活血调经为主，以四物汤加减，月经量少者加益母草、泽兰、桑寄生补肾活血；月经量多者加仙鹤草、海螵蛸、黄芪健脾止血；月经先后不定期多考虑肝郁证所致，加香附、郁金疏肝理气，活血调经。

（三）思路见地：中医个性化、分层分期治疗

针对不同的 DOR 患者，中医药的特点始终是辨证论治，同时根据生育需求考虑短期疗效和远期结局，重在调理气血、补肾健脾，调经助孕，帮助患者改善或恢复卵巢功能。

1. 根据不同生育需求分层

(1) 对于 DOR 低风险的未婚未孕育龄期女性，在月经规律的情况下，配合一般生活指导，正常的生活作息调理，避风寒，节饮食，调情绪；若月经不调的 DOR 低风险的未婚未孕患者可以配合中成药或中药汤剂调理月经，使月经周期正常，规律排卵，将卵巢状态维持在最佳，临床上多以益气补血、补肾调经治疗为主。

(2) 对于已经诊断 DOR 的已婚避孕中的女性，通过科普宣传、鼓励解除避孕，中药调理期间或中药调理后积极试孕 3~6 个月。此类人群在辨证论治的基础上，应用补肾调血法按照月经周期序贯治疗，调理月经及改善卵巢功能，经前期以助黄汤加减温肾助阳；月经期对于月经量少者，以柴胡疏肝散加减理气活血、疏肝调经、祛瘀生新；月经后以滋阴养精汤加

减补肝肾、滋养阴血。

(3)对于明确诊断不孕的DOR患者,在一般生活指导的基础上,尽快尝试促排卵及辅助生殖技术治疗,在进入促排周期同时配合补肾中药口服联合针灸治疗。促排前改善卵泡质量,为进入促排周期做好准备;进入促排周期后促进卵泡发育;移植前改善子宫内膜环境,辅助胚胎着床;移植后补肾助孕,同时预防卵巢过度刺激。针刺选取足太阴脾经、任脉穴为主:三阴交、归来、中极、关元、气海等。

2. 根据不孕症患者不同促排周期分层

(1)进入超促排卵周期后,从月经第3天开始使用补肾调血中药治疗,以二至丸合四物汤加减(女贞子、墨旱莲、枸杞子、菟丝子、熟地黄、当归、白芍等),连续服用5天至月经第8天,根据B超监测的卵泡发育水平和子宫内膜生长情况,改用温肾调血中药,以二仙促孕汤合四物汤加减(仙茅、淫羊藿、巴戟天、菟丝子、紫石英、熟地黄、当归、川芎等),服用至注射人绒毛膜促性腺激素(HCG)日。

(2)取卵后予五苓散加减(猪苓、茯苓、白术、泽泻、桂枝等),温阳利水,降低患者取卵后腹胀及呕吐发生率、缩短腹胀持续时间。

(3)胚胎移植后,改用补肾调血安胎中药,以寿胎丸合四物汤加减(菟丝子、桑寄生、续断、阿胶、熟地黄、当归、白芍等),服药至胚胎移植后第14天,移植后第30天行B超监测。

三、卵巢储备功能减退中医诊疗特色

DOR多因肾精亏虚、冲任失调所致,或兼肝郁脾虚、阴虚血燥等,病位在肾及冲任。

(一)病因病机及治疗原则

1. 肾虚血亏证　婚久不孕,月经规律或月经紊乱,提前或错后,月经量少,色淡暗,质清稀,或闭经,阴道干涩,或腰膝酸软,头晕眼花,面色无华,神疲肢倦,失眠健忘。舌质淡,苔薄白,脉细弱或沉细、缓。治疗以左归丸加减,补肾益精,养血活血,和营调经。

2. 肾虚肝郁证　婚久不孕,月经规律或月经紊乱,提前或错后,月经量少,经色暗,夹有血块,或闭经,腰膝酸软,头晕耳鸣,伴胸闷叹息,乳房、两胁胀痛，情志不舒、精神抑郁或烦躁易怒，烘热汗出。舌质暗，苔薄黄，脉弦细或沉弦。治疗以定经汤合四逆散加减，补肾活血，疏肝理气。

3. 脾肾阳虚证 婚久不孕，月经规律或月经紊乱，提前或错后，月经量少或月经量多，经色淡暗，质清稀，带下清冷，或闭经，腰膝或腹中冷痛，或伴形寒肢冷，或夜尿频多，性欲淡漠，大便稀溏。舌淡胖，边有齿痕，苔白滑，脉沉迟无力或沉细迟、弱。治疗以毓麟珠加减，温肾健脾，益气养血，暖宫调经。

4. 阴虚血燥证 婚久不孕，月经规律或月经紊乱，提前或错后，月经量少，经色红，质稠，或闭经，伴有五心烦热，烘热汗出，咽干口燥，肌肤干燥，大便秘结。舌质红，少苔，脉细数。治疗以一阴煎加减，滋阴润燥，养血活血调经。

（二）治疗方案——多途径治疗方案

辅助 IVF-ET 的中医治疗方案：对接受 IVF-ET 的 DOR 患者，作者研究团队通过多年的临床实践和试验验证，形成了补肾调血法介入 IVF-ET 的治疗方案，通过治疗改善患者卵巢功能，改善 IVF-ET 结局。具体方案如下：

1. 在进入超促排卵周期前 3 个月开始，在辨证论治的基础上，应用补肾调血法按照月经周期序贯治疗，调理月经及改善卵巢功能。具体方案如下：月经后以滋阴养精汤加减（当归、白芍、熟地黄、菟丝子、女贞子、酒山茱萸等）补肝肾滋养阴血；经前期以助黄汤加减（巴戟天、淫羊藿、杜仲、桑寄生、鹿角霜、熟地黄、覆盆子等）温肾助阳；对于月经量少者，月经期以柴胡疏肝散加减（柴胡、枳壳、陈皮、赤芍、白芍、川芎、香附、丹参、当归、益母草等）理气活血、疏肝调经、祛瘀生新。

2. 进入超促排卵周期后，结合 IVF-ET 的不同阶段，选用不同方药。

第一阶段：从月经第 3 天开始使用补肾调血中药治疗，以二至丸合四物汤加减（女贞子、墨旱莲、枸杞子、菟丝子、熟地黄、当归、白芍等），连续服用 5 天至月经第 8 天，根据 B 超监测的卵泡发育水平和子宫内膜生长情况，改用温肾调血中药，以二仙促孕汤合四物汤加减（仙茅、淫羊藿、巴戟天、菟丝子、紫石英、熟地黄、当归、川芎等），服用至注射 HCG 日。

第二阶段：胚胎移植后，改用补肾调血安胎中药，以寿胎丸合四物汤加减(菟丝子、桑寄生、续断、阿胶、熟地黄、当归、白芍等),服药至胚胎移植后第 14 天,移植后第 30 天行 B 超监测。

3. 针灸:针刺主穴取三阴交、归来、中极、关元、气海、血海、子宫。配穴:肾虚血亏证配太溪、肾俞、肝俞、足三里;肾虚肝郁证配肝俞、肾俞、太冲;脾肾阳虚证配腰阳关、肾俞、命门、脾俞、中脘;阴虚血燥证配曲池、太溪、足三里。艾条灸:选穴双侧足三里、脾俞、肾俞、中极、关元、气海。温盒灸:将灸盒放置于下腹部(气海、关元、中极),每次艾灸约 20 分钟。除阴虚血燥证外的各中医证型,均可应用灸法。

4. 耳穴:取肾、肝、脾、子宫、卵巢、内分泌、交感、皮质下等耳穴区,每次依据辨证选择 3~5 个穴位,适用于该病各证型患者。

5. 皮肤针:在下腹部脾经、肝经、任脉、腹股沟,以及下肢足三阴经循行处轻叩刺操作,注意以局部皮肤潮红为度。

综上所述,根据患者的生育需求、促排卵阶段辨证论治,临床中注重症状 + 辨证 + 疾病,即症证病结合的辨治模式。同时,中医更注重整体调节,治病求本,因此,如何辨清疾病当下阶段的证,选取合适的方药或治疗手段,是综合医院中医科医生更需要关注的问题。

四、中西医协同治疗卵巢储备功能减退特点与分析

(一) 分期用药,因势利导

拟行辅助生殖的 DOR 患者前后的全周期管理:进入促排周期前,至少调理 2~3 个月经周期,以补肾健脾、益气养血改善卵巢储备,调节整体状态;进入促排周期后,以补肾滋阴养血,促进卵泡发育,提高卵细胞质量;取卵前,以温肾活血,促进卵泡成熟排出;胚胎植入后,以补肾固冲安胎,维持黄体功能,改善内膜容受性,提高临床妊娠率。

(二) 针药并用,内外合治

针灸疗法可以平衡阴阳、调节脏腑功能、疏通经络,常用于治疗任督冲三脉失调、肾精亏虚、情志不畅等病因导致的 DOR,能够有效改善患者临床症状,改善卵巢低反应。针灸促排卵、恢复卵巢功能及调整月经周期等方面的许多研究成果为针灸配合 IVF-ET 提高妊娠成功率提供了依据,在运用中药调治的同时配合针灸来进行 ART 前的预处理,能够进一步提

高治疗效果，协同改善患者生殖功能。

五、生活方式指导

（一）健康的生活方式

规律作息，管理情绪，保持开朗、乐观、积极态度；适当锻炼，避免熬夜、久坐等；避免生殖毒性物质的接触，如吸烟等；健康合理饮食、粗细搭配，适当补充钙剂及维生素 D 等。

（二）注重情绪管理

对于已经明确诊断 DOR 的不孕症患者，会由于家庭、社会或自身压力导致情绪焦虑，这类人群更需注重情绪的管理，调畅情志，避免情绪明显波动及过度精神刺激，减少负面情绪对身心健康的不良影响。

（三）注重养生保健

养成良好的睡眠习惯，规律饮食，夫妻双方适量运动，行八段锦、太极拳等运动强身健体，调节身心及气血平衡，保持良好的生活习惯。

（辛喜艳、徐静、叶阳、祝雨田、樊瑞文、高宇、张浩琳、李东）

第二节　多囊卵巢综合征

(供稿单位：北京大学第三医院中医科)

多囊卵巢综合征（polycystic ovary syndrome，PCOS）是女性最常见的内分泌代谢性疾病，是导致育龄期女性继发性闭经和无排卵性不孕的主要原因，PCOS 属于中医“月经后期”“闭经”“不孕”等范畴。近年来，伴随生活条件和环境的改变，PCOS 的发病率逐年增高，稳居青春期女性发病首位。PCOS 由多个非特异的病理生理过程构成，从而呈现出复杂的异质性临床表现，包括月经紊乱、高雄激素样表型、胰岛素抵抗和 B 超下多囊卵巢（PCO）表现；并伴随一些并发症，包括 2 型糖尿病、代谢综合征和子宫内膜癌等，给女性健康带来长期、复杂的不利影响。因此，我们和本院妇产科和内分泌科合作，结合历代医家和名老中医的临床经验，基于复杂网络技术挖掘研究 PCOS 的中医用药和针灸治疗规律，制定了一套标准化的 PCOS 中医治疗方案。

一、多囊卵巢综合征中医诊疗优势

中医治疗 PCOS 具有早期起效迅速，远期疗效显著，多途径调节、身心同治、副作用少等特点，强调“治未病”和“整体观念”，通过中药、针刺、艾灸、推拿等多样化疗法，疏通经络、调和气血、平衡阴阳，系统改善 PCOS 患者内分泌、代谢紊乱的状态，直达病灶，疗效显著且不反弹。

二、多囊卵巢综合征中医临证经验

（一）综合医院中医科多囊卵巢综合征患者特点

临床中多数患者在综合医院就诊时首诊会选择妇产科或生殖医学科，以育龄期女性为主，核心症状为月经紊乱（如稀发排卵、闭经）、高雄激素表现（多毛、痤疮）及肥胖，部分合并不孕。现代医学对 PCOS 患者的治疗常以症状为导向，难以系统调节且易反复，双胍类对月经和生殖障碍的改善不理想，并有引起胃肠道反应等副作用；噻唑烷二酮类药物会增加心血管系统的负担；激素疗法停药后复发率高；枸橼酸氯米芬等促排卵药物促排率虽高，受孕率却不尽如人意；IVF-ET 技术由于周期长，技术门槛高，也难成为 PCOS 患者的常规治疗方法，患者多因西医治疗效果有限或存在副作用（如口服避孕药相关不良反应）而寻求中医结合治疗，部分患者因病程较长且易反复，心理压力显著。

尽管中医文献中没有“多囊卵巢综合征”这一名称，但其症状通常被归类为“不孕”“月经稀少”“异常出血”和“停经”。该病可能与肾虚、脾虚、肝气郁结、痰湿和血瘀有关。治疗上注重整体调理，结合中药周期疗法、针灸及生活方式干预，治疗需求以调节月经周期、改善生育功能为主，辅以体质调理及心理疏导。治疗时应根据患者年龄和生育需求来调整药物使用策略；非生育期患者以调节月经为目标，而生育期患者则应重在促进生育。患者对中西医结合接受度较高，但需加强患者健康管理意识，长期管理以改善远期预后。

（二）思路见地：中医个性化治疗

由于PCOS的病因尚不明确且目前缺乏治愈方案，因此需要长期进行对症治疗。鉴于PCOS患者的临床表现差异较大，以及不同年龄和治疗需求的存在，临床治疗应根据患者的具体主诉和需求制定个体化方案。

在多囊卵巢综合征的临床治疗中，主要采用中医的辨证论治方法，并融合了西医理论与检测技术，力求在辨识病症、体质的同时，也关注疾病的本质。尤应重视女性月经周期中阴阳消长的自然规律，依据这一规律来精心配伍药物，旨在顺应气血的生理变化，纠正体内的失衡状态，以达到身体的和谐与健康。

多囊卵巢综合征的核心病机在于肾虚，同时伴随着肝、脾、肾三脏的功能失调，以及痰湿、瘀血等病理产物的形成。因此，在治疗过程中，要特别强调补肾的重要性，并在此基础上灵活辨证施治，辅以疏肝、健脾、活血、行气、燥湿、化痰、益气、养血等多种治法。采用专病专方的治疗策略，以达到最佳的治疗效果。

1. 补肾调周的周期疗法　补肾调周的周期疗法以补肾为核心，顺应月经周期的阴阳转化特点，促进月经的正常运行，使气血阴阳和谐。月经周期分为四个时期：行经期、经后期、经间期和经前期。

（1）行经期：从月经来潮到结束，是阳转阴的过程，排出旧血，开启新周期。治疗以活血化瘀为主，兼顾滋阴养血。

（2）经后期：阴长阳消，促进卵泡和子宫内膜的生长。治疗以补益肝肾、补气养血为主。

（3）经间期（排卵期）：重阴转阳，气血变动大，伴随黏稠白带排出。治疗以滋阴助阳、行气活血通络为主。

（4）经前期：阳长阴消，基础体温升高，为受孕或行经做好准备。治疗以补肾温阳、养血理气为主。

补肾调周法体现了中医“阴阳互根互用”“阳中求阴”“阴中求阳”的思想，顺应人体自然周期的阴阳气血变动，体现了扶正祛邪、平调阴阳，补而不滞，祛邪不伤正的用药原则。

2. 辨体-辨病-辨证的诊疗模式　中医治疗从整体观出发，通过辨识患者体质，采用辨体用药和辨证施治，改善体质、治疗疾病。人体体质有别,患病证候各异,根据“治病必求于本”的原则,临床用药应重视体质因素,辨体质论治,调节体质对疾病治疗有重要作用。

在多囊卵巢综合征的诊疗中,遵循“辨体 - 辨病 - 辨证”模式,先辨病,再以辨病指导辨证,结合患者体质类型合理用药。痰湿体质与肥胖型多囊卵巢综合征关系密切,可从健脾化痰祛湿入手,改善患者体质,选用相应方剂治疗。阴虚体质的多囊卵巢综合征患者多出现高雄激素血症、崩漏出血等症,治疗上注重滋阴降火、补肾调经,改善阴虚体质。

三、多囊卵巢综合征中医诊疗特色

(一) 中药辨证论治

本病中医病机以肾虚为本,肝、脾、肾三脏失调,痰湿、瘀血为标,常按以下 3 型进行辨证论治。

1. 肾虚肝郁型

临床表现:月经后期、量少,甚至闭经、不孕,情志抑郁或烦躁易怒,胸胁胀痛,痤疮多毛,经前乳胀,腰膝酸软,舌苔白,脉沉弦或弦细。

治则:补肾调肝,养血活血。

选方用药:归芍地黄汤合柴胡疏肝散加减。疲劳,舌苔厚者,加薏苡仁;口干舌红,阴虚津亏者,加麦冬、石斛;情志不畅,乳房胀痛者,加合欢皮、盐橘核、王不留行、路路通。

2. 痰瘀互结型

临床表现:月经稀发、量少、色暗、有血块,经行不畅,甚至闭经、不孕,经行腹痛,形体肥胖,痤疮多毛,头晕胸闷,喉中痰多,四肢倦怠,带下量多,乏力少动,舌质紫暗,有瘀点或瘀斑,苔白厚腻,脉沉滑或沉涩。

治则:健脾补肾,化痰散瘀。

选方用药:苍附导痰汤合桂枝茯苓丸加减。大便干燥或排便不畅者,加全瓜蒌;手足不温者,加鸡血藤。

3. 阴虚内热型

临床表现:月经稀发、量少、色暗,或闭经,或月经淋漓不净,久不孕育,形体消瘦,五心烦热,潮热盗汗,口干喜饮,带下量少,外阴干涩,痤疮多毛,眠差心烦,舌暗红,少苔或无苔,脉沉细或弦细。

治则：滋阴养血，清热调经。

选方用药：黄芩汤合二至丸加减。舌尖红或舌绛红，手足心热，心火亢盛者，加莲子心、地骨皮等；月经淋漓不净者，加茜草炭、侧柏炭、大小蓟等。

（二）针刺治疗

越来越多的国内外研究表明，针刺能够显著改善 PCOS 女性的排卵率和妊娠率，降低体内高雄激素水平，并减轻 2 型糖尿病相关的肥胖和胰岛素抵抗的负面影响，且几乎没有副作用。

自 2013 年起，我们结合历代医家和名老中医的临床经验，利用复杂网络技术挖掘前期研究中针刺治疗 PCOS 的选穴规律，结合专家共识，制定了一套标准化“通带调脂”的 PCOS 针刺治疗方案。该方案以中医“调节和辨证施治”为指导，主要选择足阳明胃经、任脉和足太阴脾经的穴位进行针刺治疗，旨在调理冲任，健脾利湿，行气化痰，消脂减重。

同时，我们发明了 PCOS 女性健康管理系统，借助现代信息技术，通过网络平台和移动终端对 PCOS 患者进行管理（专利号：ZL 201510500978.9，ZL 2015 2 0614862.3，已实现专利技术转化），获得物价审批，并在临床常规使用，积累了丰富的临床和科研经验。我们开展了多项临床随机对照试验，对患者的体型数据、体脂分布、内分泌状态、月经周期、排卵频率、性激素水平、血糖和胰岛素抵抗状态、生活质量及情绪状态进行了全面评估。结果显示，针刺治疗能够有效改善 PCOS 的内分泌和代谢紊乱，其治疗效果在 4 个月的随访中无反弹现象，明确了针刺干预对 PCOS 患者的有效性和安全性。

1. 治疗方案　两组针刺方案交替使用。

（1）第一组

固定取穴：关元，中脘，归来（双），伏兔（双），梁丘（双），三阴交（双），足三里（双），合谷（双）。

穴位加强组：三阴交，足三里，合谷，双侧（每 10 分钟提插得气 1 次）。

电针穴位组：关元，中脘，归来（双），伏兔（双），梁丘（双）（2Hz，30 分钟）。

（2）第二组

固定取穴：气海，下脘，大巨（双），血海（双），箕门（双），三阴交（双），太冲(双),内关(双)。

穴位加强组:三阴交,太冲,内关,双侧(每10分钟提插得气1次)。

电针穴位组:气海,下脘,大巨(双),血海(双),箕门(双)(2Hz,30分钟)。

2. 针刺疗程　每周针刺3次,隔天针刺1次,3次1个疗程,疗程间休息2天,连续16周。

四、中西医结合优势

1. PCOS具有高发病率、临床表现多样、并发症多、难治等特点,由于其发病机制尚不完全明确,单一治疗方案效果有限。中西医结合疗法能显著提高治疗总有效率、排卵成功率、不孕症妊娠率,并提升生活质量。

2. PCOS患者常伴有肥胖、胰岛素抵抗、代谢综合征、糖尿病、心理健康问题等并发症。中西医结合治疗既能宏观把握PCOS的临床表现,又能微观了解其病理变化,实现未病先防、既病防变,落实防治结合的目标。

五、中医治未病

(一)未病先防

1. 生活调理　中医强调预防为主,提倡健康的生活方式,包括合理膳食、适量运动、保持良好的作息规律等,以增强身体的抵抗力,预防疾病的发生。对于PCOS,建议减少高糖、高脂肪食物的摄入,增加蔬菜、水果等富含纤维食物的摄入,同时定期进行适度的体育锻炼,如散步、瑜伽等。

2. 情志调节与运动养生　情志因素与疾病的发生密切相关,因此,提倡保持乐观的心态,避免过度紧张和压力,通过八段锦、气功等方式放松心情,增强体质,调节内分泌,预防疾病。

(二)既病防变

1. 辨证施治　一旦确诊为PCOS,则根据患者的具体症状(如月经不调、肥胖、多毛等)及体质特点进行辨证论治,采用中药汤剂、针灸、拔罐等方法进行治疗。例如,对于肝气郁结型的患者,可使用疏肝理气的药物;对于脾虚湿盛型的患者,则需健脾利湿。

2. 饮食调理　根据患者体质和症状提供个性化的饮食建议,如避免寒凉食物、选择温补食材等,以促进体内阴阳平衡。

3. 心理支持　疾病期间，患者可能会感到焦虑、抑郁，应注重心理疏导，帮助患者积极面对疾病，减轻精神负担。

（三）愈后防复

1. 巩固疗效　疾病治愈后，继续服用一段时间的中药或采取针灸等方法巩固疗效，防止复发。同时，定期复查，监测身体状况的变化。

2. 持续生活方式管理　维持健康的生活习惯，包括均衡饮食、规律运动、充足睡眠等，以维持正常的体重和代谢水平，减少复发风险。

（李东、张浩琳）

第三节　复发性流产

（供稿单位：北京大学第三医院中医科）

复发性流产（recurrent spontaneous abortion，RSA）是与同一配偶连续发生 2 次及以上在妊娠 28 周之前的妊娠丢失（2022 年《复发性流产病因检查专家共识》）。随着流产次数的增加，RSA 的复发风险显著上升。这种疾病具有反复发作、周期性流产的特点，其病因复杂，缺乏特异性临床表现，诊治有一定难度，且部分治疗措施尚存在争议。

由于 RSA 的病因复杂多样且具有高度异质性，加之患者缺乏特异性的临床表现，规范化诊治 RSA 已成为生殖健康领域亟待解决的重大问题。中西医结合治疗在 RSA 的治疗中显示出显著疗效。西医在 RSA 的精准诊断和治疗方面具有明显优势，而中医则在整体调节和辨证论治方面独具特色。中西医结合在祛除病因、保胎、改善生殖功能和促进生育等方面，为 RSA 患者提供了安全有效的治疗方法。

一、复发性流产中医诊疗优势

复发性流产在中医领域属于“滑胎”“数堕胎”及“屡孕屡堕”等范畴。中医在复发性流产的治疗中，不仅关注症状的缓解，更注重孕前和孕后的全面调理。采用中药、针灸、艾灸、腹针、穴位埋线等多途径治疗手段，孕前调理以补肾健脾为主，兼以益气养血、清热、祛瘀消癥等法，旨在提高患者的生育能力和胚胎质量；孕后则着重安胎，通过固摄冲任、培补胎元，以补肾健脾、益气培元、养血安胎。中医治疗复发性流产具有副作用小、疗效持久等特点，侧重于从根源上解决问题，通过全面而细致的调理，增强机体自我修复能力，从而提高妊娠成功率。然而，值得注意的是，在接受中医治疗的同时，也应结合现代医学检查手段，确保安全有效地应对这一复杂问题。

二、复发性流产中医诊疗临证经验

（一）综合医院中医科复发性流产患者特点

1. 病因复杂多样　RSA 患者的病因涉及多方面，包括内分泌失调、免疫异常、遗传因素、感染、子宫解剖异常等。中医科医生需要全面评估这些因素，以制定个性化的治疗方案。例如，内分泌失调可能涉及黄体功能不全或甲状腺功能异常，而免疫异常可能包括抗磷脂抗体综合征等。

2. 症状多样且非特异性　患者常表现出乏力、腰酸腹痛、月经不调、白带异常等症状，但这些症状并不特异于 RSA，增加了诊断的复杂性。中医科医生需通过详细的病史采集和体格检查，结合中医的望、闻、问、切四诊方法，进行全面辨证。

3. 心理压力大　由于反复流产，患者常承受巨大的心理压力和情感困扰，表现为焦虑、抑郁、失眠等情绪问题。中医科在治疗过程中需高度关注患者的心理健康，结合中医心理调摄方法，如情志调节、针灸安神、药物疏肝解郁等，给予适当的心理疏导。

（二）诊断标准相关中医内涵解读

1. 堕胎　妊娠 12 周之内发生的胚胎自然丢失，此阶段的流产称为“堕胎”，多因母体血气不足、肾气亏虚，导致胎元不固，难以维持妊娠。

2. 小产　妊娠超过 12 周但在 28 周之内，此时胎儿已成形但仍发生自然流产，这一阶段的流产称为“小产”，常因气血不足、脾肾两虚或外感风寒等，致使胎儿无法继续发育。

3. 滑胎　连续发生 3 次或以上的堕胎或小产，亦称“数堕胎”或“屡孕屡堕”。滑胎病因多为母体血气虚损，子脏（子宫）为风冷所居，气血不足，不能养胎，导致胎儿反复丢失。

中医认为，复发性流产不仅仅是局部的问题，而是全身气血、脏腑功能失调的表现，因此，治疗上要注重整体调理，兼顾局部治疗，以达到安胎固本的目的。

（三）思路见地：中医个性化治疗

历代医家认为滑胎的病因主要分为胎元因素和母体因素。隋代巢元方在《诸病源候论》中提出“其母有疾以动胎”和“胎有不牢固致动以病母”的观点，认为胎元不固是由于母体和胎元的异常所致。

胎元因素：父母先天禀赋不足，胎气不足，或孕后跌仆损伤、毒物或外邪侵袭、情志不舒等，均可导致胎儿元气不固，引起滑胎。若胎儿自身缺陷，亦易导致滑胎。

母体因素：母亲素体虚弱，肾精不足；或后天房事不节，损伤肾气；或气血不足，不能滋养其胎；或热邪伤胎；或癥瘕；或孕后罹患其他疾病，损伤冲任，致胎元不固；或孕后行动倒仆，跌仆闪挫，或劳力过度，伤损包络，致血下动胎。

三、复发性流产中医诊疗特色

可分为孕前调理与孕后保胎两个阶段。

1. 孕前调理　以补肾养血，改善子宫内膜容受性，改善卵子质量为主。

（1）肾气虚证：屡孕屡堕，甚或应期而堕，腰膝酸软，夜尿频多，经色淡暗，头晕耳鸣，性欲淡漠；舌淡，苔薄白，脉沉弱。治法：补肾益气，调固冲任。方药：毓麟珠。

（2）肾虚血瘀证：屡孕屡堕，甚或应期而堕，腰膝酸软，经血色暗有块；小腹疼痛或刺痛拒按；舌质紫暗，或有瘀斑瘀点，苔薄白，脉沉涩。治法：补益肾气，化瘀养血。方药：右归丸。

（3）气血虚弱证：屡孕屡堕，神疲乏力，面色苍白或萎黄，舌淡，苔薄白，脉细弱。治法：健脾补肾，固气养血。方药：八珍汤。

（4）阴虚血热证：屡孕屡堕，甚或应期而堕，口干咽燥，手足心热，舌红，少苔，脉细数。治法：滋肾养阴，清热凉血。方药：保阴煎。

(5)脾肾两虚证：屡孕屡堕，甚或应期而堕，腰膝酸软，下腹坠胀；神疲肢倦，夜尿频多，纳呆便溏；舌质淡，边有齿痕，苔薄白，脉沉弱。治法：补肾固冲，健脾益气。方药：寿胎丸合四君子汤。

2. 孕后保胎

(1)肾虚型：妊娠期阴道少量出血，色淡暗，腰酸，腹痛、下坠，或曾屡孕屡堕，头晕耳鸣，夜尿多，舌淡，苔白，脉沉细滑、尺脉弱。治法：补肾健脾，益气安胎。方药：寿胎丸。

(2)血热证：妊娠期阴道少量出血，色鲜红或深红，质稠，或腰酸，口苦咽干，心烦不安，便结溺黄，舌红，苔黄，脉滑数。治法：滋阴清热，养血安胎。方药：保阴煎。

(3)气血虚弱：妊娠期阴道少量出血，色淡红，质清稀，或小腹空坠而痛、腰酸，面色皖白，心悸气短，神疲乏力，舌淡，苔薄白，脉细弱略滑。治法：补气养血，固肾安胎。方药：胎元饮。

(4)血瘀证：妊娠期阴道少量出血，色淡暗，腰酸，腹痛、下坠，眼眶暗黑或有面部暗斑，舌暗紫，苔白，脉沉细涩、尺脉弱。治法：化瘀养血，固肾安胎。方药：桂枝茯苓丸。

3. 专病专方　李东教授根据多年临床经验，总结出补肾安胎方，组成：熟地黄 15g，山茱萸肉 15~20g，生山药 15~20g，炒白术 15g，菟丝子 20g，女贞子 15g，续断 10g，桑寄生 20g，黄芩 10~12g，生黄芪 15~25g。

兼有恶心者，加法半夏 9g，紫苏梗 10g，陈皮 10g，紫苏叶 15g；兼有血热者，生地黄 10g 代替熟地黄，黄芩的量可以用至 12g；气虚明显者，生黄芪的量可以用至 30g；阴道出血者，加阿胶珠 15g，杜仲炭 15g，苎麻根 15g；宫腔积血者，加茜草炭 15g。

补肾安胎方化裁自寿胎丸，《医学衷中参西录》有云：“胎在母腹，若果善吸其母之气化，自无下坠之虞。且男女生育，皆赖肾脏作强。菟丝大能补肾，肾旺自能荫胎也。寄生……大能使胎气强壮……阿胶系驴皮所熬……最善伏藏血脉，滋阴补肾，故《本经》亦载其能安胎也。至若气虚者，加人参以补气。大气陷者，用黄芪以升补大气。饮食减少者，加白术以健补脾胃。凉者，加补骨脂以助肾中之阳。热者，加生地黄以滋肾中之阴。临时斟酌适宜，用之无不效者。”

4. 其他中医适宜技术

(1) 针灸治疗：现代研究发现，针灸在调节内分泌及免疫功能、降低血栓形成风险等方面具有积极作用，可以通过改善子宫内膜容受性和免疫功能来提高妊娠成功率。临床上，常取足少阴肾经、足太阴脾经、任脉、冲脉、足阳明胃经等经络，依据妊娠时间和症状选择不同穴位。

(2) 耳穴治疗 / 艾灸疗法：耳穴与经络、脏腑关系密切，通过刺激相应穴位可调节脏腑功能，运行气血，防治疾病。研究表明，耳穴贴压对不孕症有明确疗效。温针疗法结合艾灸，通过针刺特定穴位，如足三里、关元、外关、公孙等，配合艾灸三阴交，能提高复发性流产患者的妊娠成功率和免疫力，改善妊娠状态。

四、中医治未病

孕前调理与孕后保胎是治疗 RSA 的关键策略。孕前治疗应以“预防为主，防治结合”为原则，针对具体病因进行相应治疗，如免疫治疗、激素治疗或抗凝治疗等。中医方面，主要以补肾健脾、益气养血、调理冲任为主，提前修复损伤。对于月经不调者，应首先调理月经；若因其他疾病导致滑胎，应优先治疗原发疾病。经过 3~6 个月的调理，症状改善、月经恢复正常后方可再次尝试妊娠。

孕后应立即采取中西医结合的保胎治疗，防止妊娠丢失。孕后用药应遵循治病与安胎并重的原则。依据《复发性流产中西医结合诊疗指南》建议：在早期 RSA 情况下，应保胎至孕 12 周；在晚期 RSA 情况下，治疗应持续至超过以往流产的最大时限 2 周，并且确保无胎漏、胎动不安等症状后方可停药观察。

（李东、张浩琳）

第四节　盆腔炎性疾病

(供稿单位：北京大学第三医院中医科)

盆腔炎性疾病(pelvic inflammatory disease,PID)是指女性上生殖道感染引发的一系列疾病，主要包括子宫内膜炎、输卵管炎、输卵管卵巢脓肿和盆腔腹膜炎。PID可以局限于某个部位，也可以同时影响多个部位，其中输卵管炎是最常见的类型。PID多见于性活跃期、有月经的女性；初潮前、绝经后或未婚者则较少发生，若发生盆腔炎，通常是邻近器官炎症扩散所致。盆腔炎性疾病的后遗症包括反复发作、慢性盆腔痛、不孕症和异位妊娠等。

盆腔炎性疾病根据其临床症状特点，可以归于中医“妇人腹痛”“癥瘕”“不孕”“痛经”和“带下”等范畴。近年来，通过讨论和研究，中医界已经达成共识，开始在临床上使用“盆腔炎”作为中医诊断的一部分。

一、慢性盆腔炎中医诊疗优势

现代医学对PID的治疗手段较为局限，主要根据其临床表现、病原体及各种发病机制假说，采用抗生素疗法、物理疗法、手术和免疫疗法，其中针对病原体的抗生素治疗是首选，但抗生素耐药问题日益严峻，且无法彻底修复反复感染后生殖道组织的损伤。

中医认为本病多由湿热下注、寒湿凝滞、气滞血瘀等因素引起。外感湿热、寒湿或因月经不调、产后体虚，导致邪气侵袭下焦，损伤冲任和胞宫，进而形成瘀滞、气血不通，表现为下腹疼痛、带下异常等症状。因此，中医临床诊疗中强调辨证论治，针对不同的病因、病机，采用内服和外治(中药灌肠，针灸，中药导入等)等多途径治疗手段，制定个性化的治疗方案。例如，湿热下注型的患者多表现为小腹胀痛、白带黄稠、舌苔黄腻，治以清热利湿；而寒湿凝滞型则表现为下腹冷痛、月经后错，治以温经散寒；气滞血瘀型的患者则常有刺痛感，治以行气活血为主。同时，治疗上强调“治未病”和“调摄”，对于慢性盆腔炎患者，往往在急性发作期以清热解毒、化瘀消肿为主，在病情缓解期则注重扶正祛邪、调和气血，以防止疾病反复发作。

二、盆腔炎性疾病中医临证经验

（一）综合医院中医科盆腔炎性疾病患者特点

综合医院中医科的盆腔炎性疾病患者在寻求中医治疗时，通常表现出病情复杂、病程较长、治疗期望高、合并其他妇科问题等特点。许多人在西医治疗效果不理想的情况下转向中医寻求帮助，中医的辨证施治为这些患者提供了个性化的治疗选择。

1. 症状复杂多样　盆腔炎性疾病患者常表现出下腹疼痛、腰骶部酸痛、白带异常、月经不调等症状，部分患者还伴有疲劳、失眠、精神萎靡等全身性不适。由于中医重视全身调理，患者可能会寻求缓解这些症状的治疗。

2. 合并其他妇科疾病　不少盆腔炎性疾病患者可能同时患有子宫内膜异位症、卵巢囊肿等其他妇科疾病。这类患者在寻求中医治疗时，通常希望通过辨证施治来改善整体健康状况。

3. 求治心理较强　许多患者在接受西医抗生素治疗后疗效不显著，或对西药副作用担忧，因此转而选择中医药调理。这类患者往往对中药、针灸、推拿等传统疗法抱有较高期望，希望通过中医的调和来实现更全面的康复。

4. 体质差异明显　根据中医辨证理论，盆腔炎性疾病患者的体质类型多样，包括气滞血瘀、湿热内蕴、寒湿凝滞等，因此，中医科常根据患者个体差异进行辨证论治，采用不同的中药方剂和治疗方案。

（二）诊断标准相关中医内涵解读

盆腔炎性疾病的症状多表现为下腹疼痛，腰骶部酸胀疼痛，常在劳累、性交、经期加重，可伴月经不调，白带增多，低热，疲乏，或不孕。中医对盆腔炎性疾病的诊断标准，强调整体观念和个体化治疗，通过辨证论治、临床症状、舌脉诊断和体质辨识，形成独特的诊断体系。这种方法不仅关注疾病本身，还注重患者的整体健康状态，从而实现更全面的治疗和预防。

三、盆腔炎性疾病中医诊疗特色

（一）结合基本病机辨证论治

PID 的基本病机可归纳为湿、瘀、虚三大类，主要表现为湿热、寒湿、瘀阻等病理变化。

1. 湿热蕴结型　经期、产后，血室正开，湿热毒邪内侵，阻滞气机，湿热日久与瘀血内结，阻滞络脉，不通则痛，发为疼痛。湿热毒邪下注，久客胞宫、胞脉，导致腰骶疼痛。

临床表现：下腹灼热坠痛，腰酸腰痛，白带色黄，黏稠量多，迁延难愈，舌红苔黄腻。治法：清热利湿，活血化瘀。

方药：薏苡红藤败酱散加减治疗。主要药物：薏苡仁、红藤、败酱草。可根据病情加入黄柏、蒲公英等清热利湿药物。每日 1 剂，水煎服，早晚各 1 次，疗程一般为 2~4 周。

2. 寒湿凝结型　素体阳虚，下焦失于温煦，阳不化气则凝为湿邪；或寒湿内侵，直中脉络、胞中，与瘀血浊液相结，滞于脉络，耗伤阳气，致虚实夹杂。

临床表现：腹痛腰酸，冷痛绵绵，遇寒加重，白带清稀，反复发作，舌淡胖，苔白腻。治法：温经散寒，化湿通络。

方药：用温经汤加减，或在薏苡红藤败酱散基础上加入温经通络之品。主要药物：桂枝、当归、川芎、白芍、阿胶、牡丹皮。加减：可加入附子、肉桂等温阳散寒药物。每日 1 剂，水煎服，早晚各 1 次，疗程一般为 2~4 周。

3. 湿瘀互结型　七情内伤，肝气郁结，或外感湿浊之邪，余毒不清，滞留于冲任胞宫，致使气机不畅，瘀血内停，湿瘀互结，脉络不通而发病。

临床表现：久病不愈，腰腹刺痛，夜间加重，白带量多，舌紫暗或有瘀点瘀斑。治法：活血化瘀，利湿通络。

方药：桂枝茯苓丸、复元活血汤加减治疗。主要药物：桂枝、茯苓、桃仁、牡丹皮、赤芍。加减：可加入益母草、泽兰等活血化瘀药物。每日 1 剂，水煎服，早晚各 1 次，疗程一般为 2~4 周。

（二）多途径治疗方案

1. 中药保留灌肠法　将药液灌入直肠，使其在肠内保留一段时间。药液经过肠黏膜吸收后，可以促进盆腔血液循环，加速组织营养供应，降低毛细血管通透性，有利于炎症吸收、粘连松解和癥瘕消散。我们的中西医结合生殖医学病房中，中药保留灌肠法已成为治疗盆腔炎性疾病的重要手段之一，具体操作步骤如下：

(1) 药物选择与配制：根据患者的具体症状和中医辨证分型，选择合适的中药配方。推荐方药：败酱草、三棱、莪术、桃仁、穿山甲、荔枝核、橘核、大血藤、延胡索，随证加减。将药物煎煮成药液，过滤后备用。

(2) 患者准备：让患者取左侧卧位，双膝屈曲，臀部垫高，便于药液灌入。告知患者放松，避免紧张。

(3) 灌肠操作：使用专用的灌肠器具，将药液缓慢灌入直肠内。药液温度应适宜，以避免刺激肠黏膜。灌肠量一般为100~200ml，视患者耐受情况而定。

(4) 保留时间：灌肠后，嘱患者尽量平卧30分钟至1小时，以便药液充分吸收。患者应尽量避免排便，以延长药液在肠内的保留时间。

(5) 观察与记录：在灌肠过程中和灌肠后，密切观察患者的反应，如有不适及时处理。记录患者的症状变化和治疗效果。

2. 中药外敷　作用于下腹或腰骶部。

(1) 中药封包外敷。推荐方药：败酱草、大血藤、丹参、赤芍、乳香、没药、透骨草、苍术、白芷、三棱、莪术、细辛，随证加减。

(2) 中药穴位贴敷。推荐方药：三七、血竭、蒲黄、白芷、沉香、羌活，可根据证型酌情加减。上药研末或制成丸剂，贴敷于三阴交、气海、神阙、血海、归来、子宫、太冲、关元等穴位。

3. 中药离子导入　推荐方药：大血藤、丹参、赤芍、乳香、没药、红花、三棱、莪术、延胡索、透骨草、苍术、白芷、川芎，随证加减。上述药物亦可应用经皮给药治疗仪进行治疗。

4. 中药熏蒸治疗　推荐方药：败酱草、大血藤、丹参、赤芍、乳香、没药、透骨草、苍术、白芷、三棱、莪术、细辛，随证加减。

5. 针灸治疗　天枢、关元、中极、归来、血海、足三里、三阴交，每次

2~3 穴，根据病情和证型，选择应用艾灸、温盒灸、雷火灸等疗法。可应用多功能艾灸仪治疗。

6. 物理治疗　根据病情和证型，选择应用盆腔炎治疗仪、微波治疗仪、光子治疗仪等。

四、中医治未病

在中医药治疗盆腔炎时，除了对已有症状进行治疗外，更注重调整和维护整体的健康状态，以防止疾病复发。在药物调理的基础上，通过情绪、饮食调整和生活方式干预，增强机体的免疫力，改善体质，从而降低盆腔炎的发病风险，具体如下。

1. 情志调理　患者久病缠绵，易出现烦躁、抑郁等情绪变化，肝气郁结，疏泄失常，应注重情志调理，保持心态平和，避免情绪波动。

2. 饮食调养　避免食用生冷、辛辣等刺激性食物，宜清淡易消化的饮食，增强脾胃功能。可食用红枣、枸杞、山药等补益脾胃的食物。

3. 生活起居　注意保暖，避免受寒，适当锻炼，增强体质。保持规律的作息，避免熬夜。

4. 定期复诊　提倡患者定期体检，及时发现并纠正身体的不适状态，确保健康状况始终处于最佳状态。这种未病先防的理念，不仅有助于提高个体的整体健康水平，也能够有效减少盆腔炎及其他相关疾病的发生。

（李东、张浩琳）

第五节　盆腔炎性疾病后遗症

（供稿单位：海南医科大学第一附属医院中医科）

盆腔炎性疾病后遗症是综合医院常见的治疗病种之一，属于中西医协作诊治的范畴。在临床实践中，患者可能因下腹痛、腰酸或仅因彩超等辅助检查结果异常就诊，中西医结合优势互补，能够针对疾病不同阶段进行有效治疗。

盆腔炎性疾病由于炎症形成的粘连、瘢痕及盆腔充血，常引起下腹部坠胀、疼痛及腰骶部酸痛，常在劳累、性交后及月经前后加剧。慢性盆腔痛常发生在盆腔炎性疾病急性发作后的4~8周。在患者体质较差的情况下，急性盆腔炎的病程可迁延及反复发作，造成盆腔炎性疾病后遗症。但是亦可无急性盆腔炎症病史过程，如沙眼衣原体感染所致。盆腔炎性疾病后遗症所致盆腔广泛粘连，防御能力下降，易造成再次感染，导致盆腔炎性疾病后遗症的急性发作。盆腔炎性疾病后遗症病情较顽固，可导致腰腹疼痛等。本科室结合患者病情特点，辨证应用中药口服、中药保留灌肠、中药贴敷、中药熏蒸及针灸治疗，取得良好效果。

一、盆腔炎性疾病后遗症中医诊疗优势

（一）个体化辨证施治

中医根据患者的具体症状、体质和病因进行辨证施治。对于湿热证、寒湿证、湿瘀互结、脾肾不足等不同证型，中医采用不同的治疗方法和药物，以达到最佳的治疗效果。这种个体化的治疗方案能够更准确地针对患者的病情，提高治疗的针对性和有效性。

（二）综合治疗多种手段

中医治疗盆腔炎性疾病后遗症不仅可以口服药物，还可给予针灸、中药灌肠、中药外敷、离子导入、熏蒸及按摩等多种治疗手段。这些治疗方法能够相互配合，从不同角度改善患者的体质和内环境，促进炎症的吸收和消退。同时，这些非侵入性的治疗方法也减少了患者的痛苦和不适。

（三）副作用小，安全性高

与西医的抗生素治疗相比，中医治疗盆腔炎性疾病后遗症的副作用相对较小。中药的温和性质和多种治疗方法的综合运用，能够减少对身体其他方面的不良影响，提高治疗的安全性。

（四）注重整体调理，改善体质

中医认为盆腔炎性疾病后遗症的发生与机体的整体状态密切相关。因此，在治疗过程中，中医不仅针对局部的炎症进行治疗，还注重调理患者的整体状态，调补气血、调和阴阳、健脾补肾、行气疏肝等。通过整体调

理，能够改善患者的体质，提高机体的抗病能力，从而有助于疾病的康复和预防复发。

二、盆腔炎性疾病后遗症中医临证经验

（一）综合医院中医科盆腔炎性疾病后遗症患者特点

依据盆腔炎性疾病后遗症的中医、西医诊断标准，我们发现，部分病情较重或出现复杂症状的患者会前往妇科、外科等科室就诊，以排除其他严重疾病。而在综合医院中医科就诊的盆腔炎性疾病后遗症患者通常具有以下特点：

1. 长期下腹疼痛，反复发作，影响生活质量。

2. 经过西医治疗后症状改善不明显，或出现药物副作用而寻求中医治疗。

3. 因自身免疫性疾病或其他慢性疾病长期服用药物，导致盆腔炎病情反复。

4. 产后或流产后出现盆腔炎症状，身体虚弱，恢复缓慢。

5. 以其他妇科症状为主诉就诊于中医科，但中医辨证与盆腔炎相关，伴有相应症状。

总之，综合医院中医科的盆腔炎性疾病后遗症患者来源广泛，可能出现在中医科室或不同的西医科室。而在需要会诊的西医科室中，出现的盆腔炎性疾病后遗症患者往往因治疗效果不佳，或者因特殊原因导致病情复杂，而需要中医医生参与治疗。

（二）盆腔炎性疾病后遗症诊断标准的中医内涵解读

1. 下腹疼痛　多由气血瘀滞、经络不通所致。若疼痛固定，刺痛明显，多为血瘀；若疼痛隐隐，时作时止，多为气血不足。

2. 腰骶酸痛　多考虑肾虚所致。肾主骨生髓，肾虚则腰膝酸软。需辨明是肾阴虚还是肾阳虚，分别进行调理。

3. 白带异常　若白带量多、色黄、质稠，多为湿热下注；若白带清稀、量多，多为寒湿凝滞。

4. 月经失调　月经提前或推后、经量增多或减少，都与气血、肝肾等脏腑功能失调有关。

（三）思路见地：分层治疗、辨证论治

1. 根据不同人群分层

(1)未婚女性盆腔炎性疾病后遗症多与生活习惯、情志因素有关，治疗以疏肝理气、活血化瘀为主，可选用逍遥丸、血府逐瘀汤等。

(2)已婚生育女性的盆腔炎性疾病后遗症，多因产后调理不当、劳累、感染湿毒或感受寒邪等，治疗上以益气养血、祛瘀止痛、清热利湿或温经散寒止痛为主，常用方剂如八珍汤、生化汤、理冲汤、银甲丸、少腹逐瘀汤等。

(3)绝经后女性的盆腔炎性疾病后遗症，多因肝肾亏虚，治疗应以滋补肝肾、通络止痛为主，可选用六味地黄丸、独活寄生汤等。

2. 根据病情轻重程度分层

(1)病情较轻，症状不明显的患者，可通过调整生活习惯、配合中药食疗改善，如食用薏米粥、山药粥等。

(2)病情中等，下腹疼痛、腰骶酸痛等症状较明显的患者，以中药内服为主，可选温胞饮、少腹逐瘀汤、完带汤等。

(3)病情较重，伴有发热、盆腔积液等症状的患者，需中西医结合治疗，中药可选用清热利湿、解毒排脓的方剂，如五味消毒饮合大黄牡丹皮汤或银翘红酱解毒汤。

3. 根据临床表现辨证　盆腔炎性疾病后遗症在临床表现中可分为实证、虚证或虚实夹杂证。

(1)实证：分为湿热瘀阻证和寒湿凝滞证。湿热瘀阻证表现为下腹疼痛、灼热，白带量多色黄，舌红苔黄腻，治疗以清热利湿、化瘀止痛为主，方选清热调血汤或银甲丸。寒湿凝滞证表现为下腹冷痛，得热痛减，白带清稀，舌淡苔白腻，治疗以温经散寒、化瘀除湿为主，方选少腹逐瘀汤。

(2)虚证：分为气血虚弱证和肝肾亏虚证。气血虚弱证表现为下腹隐痛、神疲乏力，面色苍白，治疗以益气养血、止痛调经为主，方选圣愈汤。肝肾亏虚证表现为腰骶酸痛、头晕耳鸣，治疗以滋补肝肾、调经止痛为主，方选调肝汤。

(3)虚实夹杂证：常见于病程较长的患者，既有瘀阻、湿热等实证表

现，又有气血不足、肝肾亏虚等虚证表现，治疗需攻补兼施，可选用当归芍药散加减，或理冲汤合失笑散，或温胞饮合失笑散。

三、盆腔炎性疾病后遗症中医多途径治疗方案

1. 药物治疗　根据辨证选用中药汤剂或中成药口服治疗。

2. 灌肠治疗　将中药煎剂通过灌肠的方式直接作用于盆腔，提高局部药物浓度，增强疗效。

3. 中药外敷　选用具有活血化瘀、消肿止痛作用的中药敷于下腹，如金黄散等。

4. 艾灸治疗　通过艾灸关元、气海、足三里等穴位，温通经络，调和气血。

5. 穴位注射　选取相关穴位进行药物注射，如当归注射液注射足三里等穴位。

6. 中药离子导入　利用直流电将中药离子导入盆腔，促进炎症吸收。

综上所述，盆腔炎性疾病后遗症是一种复杂的疾病，临床表现多样。在临床治疗中，应注重中西医结合，采用症-证-病结合的模式，根据患者的具体情况选择合适的治疗方法。

四、中医治未病

1. 注重院内及科普宣教　从中医的养生保健理念出发，为患者提供个性化的生活指导。如注意个人卫生，避免不洁性生活；经期避免劳累、受寒等。

2. 注重情绪管理　盆腔炎性疾病后遗症患者常因病情反复而出现焦虑、抑郁等情绪，需加强心理疏导，保持心情舒畅。

3. 注重养生保健　鼓励患者适当运动，如散步、瑜伽等；注意饮食均衡，避免食用辛辣、油腻食物；养成良好的作息习惯，增强自身免疫力。

（高金鸟、朱叶）

第六节　子宫腺肌病

（供稿单位：北京大学第三医院中医科）

子宫腺肌病是一种常见的妇科疾病，主要表现为子宫肌层内存在异位子宫内膜组织，导致月经不规律、痛经、不孕等症状。子宫腺肌病的发病率逐年上升，严重影响女性的生殖健康和生活质量，甚至可能导致不孕、流产等严重后果。目前，子宫腺肌病的临床管理存在诸多争议，如诊断标准、治疗方法选择等，缺乏统一规范。我科与生殖中心进行了深度合作，广泛应用中药内服、针灸、中药灌肠、穴位贴敷等中医特色疗法，中西医协同发挥综合医院中医科的独特优势，为该病的诊治提供新的思路与方法，减轻了患者痛苦，提高了临床诊疗效果。

一、子宫腺肌病中医诊疗优势

目前西医治疗子宫腺肌病多采用激素类药物抑制子宫内膜生长，虽然能快速缓解症状，但停药后易复发，难以从根本上治愈疾病。同时，激素类药物可能引起体重增加、情绪波动、骨质疏松等副作用，长期使用会对身体造成不良影响。对于严重病例，西医通常选择手术治疗，如子宫切除术。虽然手术可以彻底解决问题，但创伤较大，且剥夺了患者的生育能力，育龄期女性往往难以接受。相比之下，中医在治疗子宫腺肌病方面具有独特的优势，具体表现为以下几个方面：

整体调理：中医注重整体观念，强调调节人体的阴阳平衡、气血运行和脏腑功能，以达到标本兼治的效果。这种方式有助于改善患者的全身状态，缓解痛经、经量过多等症状。

个性化治疗：中医根据每位患者的体质和症状特点，辨证施治。通过中药、针灸、艾灸等多种疗法，针对不同的病因和病机进行个性化干预。

长期效果稳定：中医治疗注重调节人体的免疫和内分泌功能。经过长期调理，可以减少病情复发，降低激素类药物对身体的副作用。

副作用较少：相比手术或激素类药物治疗，中医治疗以天然药物或针刺及外治法为主，副作用较少，更易被患者接受。

综合来看，中医治疗子宫腺肌病注重调养和整体康复，是一种较为温和且长期有效的治疗手段，尤其适合症状较轻或希望保留生育能力的患者。

二、子宫腺肌病中医临证经验

（一）综合医院中医科子宫腺肌病患者特点

综合医院具有较为完善的中西医学科体系，西医妇科诊治能力强，多数患者前往中医科前，均已得到西医妇科较为完备的诊疗，来到中医科主要为了寻求中西医协同诊疗。或已使用一段时间西药后疗效欠佳，或担心药物副作用等而寻求中医治疗，故就诊群体病情更为多样、复杂。在综合医院中医科就诊的子宫腺肌病患者往往具备以下特点：

1. 发病时间较长，年轻患者居多，多以痛经、月经量增多为主诉。

2. 长期激素类药物等治疗，效果欠佳或药物副作用较大的患者。

3. 在综合医院辅助生殖中心就诊，有生育需求，多为反复着床失败后需改善妊娠结局的患者。

4. 病情较为复杂，合并有子宫肌瘤、盆腔炎、子宫内膜异位症等，不接受手术或保守性手术治疗后症状复发的患者。

综上，综合医院中医科接诊的子宫腺肌病患者病情较为复杂，人群年龄跨度大，需求个体化程度高，治疗难度大。

（二）子宫腺肌病西医诊断标准内涵的中医解读

子宫腺肌病特征是痛经、月经过多、子宫异常出血、不孕症和慢性盆腔疼痛，严重影响患者的生育能力和生活质量。此病发生于子宫内膜侵犯子宫肌层，导致弥漫性子宫增大。基底子宫内膜和肌层之间的正常连接处的破坏被认为是导致子宫腺肌病发展的主要病机。根据其痛经、经量增多、不孕等典型临床表现，可将本病归属于“痛经”“癥瘕”“月经过多”等范畴。女性产后及经期处于血室正开、胞脉空虚、余血未尽的状态，寒邪乘虚而入，血得寒则凝，凝则化瘀，血瘀阻滞经遂，致使气血运行不畅，不通则痛，继而可见痛经等症状。总体来说，子宫腺肌病以“瘀血阻滞冲任、胞宫”为基本病机。

三、子宫腺肌病中医诊疗特色

（一）病因病机

1. 肾虚血瘀　肾藏精化血，若先天不足或后天伤及肾气，血行迟滞，阻滞胞宫而致瘀，久而成癥。

2. 寒凝血瘀　患者阳气不足，无力推动血液运行，或久病伤阳，亦可导致形成此病。

3. 气虚血瘀　久病耗伤气血或饮食失节所伤以致气血无力而致瘀。

4. 湿热瘀阻　妇人经、产后素体亏虚而又复感湿热之邪，与血搏结，瘀血郁结冲任胞宫，久而成癥。

5. 热灼血瘀　患者素性抑郁或恚怒伤肝，肝气郁结，日久化热，反灼伤阴血而致瘀。

（二）治疗原则

子宫腺肌病的治疗需根据患者的年龄、症状严重程度、生育需求及全身状况综合考虑，以缓解症状、改善生活质量为主要目标，同时尽量减少对患者身体的副作用和长期影响。治疗原则如下：

1. 个体化治疗　针对患者的具体情况制定个性化治疗方案。对于症状轻微且无生育需求的患者，可选择保守治疗；对于症状严重或影响生活质量的患者，则考虑药物或手术干预。

2. 缓解症状为主　子宫腺肌病以痛经、经量过多和月经异常为主要症状，治疗应以缓解疼痛、控制经量为核心，改善患者的生活质量。

3. 保留生育功能　对于有生育需求的患者，应优先选择非侵入性或微创治疗，如药物调节、宫腔镜手术等，避免对子宫功能的过度干扰。

4. 标本兼治　中西医结合治疗可作为重要手段。中医注重活血化瘀、温经散寒、调理脏腑功能，从根本上改善患者体质，减少疾病复发；西医则在症状控制、激素调节和手术治疗方面有较好效果。

5. 长期管理与随访　子宫腺肌病为慢性疾病，需长期管理和定期随访，监测病情变化和治疗效果，及时调整方案。

6. 心理支持与生活调理　重视患者的心理健康，通过心理疏导缓解焦虑和压力，同时建议患者保持健康的生活方式，如规律作息、合理饮食、避免过度劳累,有助于增强体质,提高治疗效果。

综上,子宫腺肌病的治疗应以综合调控为核心,注重患者的个体需求和长期健康,以达到最佳的治疗效果。

(三)治疗方案

子宫腺肌病的治疗方法很多,但均仅能靶向缓解子宫腺肌病的部分临床症状,并有不同程度的不良反应。口服药物治疗,如非甾体抗炎药、促性腺激素释放激素激动剂、促性腺激素释放激素拮抗剂、选择性孕激素受体调节剂、地诺孕素、达那唑和释放左炔诺孕酮的宫内系统治疗是目前西医治疗子宫腺肌病较常用的方案,但许多患者在治疗后出现子宫异常出血、月经紊乱、痤疮等不良反应。

迄今为止,子宫腺肌病没有获得批准的药物治疗,而且决定哪种药物治疗是首选的证据严重有限,部分原因是诊断的复杂性,部分原因是伴随的妇科疾病的流行,如子宫内膜异位症和子宫平滑肌瘤,常会影响药物治疗效果,此时西医多采用手术切除子宫的方法治疗。患者接受度较低,易产生社会心理不良影响。

子宫腺肌病的病变部位在女子胞,治疗应立足于女子胞的生理特性与功能特点,结合现代研究成果,突破"以治血为主"的传统思路,注重对相关脏腑、经脉的辨证论治,补肾调精,通调冲任,帮助恢复女子胞藏泻功能是治疗关键。

1. 中药治疗

(1)桂枝茯苓丸(活血化瘀,消癥止痛):桂枝茯苓丸出自《金匮要略》,是治疗瘀血阻滞而致的各种病症的代表方。方中桂枝活血脉以消瘀血,为君药;又"治血先治水",故加茯苓利水渗湿,加苦甘之品桃仁,以破滞血、生新血,二者合用,痰湿与瘀血俱去,为臣药;再佐牡丹皮,取其凉血活血、散瘀清热之用,芍药缓急止痛。白蜜为丸,缓和诸药的峻烈之性,为使药。五药配伍,共奏活血理气、祛瘀止痛、祛邪扶正之功。

(2)温经汤(温经散寒,化瘀通脉):温经汤出自《金匮要略》,是治疗冲任虚寒、瘀血阻滞的代表方,由吴茱萸、当归、川芎、芍药、人参、桂枝、阿胶、丹皮、生姜、甘草、半夏、麦冬组成。全方性味辛甘为主,辛味能行能散,促使血脉通畅,推动血液运行;甘味补益,气充则血行。少佐苦味,与辛味相配，辛开苦降，气血流通。温经汤诸药“辛甘苦”三味并用，共奏温经散寒、养血益气、祛瘀消癥之功，可治疗素体阳虚、冲任虚寒、寒凝血瘀的子宫腺肌病。

（3）当归芍药散（调和肝脾，行气活血利水）：当归芍药散出自《金匮要略》，由当归、芍药、川芎、茯苓、白术、泽泻组成，是治疗肝脾不和、腹中拘急疼痛的代表方。方中当归、芍药、川芎养血活血、补虚祛瘀、调经止痛；茯苓、白术、泽泻益气健脾、渗利水湿。“三血药”和“三水药”配伍，共奏养血活血祛瘀、健脾利湿逐水之功，可治疗子宫腺肌病证属肝郁脾虚者。

（4）瓜蒌瞿麦丸（健脾渗湿，化瘀扶正）：瓜蒌瞿麦丸出自《金匮要略》，由瓜蒌根、茯苓、怀山药、附子、瞿麦组成，是治疗肾阳不足、小便不利的代表方。方中瓜蒌根性味甘寒，可生津以润燥；山药润燥可止渴，茯苓利水渗湿，二药入中焦脾胃，脾胃健运，气机调畅，水液输布正常；附子温补肾阳，以助膀胱气化；瞿麦苦寒，既可利水破血通经，又可制约附子温燥之性，防其伤阴。诸药相合，共奏上润燥、下利水之功。

（5）金匮肾气丸（温阳补肾）：金匮肾气丸出自《金匮要略》，由地黄、山药、山茱萸、泽泻、茯苓、牡丹皮、桂枝、附子（制）组成，是治疗肾气亏虚所致多种病证的代表方。方中地黄滋阴补肾，山药、山茱萸补养肝脾、敛阴涩精；茯苓、泽泻、牡丹皮渗泄湿浊，清泄相火。“少火生气”，少量附子、桂枝以滋肾气。全方补阴药远多于补阳药，实则是“益火之源，以消阴翳”，共奏温肾阳、化水气、消水肿之功，可治疗肾虚血瘀型子宫腺肌病。

（6）抵当汤（破血逐瘀）：抵当汤在《伤寒论》及《金匮要略》均有记载，由水蛭、虻虫、桃仁、大黄组成，是治疗下焦蓄血而致各种病证的代表方。方中水蛭咸苦能破血通经，虻虫苦寒可逐瘀破积；桃仁活血祛瘀，大黄泻热逐瘀，四药相伍，共奏破血逐瘀之功。对于体质较好，临床表现以痛经为主的年轻患者常运用加味抵当汤（抵当汤加莪术、三七等）活血化瘀进行治疗。

（7）大黄䗪虫丸（行气活血，化瘀消癥）：大黄䗪虫丸出自《金匮要略》，由大黄、䗪虫、黄芩、甘草、桃仁、杏仁、芍药、干地黄、干漆、虻虫、水蛭、蛴螬组成，是治疗体质虚弱、瘀血内停的代表方。方中大黄性味苦寒，可泻下攻积，活血祛瘀；䗪虫性味咸寒，能破血逐瘀，为君药。桃仁、干漆、水蛭、虻虫皆能活血通络、通经消癥，为臣药。芍药、生地黄滋阴养血；杏仁宣肺气、通气机，润肠通便；黄芩苦寒清热，为佐药。甘草益气补中，缓急止痛，调和诸药。诸药合用，制成丸剂，攻中有补，共奏活血破瘀、缓中补虚之功。气滞血瘀型子宫腺肌病的非经期，临床表现以羸瘦潮热、肌肤甲错、双目暗黑、腹部肿大有包块为主，可用大黄䗪虫丸治疗。

(8) 当归四逆加吴茱萸生姜汤（养血通脉，散寒化饮）：当归四逆加吴茱萸生姜汤出自《伤寒论》，由当归、芍药、甘草（炙）、通草、桂枝、细辛、生姜、吴茱萸、大枣组成，是治疗血虚内寒而致的各种病症的代表方。方中当归补血活血，通脉止痛；桂枝辛温，散寒通脉，为君药。细辛散寒化饮，助桂枝温通血脉；白芍养血敛阴，助当归补益营血，为臣药。通草通利血脉，大枣、甘草益气养血，为佐药。再加吴茱萸、生姜散寒止痛、降逆止呕。诸药合用，共奏温经散寒、益气养血通脉之功，可治疗血虚寒凝型子宫腺肌病。

中药内服强调分时而治，就子宫腺肌病而言，在经期痛经时的治疗强调减轻和改善疼痛症状，经前肾阳虚衰，虚寒内生，瘀浊内结，不通则痛，故见痛经。治疗当以温阳化瘀，解痉止痛，扶助阳气，温暖子宫，阳长则瘀浊溶解，常用药有吴茱萸、肉桂、乌药、细辛、当归、三棱、赤芍、五灵脂、延胡索、甘草等，药渣可外敷少腹部。其中吴茱萸、肉桂、乌药温经散寒，当归、三棱化瘀行血，五灵脂、赤芍活血化瘀，延胡索、甘草缓急止痛。可从经前一周开始服药。若小腹冷痛明显，可加小茴香、鹿角片。对于平素的治疗，瘀浊内结，脉络不畅，日久形成癥瘕，故治以化瘀消癥，可用鬼箭羽、土鳖虫、石见穿、当归、生山楂、皂角刺、三棱、莪术、丹参、党参、黄芪等，其中鬼箭羽破血通利，土鳖虫为虫类消癥药，破血逐瘀消癥，石见穿、皂角刺活血散结，生山楂活血通经，当归、丹参化瘀行血，三棱、莪术消癥散结，黄芪、党参扶助正气，共奏化瘀消癥散结之效。

2. 中成药治疗

(1) 活血化瘀：子宫腺肌病的主要症状包括痛经、经量过多，多与血瘀阻滞相关。常用中成药如桂枝茯苓丸、血府逐瘀丸，能够活血化瘀、消散瘀结，减轻疼痛和瘀阻症状。

(2) 调理气血：病情反复发作或伴有气虚、血虚者，可使用如当归丸、八珍益母丸，补益气血的同时，调节月经周期，改善贫血和疲劳症状。

(3)扶正祛邪：中成药如参桂理中丸、坤宝丸等，适用于伴有阳虚、寒凝表现的患者，可温经散寒、增强体质，同时提高身体对疾病的抵抗力。

(4)疏肝解郁：若病情与情志不畅、肝郁气滞有关，患者常表现为情绪波动、乳房胀痛等，可使用如逍遥丸、加味逍遥丸来疏肝解郁，缓解心理和生理不适。

3. 中医外治法

(1)中药灌肠治疗：中药保留灌肠是将药物经肛门塞入肠道或者灌入肠道的一种外治法。药物通过直肠黏膜直接吸收，增加药物在盆腔中的浓度，同时减少肝脏的“首过效应”和对胃肠道的刺激，常用活血化瘀药和清热解毒药组方，常用药为败酱草、三棱、莪术、桃仁、土鳖虫、石见穿、垂盆草，每日浓煎 150ml，保留灌肠 1 次，10 天为 1 个疗程。

(2)针刺治疗：顺应月经周期，遵循“急则治其标，缓则治其本”的原则，月经期以止痛、祛瘀为主，非月经期以调整脏腑虚实为主。重视冲任二脉调理，并予健脾、调肾、疏肝之法。以足太阴脾经、足少阴肾经、任脉穴为主，经期可取次髎、十七椎、子宫、地机、四关穴；经后期主取足三里、三阴交、太溪；经间期以关元、卵巢、气海为主；经前期可取关元、气海、神阙，配伍公孙、内关、间使。根据病情动态演变，配合适宜的针灸补泻手法。

(3)耳针疗法：耳针疗法是一种非侵入性、操作简单、无副作用的治疗方法，适合子宫腺肌病患者，尤其是对药物治疗有禁忌或副作用较大的患者。通过刺激耳郭上的特定穴位，可以调节经络气血，缓解疼痛，改善子宫功能。刺激耳部的内分泌、卵巢、子宫等穴位，可调节体内激素水平，改善子宫内膜异位导致的痛经和经量异常。此外，针刺耳部的神门、交感等穴位，有助于疏通经络、活血化瘀，缓解痛经和腹部坠胀感。子宫腺肌病患者常伴有情绪波动、压力大等问题。刺激肝、心等穴位，可以疏肝解郁、宁心安神，有助于改善患者的心理状态。通过耳针刺激脾胃、肾等穴位，增强机体免疫力，调节整体代谢功能，促进身体恢复。

四、中医治未病

中医“治未病”思想强调预防为主,关注疾病的不同阶段,通过调节生活方式、情绪管理和饮食调理,改善子宫腺肌病患者体质,减少病情发生和加重的可能性。

(一) 未病先防:增强体质,预防发病

1. 生活方式　保持规律作息,避免熬夜和过度劳累,适量运动(如瑜伽、太极)以增强血液循环和子宫功能。

2. 情绪调节　注重情绪疏导,避免长期压力和抑郁情绪,以防肝气郁结影响月经和子宫健康。

3. 饮食建议　多摄取富含铁质和蛋白质的食物,如红枣、枸杞、瘦肉,少食寒凉、生冷食品,如冰饮、生菜,以免损伤脾胃和子宫。

(二) 既病防变:控制病情,防止恶化

对于已病的患者,应在中医师指导下进行标本兼治的治疗,包括:

1. 中医调理　辨证施治,选用活血化瘀、温经散寒的中药或中成药,如桂枝茯苓丸、血府逐瘀丸,同时配合针灸等中医外治法,减轻痛经、经量过多等症状。

2. 心理辅导　正视疾病,避免焦虑和恐惧心理,以积极态度配合治疗,心理上的平衡有助于病情稳定。

3. 自我护理　经期注意保暖,避免冷水刺激;适当使用暖宫贴,缓解经期不适。

(三) 愈后防复:调养身体,减少复发

对于症状改善或临床治愈的患者,中医强调“善后调养”,以恢复正气,防止疾病复发。

1. 健脾养肾　服用益气补血、调补脾肾的中药,如六味地黄丸、八珍汤,以巩固体质。

2. 长期管理　定期复诊,监测身体状况,发现异常及时处理。

3. 健康饮食　多食用温性食品,如山药、桂圆等,避免摄入寒冷或辛辣刺激食物;保持营养均衡。

(樊瑞文)

第七节　妊娠剧吐

（供稿单位：深圳市妇幼保健院中医科）

妊娠剧吐是孕期妇女常见的一种症状，是孕妇在妊娠早期出现严重持续的恶心、呕吐，引起脱水、酮症甚至酸中毒，需要住院治疗的情况，严重影响孕妇的生活质量和胎儿的健康发育。在综合医院中，患者可能因症状严重而就诊于妇产科或中医科。妇产科通过禁食、补液和止吐药物等方法治疗，而中医科采用中医适宜技术，以调气和中、降逆止呕为原则，为患者提供个体化治疗，有效缓解症状，保障母婴健康。

一、妊娠剧吐中医诊疗优势

中医治疗妊娠剧吐相较于西医具有独特的优势。中医通过辨证施治，根据孕妇体质和症状差异，提供个性化治疗方案。使用中药材和非药物疗法，减少药物副作用，提高安全性。同时，中医注重整体调理，除患者妊娠呕吐症状外，同时改善孕妇的睡眠质量和情绪状态，提高生活质量。

二、妊娠剧吐中医临证经验

（一）综合医院中医科妊娠剧吐患者的多样性与协作性

参照妊娠剧吐的中医、西医诊断标准，我们发现很多确诊患者已在妇产科就诊，往往已经进行补液、止吐等对症处理。而在综合医院中医科就诊的妊娠剧吐患者，往往具备以下特点：

1. 孕期出现剧烈呕吐，伴随胃脘部疼痛，腹胀便秘，影响正常饮食和营养摄入。

2. 长期呕吐导致体液失衡，及时补液后，仍未能纠正电解质紊乱。

3. 长期呕吐导致情绪波动，伴随焦虑、头痛等孕期精神变化有关症状。

综上，综合医院中医科妊娠剧吐患者可出现在中医科室或者西医妇产科，而在需要会诊的西医科室中所出现的妊娠剧吐患者往往是西药治疗效果不佳，或者因孕期不敢使用止吐药物、药物不良反应、特殊原因引起的症状不能缓解需要中医医生参与治疗者。

（二）诊断标准的中医内涵解读

1. 频繁呕吐感　表现为孕期妇女频繁呕吐，影响正常饮食和营养摄入。此类患者如果呕吐频繁，需要根据其体质进行辨证。若患者体质偏实，表现为胃热上冲，治疗上以清热止呕为主。若患者体质偏虚，表现为脾胃虚弱，治疗上以健脾和胃为主。

2. 呕吐物性状　如呕吐物清稀，多考虑由脾胃虚寒，胃气不降所致。治疗上应以温中健脾、和胃降逆为主。

3. 情绪波动引起呕吐　考虑肝气郁结，情绪波动影响胃气下降。治疗上以疏肝解郁、和胃降逆为主。

4. 体液失衡　长期呕吐导致体液丢失，表现为口干、乏力等症状。治疗上需注意补充体液，同时根据患者体质，选用适当的补气养血药物，如党参、黄芪、当归等。

（三）思路见地：中医个性化、分层分期治疗

针对妊娠剧吐的不同患者群体，中医治疗始终遵循辨证论治的原则，同时根据病情的轻重和患者体质的不同，考虑短期疗效与远期预后。治疗的关键在于调和脾胃、疏肝解郁，以及维护气血、阴阳的平衡，帮助孕妇建立良好的饮食习惯和情绪管理。

1. 根据不同人群分层

（1）早期孕妇：早孕期间的剧吐可能与体内激素水平的变化有关。治疗上以安胎和止呕为主，多选用平和的中药，如白术、砂仁等，以健脾和胃、降逆止呕。

（2）中晚期孕妇：随着孕期的进展，孕妇的体质和症状可能发生变化。治疗上除了继续安胎外，还需重视营养的补充和情绪的管理。可选用具有益气养血、疏肝解郁作用的药物，如党参、黄芪、佛手等。

（3）体质偏实的孕妇：若孕妇体质偏实，呕吐可能因胃热上冲引起。治疗上以清热止呕为主，可选用黄连、竹茹等清热降逆的药物。

（4）体质偏虚的孕妇：若孕妇体质偏虚，呕吐可能因脾胃虚弱引起。治疗上以健脾和胃为主，可选用六君子汤、理中丸等温中健脾的方药。

2. 根据病情轻重程度分层

(1)轻度妊娠剧吐：可通过饮食调理和情志调养来缓解症状，如食用清淡易消化的食物，进行适当的放松训练。

(2)中度妊娠剧吐：患者症状较重，需要结合药物治疗，如使用具有止呕作用的中药方剂，同时注意营养支持和情绪管理。

(3)重度妊娠剧吐：患者症状严重，可能需要住院治疗，除了药物治疗外，还需密切监测患者的水电解质平衡和营养状况。

三、妊娠剧吐中医诊疗特色

（一）根据临床表现辨证

1. 胃热上冲型　患者表现为呕吐频繁，呕吐物热臭。治疗上以清热止呕为主，方药可选加味温胆汤。

2. 脾胃虚弱型　患者表现为呕吐物清稀，伴有乏力、食欲不振等症状。治疗上以健脾和胃为主，方药可选香砂六君子汤。

3. 肝气郁结型　患者因情绪波动引起呕吐，伴有胸闷、胁痛等症状。治疗上以疏肝解郁为主，方药可选左金丸合逍遥散。

（二）针刺治疗

针灸治疗以调和脾胃为主，选取内关、足三里等穴位进行刺激，有助于缓解呕吐症状。特别注意，孕妇在接受针灸治疗时应避免腹部穴位。

（三）火龙罐治疗

火龙罐通过温热刺激和药物作用，有助于温中散寒、调和脾胃。适用于脾胃虚寒型的妊娠剧吐患者，可选用具有温中止呕作用的药物进行火龙罐治疗。

（四）穴位贴敷治疗

对于轻症妊娠剧吐患者，可选用具有和胃降逆、疏肝理气作用的药物，如生姜、陈皮等，贴敷于足三里、内关等穴位。

（五）针药结合

针刺和灸法结合可以加强治疗效果，尤其在缓解呕吐症状方面。例如，针刺内关穴后，再在该穴位进行温和的艾灸，以增强止呕效果。

（六）耳穴压豆治疗

耳穴疗法通过局部刺激耳周穴位，以达到整体调理的目的，适用于轻症妊娠剧吐患者。

四、中医治未病

1. **注重院内及科普宣教**　从中医的养生饮食方案着手，关注孕期妇女的饮食和情绪管理，给予个性化指导方案。例如，建议孕妇避免食用辛辣、油腻等刺激性食物，多食清淡、易消化的食物。

2. **注重情绪管理**　很多妊娠剧吐患者由于情绪波动导致症状加重，故需要注重情绪的管理和调节。建议孕妇进行适当的放松训练，如深呼吸、冥想等。

3. **注重养生保健**　养成良好的饮食习惯和情绪管理，适当进行户外运动，如散步、瑜伽等，以调节身心及气血平衡。同时，建议孕前进行中医养生保健，如艾灸、拔罐等，以增强体质，预防妊娠剧吐症状。

（陈妍、宁艳）

第八节　先兆流产

（供稿单位：深圳市妇幼保健院中医科）

先兆流产，中医归属“胎漏”“胎动不安”范畴，是综合医院及妇幼专科医院妇产科最常见的治疗病种之一，临床工作中属中西医结合诊治效果较好的一类疾病。其中，妊娠期阴道少量出血，时下时止，或淋漓不断，而无腰酸腹痛者，称为胎漏；妊娠期出现腰酸腹痛，小腹下坠，或阴道少量出血者，称为胎动不安。在综合医院中多以胎动不安为主诉就诊于中医科，或因既往曾有自然流产 / 复发性流产病史及合并子宫因素、免疫因素等住院治疗。中西医发挥不同优势，针对疾病不同阶段或症状不同严重程度进行对症治疗，可取得较好的临床疗效。

一、胎动不安中医诊疗优势

1. 整体调理　中医强调整体观念，认为胎动不安不仅仅是局部的问题，而是与全身的气血、脏腑功能失调有关。因此，中医治疗胎动不安时，会从整体出发，通过调整孕妇的身体状态，达到安胎的目的。例如，通过补肾、健脾、益气、养血等方法，增强孕妇的体质。

2. 辨证施治　根据孕妇的具体症状、体征和舌脉等表现，进行辨证分型，然后针对不同的证型采用不同的治疗方法。例如，对于肾虚型胎动不安，会采用补肾安胎的方法；对于气血虚弱型胎动不安，则会采用补气养血安胎的方法。这种个性化的治疗方案能够更精准地解决孕妇的问题。

3. 天然药物　中医治疗胎动不安通常使用天然的中药，这些药物经过长期的临床实践验证，具有较好的安全性和有效性。例如，泰山磐石散中的人参、黄芪、当归等药物，能够补充气血和肾气，起到安胎的作用。与西药相比，中药的副作用相对较小，更适合孕妇使用。

4. 食疗辅助　中医还注重食疗在治疗胎动不安中的作用。通过合理的饮食搭配，可以起到辅助治疗的效果。例如，山药杜仲粥具有补肾健脾、安胎止血的功效，适用于肾虚型胎动不安。食疗不仅能够缓解症状，还能够为孕妇提供必要的营养支持。

5. 预防为主　中医强调"治未病"，即在疾病发生之前进行预防。对于胎动不安，中医建议孕妇在孕前做好身体检查，调整生活方式，避免接触有害物质，保持心情舒畅等，以预防胎动不安的发生。这种预防为主的理念能够有效降低胎动不安的发生率。

二、胎动不安中医临证经验

（一）综合医院中医科胎动不安患者的多样性与复杂性

参照胎动不安的中医、西医诊断标准，我们发现很大一部分胎动不安的患者既往曾有自然流产病史或因不孕症寻求辅助生育治疗而获得妊娠，因此，怀孕后会积极就诊，有助于筛查引起胎动不安的致病因素。在综合医院中医科就诊的胎动不安患者主要具备以下特点：

1. 门诊患者：阴道流血量少或腹痛、腰酸症状相对较轻的患者。

2. 怀孕困难，通过中西医调理助孕后妊娠的患者。

3. 通过辅助生育技术助孕后妊娠患者。

4. 部分患者因既往曾有过生化妊娠、自然流产或复发性流产等不良孕史，再次妊娠后高度重视，因此有症状即会门诊就诊。

5. 部分因高龄、卵巢储备功能减退或合并解剖因素、免疫因素、内分泌因素或不明原因导致的自然流产病史的患者，再次妊娠后可能因胎动不安寻求积极安胎治疗而选择住院。

综上所述，综合医院中医科接诊的胎动不安患者既可出现在本科门诊或病房，也可出现在其他西医科室。当西医治疗效果欠佳，或患者主动要求配合中药安胎治疗时，往往需要中医医生参与会诊与治疗。

（二）诊断标准的中医内涵解读

本病的中医诊断和先兆流产的标准化诊断基本是一致的，均是指妇女在妊娠期，特别是孕 12 周前可能出现以阴道少量出血，伴小腹疼痛或腰酸胀痛等为主要临床表现的疾病。中医会分别从胎元、母体两方面病因来进行分析：

1. 胎元方面　因夫妻之精气不足，虽能两精相合，但很难摄精成胎，或成胎后胎元不固，甚或胎元有缺陷，胎多不能成实。这类胎动不安患者往往预后不佳，可能会发展为自然流产或胚胎停育稽留流产。属于西医所归属的因胚胎质量原因导致的自然淘汰。这类胎动不安患者不建议过度保胎治疗。

2. 母体方面　有素体肾虚，气血不足或感受外邪三方面。病机主要是冲任不固，不能摄血养胎。

（1）肾虚：先天禀赋不足，肾气虚弱或多产房劳，或孕后不节房事，肾虚冲任不固，胎失所养而致胎动不安。

（2）脾肾两虚：先天禀赋不足，后天脾胃失养，脾肾不足，冲任不固，胎失所养而致胎动不安。

（3）肾虚血热：素体阳盛，或肝经郁热，或素体阴虚内热，孕后血聚养胎，阳气偏旺，助热化火，此时过食辛辣，外感热邪，七情内伤致热扰冲任，迫血妄行而致胎漏、胎动不安。

（4）气血虚弱：素体气血虚弱，或劳倦过度，饮食不节，或孕后恶阻所伤，致脾气虚弱，化源不足。孕后提摄不固，濡养不周而致胎漏、胎动不安。

（5）肾虚血瘀：先天禀赋不足，肾气虚弱，或孕后起居不慎，跌仆闪挫，气血逆乱；或因内伤直损冲任，内扰胎气而致胎漏、胎动不安。

（三）思路见地：中医辨体辨质与西医辨病相结合，个性化治疗

针对不同病因的胎动不安患者，中医治疗的特点始终是辨证论治，同时根据患者的既往史、病因筛查和病症情况综合调治。重在调理冲任气血、补肾健脾、养血安胎，帮助因母体因素引起的胎动不安患者补虚固摄，使胎稳母安。

1. 根据不同人群分层

（1）年龄<35岁，初次自然妊娠出现胎动不安的患者，可根据辨证结果对症安胎治疗，结合监测患者血清孕酮（P）、雌二醇（E_2）及β-HCG水平，伴有P偏低的黄体功能不足者，配合黄体支持治疗。

（2）年龄≥35岁，既往有过不良妊娠史或本次为中西医助孕治疗后妊娠者，必要时筛查相关指标，在不能排除胎元因素引起的胎动不安前也可根据辨证结果积极对症安胎治疗，必要时根据西医检测指标配合对应西医诊治。

（3）对于母体因素引起的胎动不安，可以中西医结合积极对症安胎治疗。

但对于考虑为胚胎质量不好（胎元因素）引起的胎动不安，则应理性看待患者的症状，不宜过度安胎治疗。

2. 根据病情轻重程度分层

（1）腹痛、腰酸或阴道流血症状轻微，既往也无不良妊娠史的患者，可根据辨证结果对症安胎治疗。

（2）腹痛或腰酸下坠感明显或持续，阴道流血较多的患者，需要仔细了解发病诱因，考虑是否由劳累、体虚、跌仆外伤或孕期性生活等因素所引起，根据辨证属肾虚、气血不足或夹血热、血瘀而对证遣方用药。

（3）患者有不孕不育等生育障碍，此次妊娠为珍贵胎儿且情绪紧张焦虑，保胎意愿强烈者，即便胎动不安症状不严重，也需在辨证过程中考虑肝郁克脾，配合加用柴胡、白芍等疏肝之品。

3. 根据临床表现辨证　胎动不安在临床表现中分为本虚标实证或虚实夹杂证。

(1) 肾虚：阴道出血量少，色淡暗；小腹坠痛，腰酸痛；两膝酸软；或曾屡有堕胎。治宜补肾益气安胎，可选《医学衷中参西录》中的寿胎丸加减治疗。

(2) 脾肾两虚：阴道出血量少，色淡；腰酸痛；食欲不振，大便溏泄。治宜固肾健脾安胎，可选寿胎丸合补中益气汤(《脾胃论》)加减治疗。

(3) 肾虚血热：阴道少量出血，色鲜红或深红；腰酸痛或小腹下坠；或伴夜尿频多，心烦少寐，手足心热，小便短黄，大便秘结。治宜滋肾凉血安胎，可选寿胎丸合保阴煎加减治疗。

(4) 气血虚弱：阴道少量出血，色淡红，质清稀；小腹坠痛或伴腰酸痛；神疲肢倦；心悸气短，面色无华或萎黄。治宜益气养血安胎，可选胎元饮加减治疗。

(5) 肾虚血瘀：阴道少量出血，色暗红；腰酸痛；或有妊娠外伤史，或伴小腹刺痛，耳鸣头晕。治宜益肾祛瘀安胎，可选寿胎丸合加味圣愈汤加减治疗。

三、胎动不安中医诊疗特色

1. 中医药物治疗　病证结合选取汤药、合剂或合适的中成药口服治疗。对于因恶心呕吐明显，不能使用中药安胎治疗者，予中药膏方安子膏口服补肾健脾安胎治疗。安子膏主要药物包括菟丝子、桑寄生、续断、阿胶、杜仲、白术等。

2. 穴位贴敷治疗　对于腰酸下坠感的患者，选用补肾安胎药贴外用贴敷肾俞、脾俞、足三里治疗，有补肾健脾、固冲安胎之效。对反复流产焦虑失眠患者予穴位贴敷肉桂粉引火下行，可起到较好的安神作用。

3. 耳穴压豆治疗　伴有紧张焦虑、失眠的患者，可予耳穴疗法局部刺激耳周穴位，达到整体调理的目的。

4. 灸疗　适用于伴有脾虚大便稀溏或伴恶心呕吐的患者，可艾灸双足三里、上巨虚、中脘、内关等穴。脾胃虚寒者还可以选用火龙罐温胃健脾治疗。

5. 五行音乐治疗　根据辨证结果，予五行音乐进行治疗。脾肾两虚型患者，选用角（肝）、徵（心）、宫（脾）、商（肺）、羽（肾）5套治疗音乐中的宫调、羽调。每日治疗2次，上午听宫调音乐，下午听羽调音乐，每次30分钟，以提高保胎的成功率。

6. 药膳治疗　对于β-HCG生长欠佳的患者，参照罗颂平教授的大补气血以载胎养胎的理念，给予患者红参、西洋参各3~10g，阿胶10~15g，陈皮5g，每日1次，大补气血，直至患者β-HCG上升理想，适时减量或停药。

四、中医治未病

1. 注重疾病科普宣教　从中医治未病，预培其损，未病先防，既病防变治疗理念着手，关注胎动不安患者人群特点，给予个性化指导方案。

2. 注重情绪管理　胎动不安患者由于往往都伴有轻重程度不同的紧张焦虑情绪，特别是既往有过不良妊娠病史或中西医助孕史的患者。这类人群更需注重情绪的管理。采用中西医结合诊疗思路，制定个性化诊疗方案，辨体辨证相结合，并配合中医情志疗法，能帮助患者缓解因胎动不安导致的情绪压力，降低焦虑等不良情绪对内分泌激素代谢的影响，缩短治疗时间，提高患者妊娠成功率。针对复发性流产患者，也可降低患者因反复流产带来的身心创伤，缓解患者孕后焦虑、抑郁指数，降低孕后再次发生自然流产的风险。

3. 注重养生保健　养成良好的生活习惯，规律饮食、按时起居，勿过劳过逸，调节身心及气血平衡，孕期保持良好的心态养胎。

（刘新玉、宁艳）

第九节　早发性卵巢功能不全

（供稿单位：深圳市妇幼保健院中医科）

早发性卵巢功能不全（premature ovarian insufficiency，POI）指女性在

40 岁以前出现卵巢功能减退，是综合医院妇科常见的治疗病种之一，在临床中属于中西医协作诊治类疾病。在综合医院中，患者可能因月经不规律、闭经或不孕等症状就诊于妇科，或因其他相关症状在不同科室接受治疗。中西医发挥不同优势，针对疾病不同阶段进行对证治疗。

一、早发性卵巢功能不全中医诊疗优势

1. 辨证论治　中医根据患者的不同体质和病因，如肝肾阴虚、肾阳虚或心肾不交等，提供个性化的治疗方案。主要治则为补益精血、养血活血，早期以补益肝肾精血为主，出现围绝经期症状者以滋肾养阴、调和阴阳为主。

2. 内外治法结合　中医治疗 POI 不仅包括内服中药，还包括外治法，如针刺疗法、艾灸、穴位埋线等。现代研究认为，针灸通过激活大脑的多巴胺系统，调整下丘脑 - 垂体 - 卵巢轴的功能，以恢复生殖内分泌系统的动态平衡。

3. 疗效佳、副作用小　中医药通过多种方法调治 POI，能够改善月经、调节生殖，通过调节血清激素水平，恢复下丘脑 - 垂体 - 卵巢轴的功能，从而延缓卵巢的老化。同时融入"治未病"思想防治远期并发症，具有临床疗效佳、安全性高、选择性多、患者依从性好等优势。

4. 针刺及针药联合　针刺疗法和中药的联合使用可以提高治疗效果，研究表明，穴位埋线可以提高卵巢功能下降大鼠的生长卵泡、成熟卵泡及黄体的比例，改善卵巢的形态学。

5. 中药周期疗法　中医根据月经周期的不同阶段，采用不同的药物和治疗方法，以调整和改善卵巢功能。

6. 防治远期并发症　中医治疗 POI 时，不仅关注当前症状的缓解，还注重预防和治疗远期并发症，如骨质疏松、心血管疾病等。

7. 中西医结合　中医与西医的结合治疗可以取长补短，优势互补，提高临床治疗效果。

8. 个体化和多元化的治疗选择　中医提供多种治疗手段，包括中药内服、外治法、针刺、艾灸等，为患者提供个性化和多元化的治疗选择。

二、早发性卵巢功能不全中医临证经验

（一）综合医院中医科早发性卵巢功能不全患者的多样性与协作性

参照早发性卵巢功能不全的中医、西医诊断标准，我们发现很多患者由于症状不明显或对疾病认识不足，可能未能及时就诊。而在综合医院中医科就诊的早发性卵巢功能不全患者往往具备以下特点：

1. 年轻女性患者，出现月经不规律或闭经症状，担忧生育问题。

2. 有遗传倾向或家族史，对病因和治疗存在疑问。

3. 因化疗、放疗或手术等治疗导致的卵巢功能受损，对激素替代疗法存在顾虑。

4. 伴随情绪波动、血管舒缩、阴道干涩等更年期症状，影响生活质量。

5. 以不孕为主诉，同时伴有早发性卵巢功能不全的其他症状。

综上，综合医院中医科早发性卵巢功能不全患者可能同时出现在中医科室或妇科，而在需要会诊的西医科室中所出现的患者往往是西医治疗效果不佳，或因特殊原因需要中医医生参与治疗的。

（二）诊断标准的中医内涵解读

1. 月经不规律或闭经　表现为周期紊乱或闭经，多为气血不足，冲任二脉失养所致。患者如果有周期性腹部不适伴月经量少或无，需要根据体质进行辨证。如患者属虚性体质，多以党参、黄芪等补气养血药物为主，辅以调经药物如当归、白芍。

2. 情绪波动与焦虑　多考虑肝郁气滞，情绪不畅引起。应辨清肝郁的寒热属性，以疏肝解郁为主，或以温经散寒为主。常用的疏肝药物有柴胡、郁金，配合养血安神药物如酸枣仁、龙骨。

3. 更年期症状　如潮热、出汗等，考虑肾阴虚，阴阳失衡。根据患者体质，首选滋阴降火的药物，如知母、黄柏，配合调和阴阳的药物如龟甲、鳖甲。

4. 不孕　与肾精不足，冲任失调有关。当首选补肾填精的药物，如熟地黄、枸杞子，后根据体质辨证施治，酌加活血化瘀药物如益母草、桃仁。

5. 伴随症状　如阴道干涩、性欲减退等，考虑肝肾阴虚，精血不足。治疗上应注重滋养肝肾，填精益髓，可选用何首乌、山茱萸等药物。

（三）思路见地：中医个性化、分层分期治疗

针对 POI 不同患者群体，中医药的治疗特点始终是辨证论治，同时根据病情的轻重和患者的具体需求，考虑短期疗效和远期结局。重点在于调理肾精、气血、阴阳的平衡，促进卵巢功能的恢复，并建立良好的生殖健康意识和规律。

1. 根据不同人群分层

（1）青春期女性患者，多为肾气未充、天癸未盛所致。治疗以补肾助长为主，多选用药食同源类药物，如枸杞子、菟丝子、熟地黄等，常见中成药如六味地黄丸、金匮肾气丸等。

（2）成年女性患者，多因生活压力、情绪波动导致肝郁气滞，影响冲任。治疗上应以疏肝解郁为主，配合养血调经，药物可选用柴胡、郁金、当归、白芍等，方剂可选用逍遥散、柴胡疏肝散等。

（3）更年期前期女性患者，因肾精逐渐亏虚，阴阳失衡。治疗上应注重滋养肾阴，平调阴阳，药物可选用知母、黄柏、龟甲、鳖甲等，方剂可选用知柏地黄丸、二仙汤等。

2. 根据病情轻重程度分层

（1）对病情较轻、症状不明显的患者，重点在于调整生活方式和饮食习惯，配合适当的中药或中成药调理，如滋肾育胎丸、定坤丹、乌鸡白凤丸等。

（2）对病情较重，伴有明显更年期症状的患者，中药需要在补肾的基础上，加强滋阴降火，配合使用激素替代疗法（HRT），以缓解更年期症状。

（3）对于已经出现骨质疏松等并发症的患者，除了中药治疗外，还需配合钙剂、维生素 D 等支持治疗，并定期检查骨密度。

（4）对于有生育需求的患者，除了中医辨证治疗外，可结合辅助生殖技术（ART），如体外受精（IVF）等，以提高受孕机会。

三、早发性卵巢功能不全中医诊疗特色

（一）根据临床表现辨证

1. 肾阴虚证　表现为月经量少、色红，潮热，盗汗等。治疗上以滋阴

降火为主，方药如知柏地黄丸、左归丸等。

2. 肾阳虚证　表现为月经后期或闭经、畏寒肢冷、腰膝酸软等。治疗上以温补肾阳为主，方药如金匮肾气丸、右归丸等。

3. 气血不足证　表现为月经量少、色淡，疲乏无力，面色苍白等。治疗上以补气养血为主，方药如八珍汤、四物汤等。

4. 肝郁气滞证　表现为情绪抑郁、胸闷、乳房胀痛等。治疗上以疏肝解郁为主，方药如逍遥散、柴胡疏肝散等。

（二）针灸治疗

对于早发性卵巢功能不全患者，针灸治疗可以发挥以下作用：

1. 调和冲任　中医认为冲任二脉与生殖系统密切相关，针灸可以通过刺激相关穴位来调节冲任，促进卵巢功能的恢复。常用的穴位包括关元、中极、三阴交等。

2. 补肾益精　针对肾精亏虚的病理机制，选择肾经和任脉上的穴位进行针刺，如太溪、涌泉等，以增强肾脏的精气。

3. 调整内分泌　通过刺激特定穴位，如足三里、合谷等，可以调节内分泌系统，改善激素水平，缓解 POI 症状。

4. 缓解症状　针对伴随的更年期症状，如潮热、情绪波动等，针灸可以提供舒缓作用。例如，刺激内关穴可以帮助缓解心悸和焦虑。

5. 促进血液循环　通过针刺血海、膈俞等穴位，可以促进盆腔血液循环，改善卵巢的血液供应。

针灸治疗需要在经验丰富的中医师指导下进行，以确保安全和治疗效果。此外，针灸通常需要与中药、饮食调整、生活方式改善等其他治疗手段相结合，以达到最佳治疗效果。

（三）其他外治方法

1. 穴位贴敷治疗　对于轻症或希望通过非药物方式调理的患者，可以选择穴位贴敷。例如，使用含有益母草、当归等成分的贴敷剂，贴于神阙、关元等穴位，以达到调理冲任、促进血气运行的效果。

2. 腹部按摩治疗　适用于希望通过自我调理改善症状的患者。通过按摩腹部的关元、中极等穴位，可以促进盆腔血液循环，改善卵巢供血。

3. 耳穴压豆治疗　通过在耳部穴位上施加压力，达到调节内分泌和改善症状的目的。适用于希望通过温和方法调理身体的患者。

4. 中药熏蒸或泡浴治疗　使用具有活血化瘀、温经散寒等功效的中药进行熏蒸或泡浴,通过皮肤吸收药物成分,达到全身调理的效果。

四、中医治未病

建议养成良好的生活习惯,包括规律作息、适量运动和均衡饮食。推荐患者练习太极拳、八段锦、瑜伽等导引运动,以促进气血流通、调节内分泌和增强身体素质。此外,提倡患者定期进行中医养生保健。

（宁艳、吴家满）

第十节　少弱精子症

（供稿单位:北京大学第三医院中医科）

男性不育症中,最为常见、发病率最高的是少弱精子症。

一、少弱精子症中医诊疗优势

中医药治疗男性不育症历史悠久,疗效确切,临床上中草药和中成药应用广泛。早在《黄帝内经》中就有“肾藏精,主生殖”“肾为先天之本”等叙述,高度地概括了肾与生殖功能的关联。认为“肾气-天癸-精室”三者为因果关系,只有肾气充足,天癸才能旺盛,继而精气溢泄,男女和合,方能有子。因此,从左归丸、右归丸、五子衍宗丸到现代中成药生精片等,历代医家对男性生育能力低下的治疗都以补肾生精为核心治疗原则。

二、少弱精子症西医诊断标准的中医内涵解读

1. 肾精亏虚　《素问·上古天真论》云“肾者主水,受五脏六腑之精而藏之”,精子生成与肾精密切相关。精子密度低($<15\times10^6$/ml)多责

之肾精亏虚，或因先天禀赋不足，或因房劳过度、久病耗伤肾精。

2. 肾阳为动力之源　精子前向运动能力（A 级<15%）与总活率（PR+NP<60%）不足，属“精冷无力”，多因肾阳不足，推动无力，或脾肾阳虚，气血生化乏源，难以濡养精室。

3. 肝郁气滞、湿热瘀阻　肝郁气滞可致精道不畅，影响精子活力；湿热下注或瘀血阻滞精室，亦可导致精子活动受限（A+B 级<50%）。

三、少弱精子症中医诊疗特色

（一）病因病机与诊治策略

少弱精子症属于中医“精少”“精冷”“精弱”等范畴，是男性不育的常见病因。中医认为，肾主生殖、藏精，脾为气血生化之源，肝主疏泄，三脏功能失调是本病的关键，病机多涉及肾精不足、气血亏虚、湿热瘀阻等。

其病因病机可从先天禀赋不足、后天失养调摄失宜及病理产物壅阻三方面探析：先天禀赋薄弱者，肾精亏虚，生精之源匮乏，常表现为精子数量稀少或活力不足；后天因素中，房劳过度暗耗肾精，肾阳亏虚则精失温煦而活力低下，肾阴不足则精液枯涸而量少质稠，饮食不节伤及脾胃，气血生化无源，精室失于濡养，或嗜食肥甘厚味酿生湿热，下注精室而致精子畸形、死精，情志不遂则肝气郁结，疏泄失常，气滞血瘀阻于精道，影响精子生成与运行，加之久坐、湿热外邪侵袭下焦，壅滞精室，灼伤精液，皆可导致精子质量异常。

现代男性不育症致病因素复杂，生殖激素异常、抗精子抗体、精索静脉曲张、前列腺炎等病理改变，中医可通过“以象测脏”结合微观检测加以诠释，如精索静脉曲张之血流瘀滞可视作“瘀阻精络”，前列腺炎白细胞增多对应“湿热下注”，精子畸形率高多责之“肝郁血瘀”。将现代医学检测数据有机融入中医四诊，形成宏观与微观结合的辨证模式：通过精液分析中精子密度低下辨为“肾精不足”，活力不足归为“肾阳不振”，畸形率升高结合舌紫暗辨为“血瘀阻络”，凝集现象则提示“湿热胶结”或“气滞痰凝”。这种以传统望闻问切把握整体病机，辅以微观指标揭示局部病理的诊疗思路，既传承了中医“治病求本”的核心思想，又通过现代检测技术使辨证更趋精准，如针对抗精子抗体阳性者，在补肾基础上加强清热利湿或活血解毒之法，针对激素水平异常者，结合温肾填精或疏肝调冲之策，从而推动中医理论在微观层面的创新，实现辨病与辨证的动态统一，既丰富了"肾 - 天癸 - 冲任 - 精室"生殖轴理论的内涵，又为临床疗效的客观化评价提供了依据，彰显了中医在男性不育诊疗中整体调治与靶向干预相结合的特色优势。

（二）中医辨证分型

根据男性不育症的辨证要点，可分为肾精不足、气血两虚、湿热下注、肾虚肝郁、肾虚血瘀几个常见证型。

1. 肾精不足型　婚久不育，精液清冷、稀薄，死精过多，精子活动力差，或伴有性欲淡漠，阳痿，早泄，腰膝酸软，形寒肢冷，面色㿠白，精神不振，舌质淡，苔白，脉沉细无力。

2. 气血两虚型　婚久不育，精液量少，质稀，精子计数少，活动力差，形体衰弱，房事后尤甚，面色苍白或萎黄，少气懒言，眩晕乏力，心悸失眠，舌淡红而嫩，苔薄，脉细弱。

3. 湿热下注型　婚久不育，精子活动力不良，死精过多，精液黏稠不液化，或见精液内有脓细胞、白细胞，射精疼痛，胸胁胀痛，两目红赤，会阴胀痛，小便频数，短赤而痛，舌质红，苔黄腻，脉弦数。

4. 肾虚肝郁型　婚久不育，精液量少，死精过多，少精或无精子，阳痿早泄，性欲减低，晨勃减退或消失，情绪急躁，纳差腹胀，胸胁胀满，情志抑郁，舌暗苔薄白，脉弦细。

5. 肾虚血瘀型　婚久不育，精液量少，腰膝酸软，性欲减低，下腹部疼痛及阴囊内隐痛，坠胀不适，可触及阴囊内脉络曲张，偶有射精疼痛，舌质暗红，或有瘀斑、瘀点，脉弦或涩。

（三）治疗方案

1. 中医辨证论治

（1）肾精不足型

治则：补肾填精。

主方：五子衍宗丸、金匮肾气丸合左归饮加减。

药物：菟丝子、枸杞子、覆盆子、熟地黄、山茱萸、五味子、山药、茯苓、车前子、肉苁蓉、仙茅、淫羊藿、熟附子、肉桂、黄芪。

⑵气血两虚型

治则：益气健脾，养血生精。

主方：自拟八珍生精汤加减。

药物：党参、白术、茯苓、白芍、当归、鹿角胶、黄芪、熟地黄、菟丝子、枸杞子、黄精、紫河车。

⑶湿热下注型

治则：清利湿热，活血消肿。

主方：萆薢胜湿汤加减。

药物：通草、牡丹皮、红花、泽泻、茯苓、当归、萆薢、车前子、薏苡仁、生黄芪。

⑷肾虚肝郁型

治则：疏肝理气，补肾填精。

主方：柴胡疏肝散加减。

药物：柴胡、香附、芍药、当归、绿萼梅、制首乌、生晒参、五味子、麦冬、仙茅、胡芦巴、补骨脂、覆盆子、枸杞子。

⑸肾虚血瘀型

治则：补肾活血，化瘀通络。

主方：桃红四物汤加减。

药物：制首乌、生晒参、黄芪、炒当归、淫羊藿、仙茅、蛇床子、蜈蚣、女贞子、桃仁、红花、赤芍、穿山甲、路路通、丹参、王不留行。

我科治疗少弱精子症，结合传统中医理论与现代医学技术，以“补肾填精、调和气血”为主轴，强调中西医融合的精准辨证与个体化治疗。少弱精子症包括“少精子症”与“弱精子症”，二者往往同时存在，临床上患者往往以脾肾两虚为主要表现，以经典方剂五子衍宗丸合参苓白术散为基础，并根据精液常规、精子DNA碎片率、性激素六项等现代检测指标，结合患者体质特征进行精准化裁。对兼见湿热下注者加用萆薢、败酱草，气滞血瘀证则配伍丹参、桃仁，阴虚火旺者酌加知母、黄柏。

2. 其他疗法

⑴单药：用枸杞子15g，每晚嚼碎咽下，连服2个月，一般精液常规转正常后，再服2个月。

（2）育精汤：何首乌、韭菜子、当归、熟地黄、覆盆子、淫羊藿、牛膝、菟丝子。治精液异常。

（3）生精汤：炒韭子、菟丝子、补骨脂、肉苁蓉、生熟地黄、淫羊藿、枸杞子、制首乌、紫河车。主治精子异常。

（4）嗣育汤：党参、白术、茯苓、当归、川芎、白芍、生地黄、牡丹皮、菟丝子、肉苁蓉、淫羊藿、紫河车、甘草。治疗精子成活率低下。

四、中西医协同治疗

有明确原因的少弱精子症应该首选西医治疗，同时结合中医辨证论治，可有更好疗效。

（一）明确促性腺功能减退、性激素分泌不足当首选性激素治疗

1. 促性腺激素治疗：绒毛膜促性腺激素（HCG）和尿促性腺激素。

2. 促性腺激素释放素（GnRH）和人工下丘脑治疗。

3. 睾酮反跳治疗：庚酸睾酮、环戊丙酸睾酮。

4. 雄激素对精子在附睾中的成熟过程有直接作用，可应用小剂量雄激素治疗。

5. 他莫昔芬（三苯氧胺）化学结构及作用机制与枸橼酸氯米芬相似，但雌激素反应较弱，更适合于男性不育的治疗。

（二）其他辅助用药推荐

1. 胰激肽释放酶（激肽释放胰蛋白酶）　此药从猪胰腺分离取得，可能通过影响性腺分泌，促进前列腺素合成与释放，使精液内生化成分改变。增强睾丸血流，增强副性腺分泌活力，改善精子发生，提高精子活力。临床上用此药治疗原发性精子减少症、精子活动力和活动度减低的不育症患者。

2. 补充维生素及微量元素治疗　①补充维生素：目前研究表明，维生素C和维生素E与精子的生成及发育有密切相关性。②补充微量元素：锌和硒是精液中含量较高的微量元素，补充充足的锌和硒，可以维持精液的正常功能，提高精子活力。

五、中医治未病

有备孕意向时应该增加运动，减少久坐，饮食应以清淡而富有营养为

上。平素可选用一些莲子、银耳、百合、枣类羹食，既可顾护脾胃，又可益肾养精。尽量戒烟酒辛辣之品，因为吸烟饮酒过多对精子的生成、成熟及畸形精子比例都有明显的影响。

（祝雨田）

第十一节　无排卵性异常子宫出血

（供稿单位：西部战区总医院中医科）

异常子宫出血（abnormal uterine bleeding，AUB）是妇科常见的症状和体征，根据其病因可分为两大类，一类存在结构性改变，另一类无子宫结构性改变。排卵障碍型异常子宫出血即为无子宫结构性改变类中的一种，包括无排卵性和有排卵性异常子宫出血。在综合医院患者常以月经不调、月经淋漓不尽、月经周期延长等为主诉就诊于中医科，中医治疗这一类月经不调具有明显的优势。

一、无排卵性异常子宫出血中医诊疗优势

目前西医治疗无排卵性异常子宫出血采取的方法是，急性出血期予口服激素止血，而后行撤退出血，或直接行诊断性刮宫术以达到止血与检查的目的；血止后予口服短效避孕药或雌孕激素帮助建立周期。但由于雌孕激素类药物的使用具有一定禁忌，存在部分风险，大部分患者会优先考虑中医药治疗，中医药适用人群广、更安全。大量临床观察证明，中医药治疗无排卵性异常子宫出血安全且有明确的疗效，通过中药配伍可达到止血、调周、促孕的目的。

二、无排卵性异常子宫出血中医科临床注意事项

需注意患者所诉的“月经”不一定是月经，而是异常的出血。异常子宫出血是指与正常月经的周期频率、规律性、经期长度、经期出血量有任何一项不符，源自宫腔的异常出血。若患者首诊于中医科，未经妇科分

流，因缺少专科查体及检查，难以鉴别出血部位及器质性病变。因不同病因所致的出血，中西医治疗上存在差异，并且检查有利于患者及早发现病变，因此建议患者尽早完善专科查体及辅助检查。或嘱咐患者若阴道出血持续未尽，建议完善专科查体及辅助检查，以免贻误病情。

1. 由该病的定义需明确出血源自宫腔，查体可见血由宫颈口流出，而非阴道口、阴道及宫颈出血，由此可与外阴、阴道及宫颈病变相鉴别。

2. 通过妇科彩超可以明确有无子宫内膜息肉、子宫腺肌病、子宫肌瘤、子宫内膜的超声下异常等，有助于鉴别由以上器质性原因导致的异常子宫出血。月经干净1周内较利于观察宫腔内情况。

3. 既往所称的"功能失调性子宫出血(功血)"包括"无排卵功血"和"排卵性月经失调"，前者属于排卵障碍相关的异常子宫出血，后者包括了黄体功能不足和子宫内膜不规则脱落所致的出血。

三、无排卵性异常子宫出血中医诊疗特色

(一) 急症处理

急症时患者多就诊于妇科、急诊，少部分患者仍可求诊于中医科或会诊于中医科，可予中西医结合治疗。根据"急则治其标，缓者治其本"的原则，急性出血期当尽快止血并纠正贫血。

1. **补气摄血止崩**　补气摄血是常用的止崩之法。常用独参汤，人参30~50g，急煎服。

2. **温阳止崩**　若出现阴损及阳，虚阳妄动，症见血崩如注，头晕神昏，四肢湿冷，脉微细，血压下降，治宜回阳救逆，温阳止崩，可予参附汤或六味回阳汤，急煎服，静脉予参附注射液。

3. **滋阴固气止崩**　辨证属气随阴脱，气阴两虚者，可急用生脉注射液静脉滴注，予生脉二至止血汤煎服。

4. **祛瘀止崩**　辨证属瘀阻血海者，可予三七粉或云南白药，温水冲服。或予口服宫血宁胶囊。

(二) 根据病情急缓分期论治

治崩三法：塞流、澄源、复旧，临证中灵活应用。出血期血势减缓后，治疗以塞流、澄源为主，辨证止血；血止后以复旧为主，结合澄源，固本善

后、调整月经周期，帮助建立正常的月经周期，预防子宫内膜增生和子宫异常出血的复发。

1. 出血期

(1) 脾虚证：主要表现为经血非时而下，量多，色淡，质清稀，或经血淋漓不尽，可见脾虚中气不足或下陷之症，舌淡胖，有齿痕，苔薄白，脉缓弱或细弱，可选用固本止崩汤或固冲汤。若出血淋漓日久，气虚易血滞成瘀，可加三七、益母草或失笑散化瘀止血。中成药可选归脾丸、人参归脾丸、补中益气颗粒等。

(2) 肾虚证：肾气虚者可见经色淡暗，质清稀，面色暗，舌淡暗，苔薄白，脉沉细，治疗可用固阴煎，中成药可选用妇科止血灵片。属肾阳虚者可见经色淡，质稀，面色晦暗，腰膝无力，肢体畏寒，小便清长，大便溏稀，舌淡暗，苔白滑，脉沉细无力或沉迟，治疗以右归丸加减，可去当归、肉桂，加补骨脂、赤石脂、炮姜、艾叶。中成药可选用妇科再造丸等。肾阴虚者可见经血非时而下，经色红，质稍稠，腰膝酸软，头晕耳鸣，口干舌燥、五心烦热等，舌红，少苔，脉细数，治疗可用左归丸合二至丸加减，或用滋阴固气汤。中成药可选用左归丸、二至丸。

(3) 血热证：实热证者可见出血量多如崩，或淋漓不尽，色深红，质稠，伴见面红目赤，口渴烦热，渴喜冷饮，小便黄或大便干结，舌红，苔黄，脉数，治疗选用清热固经汤。中成药可选用宫血宁胶囊、妇科断红饮胶囊等。虚热证者常见量少淋漓，色红，质稠，心烦失眠，咽干口燥、潮热汗出，舌红，少苔，脉细数，治疗可用保阴煎加阿胶、海螵蛸、仙鹤草、藕节，或上下相资汤。可选用中成药葆宫止血颗粒、固经丸、榆栀止血颗粒。

(4) 血瘀证：主要表现为经乱无期，量时多时少，经行不畅等，舌紫暗，有瘀斑、瘀点，苔薄白，脉涩或沉弦。可选用逐瘀止血汤，中成药可选用致康胶囊、云南红药胶囊、云南白药胶囊、茜芷胶囊、宫宁颗粒等。

2. 血止后　血止后复旧，结合澄源求因，调整月经周期是巩固止血疗效、避免复发的关键，一般推荐治疗 3 个月经周期。对有复诊条件的青春期、育龄期患者可采用周期疗法，治疗目标以调整月经周期、建立排卵功能为主。对于绝经过渡期患者，治疗目标以解决因出血过多导致的体虚、贫血和防止复发、预防恶性病变为主。

（1）脾虚证：对青春期、育龄期患者，经后期在健脾益气的同时滋肾养血，促进精气血化生，可选用人参归脾汤或补中益气汤合大补元煎、当归补血汤加减；经间期在原方基础上酌加温阳之品，促进阴阳转化；经前期予健脾益气，温补脾肾，如酌加巴戟天、肉苁蓉等，有助于健运黄体功能。对绝经过渡期患者治宜健脾补肾养血为主。可选用的中成药，如八珍益母丸、归脾丸、人参归脾丸、八珍丸、当归养血丸、驴胶补血颗粒等。

（2）肾虚证：青春期、育龄期患者，经后宜补肾健脾、养血调经，可以固本止崩汤加补肾益气之品；经间期补肾酌加活血，促进排卵；经后期则补肾疏肝为主。肾阳虚的青春期、育龄期患者，经后期治以温阳补肾，养血调经，方选右归丸加减；经间期在原方基础上酌加补肾活血；经前期以补肾疏肝为主。中成药可选用培坤丸、艾附暖宫丸、金匮肾气丸。对肾阴虚型青春期、育龄期患者，经后期治宜滋肾填精、养血调经，方选左归丸加减；经间期于原方基础上酌加凉血活血之品；经前期治以补肾疏肝。中成药可选用左归丸、二至丸。绝经过渡期患者属肾虚证者，治宜补肾健脾养血为主，调补阴阳。

（3）血热证：属实热证者，血止后仍忌大量苦寒之品，需滋阴降火为主。对青春期、育龄期患者，经后期可予清热固经汤合左归丸；经间期适加活血通络之品；经前期以清热凉血，调理气血。对绝经过渡期患者治宜补肾健脾，清热凉血为主，中成药可选用丹栀逍遥散。属虚热证者治宜养阴清热、固冲止血，方选两地汤合二至丸，可酌加凉血之品如茜草、牡丹皮等。对绝经过渡期患者治宜滋阴补肾为主，中成药可选用固经丸等。

（4）血瘀证：对青春期、育龄期患者，经后期在补肾基础上适以化瘀，经间期予化瘀通络，经前期、经期调气活血、化瘀通经，顺势利导，使瘀血随经血排出。对绝经过渡期患者治疗宜补肾健脾基础上活血化瘀，以善其后。可选用中成药益母草膏、调经丸、调经活血胶囊、定坤丹等。

（三）多途径治疗

1. 针灸治疗　急性出血期，可艾灸百会、大敦、隐白，针刺或雀啄灸断红穴。血止后可用周期性针灸治疗促进卵泡发育、排卵，健运黄体功能，经后期以滋阴补肾为主，可选足三里、三阴交、肾俞、太溪、血海、关元、中极、子宫等穴；排卵期以理气活血为主，可选足三里、三阴交、太溪、血海、合谷、太冲、子宫；经前期以补益肾阳为主，可选足三里、三阴交、气海、关元、肾俞、命门、八髎等。多结合艾灸，可随证加减穴位。

2. 西药治疗　出血期根据患者一般情况、血红蛋白含量，选择止血方式。一般情况较好，血红蛋白≥80g/L 者可予孕激素行“药物性刮宫”，可选用黄体酮、地屈孕酮、甲羟孕酮，停药后撤退性出血。一般情况较差、贫血者，可选用短效复方口服避孕药止血，维持至血红蛋白正常后停药出血。绝经过渡期患者可采用高效合成孕激素行“内膜萎缩法”，维持至血红蛋白正常后停药出血。也可采用辅助止血药物，如氨甲环酸、维生素 K 等。对长期不规则出血、子宫内膜增厚者，可行诊断性刮宫术。血止后调整月经周期，西医可选用孕激素定期撤退法、短效复方口服避孕药、雌孕激素序贯疗法，以及促排卵治疗。

四、中医治未病

（一）月经以期为贵，以治防变

青春期患者经治疗后，随着肾气逐渐充盛，肾 - 天癸 - 冲任 - 胞宫轴协调，多可建立正常排卵月经周期。育龄期患者可因无排卵不规则出血导致不孕，当积极调经、促排卵，以防治不孕，建议恢复正常排卵周期再尝试怀孕。绝经过渡期女性则需预防长期子宫内膜增生，防止子宫内膜恶变。

（二）中医养生保健

肾精靠后天水谷精气的滋养，健康营养的饮食对女性生殖健康尤为重要。规律的作息，充足的睡眠对健康同样重要。月经周期具有阴阳消长的节律性，一日中也有阴阳消长的节律，顺应自然节律，规律作息，避免熬夜，是养生的关键。调畅情志对女性生殖健康具有重要作用，现代女性需适时调节、疏解情绪，以保持肝气调达。

（刘德芳、吴扬）

第十二节　胎盘植入性疾病

(供稿单位：山东省立医院中医科)

胎盘植入，是指胎盘绒毛不同程度地异常黏附于或侵入子宫肌层的疾病，是孕期子宫破裂、严重产后出血、产科紧急子宫切除乃至孕产妇死亡的重要原因。胎盘植入是西医基于解剖和病理而发现认识的疾病，临床主要表现为产后胎盘不能娩出，与中医“胞衣不下”“息胞”的表现一致。中医药治疗产后病历史悠久，早在汉代已初步形成“胞衣”的概念，陶弘景《名医别录》即有“胞衣不出”病名的记载。胎盘植入性疾病是综合医院常见的治疗病种之一。我院采取滋阴活血消癥的治法，使胎盘从子宫壁剥离排出，避免或减少手术创伤，同时保护生育力。

一、胎盘植入性疾病中医治疗优势

胎盘原位保留可增加严重产后出血、严重感染及子宫切除等风险。西医治疗以手术为主，分为全子宫切除术或次全子宫切除术，以及保守性手术。手术治疗胎盘植入，可以有效降低产后大出血的风险，但子宫切除对年轻产妇及有生育要求的患者来说难以接受。保守性手术旨在保留子宫，相对而言，创伤较小，但是手术的并发症仍不容忽视。远期并发症还包括宫腔粘连和继发性闭经，这两种并发症对生育率均有直接影响。中医药治疗通过调理气血、活血化瘀等，促进胎盘自然剥离娩出，从而最大程度避免手术创伤及其并发症，缩短阴道流血时间，减少感染风险，促进子宫复旧和子宫内膜修复，保护子宫正常的生理功能，对于保护女性生育力有重要价值，非常适用于有生育需求或者抗拒手术治疗的患者。

二、胎盘植入性疾病中医临证经验

（一）综合医院中医科胎盘植入性疾病患者特点

在综合医院中，患者在面对胎盘植入等产科问题时，通常会首选西医妇产科进行治疗，尤其在急性出血等紧急情况下。许多患者有再次怀孕的意愿，因此希望尽量减少对子宫的创伤，避免手术可能带来的并发症；

部分患者对手术有恐惧心理，尤其是经历过清宫或宫腔镜手术后仍有残留的患者，再次手术可能会增加心理负担；一些患者在西医治疗后仍有胎盘残留，再次手术可能会对子宫造成进一步损伤，因此寻求中医治疗。此类患者往往具备以下特点：

1. 胎盘植入的病因 患者通常有多次妊娠或流产史，以及子宫手术史，如剖宫产、子宫肌瘤剔除术等。宫腔操作或感染可能导致内膜损伤，而宫腔粘连患者行宫腔镜分离粘连手术后，再次妊娠发生胎盘植入的风险很高。

2. 临床表现 来中医科的患者，大多数临床表现以阴道非急性出血为主，部分患者无阴道流血或腹痛等临床症状，仅是超声显示宫腔内有胎盘残留，病程长短不一，有的是产后1周胎盘完全未娩出，也有产后3~4个月经宫腔镜或刮宫术后仍然有部分胎盘残留的。部分患者因合并动静脉瘘，导致清宫手术操作过程中出血量较大，手术被迫终止，因此寻求中医治疗。

3. 情绪异常 出于对手术的恐惧和未来生育的担忧，患者常伴有焦虑、失眠。随着胎盘残留时间越长，焦虑甚至抑郁症状会越严重。

（二）诊断标准相关中医内涵解读

胎盘植入性疾病产前诊断率低，大多数是产后诊断，临床表现为：胎儿娩出后半小时胎盘仍不剥离，用手探查发现宫壁与胎盘之间没有分离或部分胎盘已剥离（部分植入），试图剥离胎盘失败者；剖宫产术中直视可发现。首选的检查手段是超声，显示胎盘附着处肌层变薄。将其病名及典型症状与中医病机相结合，从中医角度给予解读：

1. 胎盘未娩出 胎盘为胎儿附属物，正常情况下胎儿娩出后30分钟内，胎盘会自行剥离娩出。如果超过30分钟不能自行剥离，徒手取胎盘时剥离困难或行剖宫产时发现胎盘植入，甚至穿透子宫肌层，从中医角度究其病因，或因刮宫、剖宫、数堕胎损伤冲任；或因调摄不当、房事不洁，湿热、湿毒之邪直犯阴中，邪积日久，影响气血运行，损伤冲任；或因孕前素弱，素体不足，“冲为血海，任主胞胎”，冲任损伤或虚损，导致孕后胞衣植入子宫，产后胞衣不下，留滞子宫。而胞衣留滞不去，阻滞气机，气血运行不畅，导致腹痛。

2. 阴道流血　部分性胎盘粘连或植入表现为胎盘部分剥离、部分未剥离，已剥离面血窦开放发生严重出血、休克。完全性胎盘粘连与植入因胎盘未剥离而出血不多。产后黏附在宫腔内的残留胎盘组织发生变性、坏死、机化，当坏死组织脱落时，暴露基底部血管，引起大量出血。临床表现为血性恶露持续时间延长，以后反复出血或突然大量流血。产后出血，因量大，中医称为"产后血崩"；反复出血，称为恶露不绝。中医认为瘀血内阻，新血不得归经可致血崩；气随血脱，不能摄血，导致反复流血；产后营阴耗损，虚热内生，或气郁化热，或感热邪，热扰冲任，迫血妄行，故恶露过期不止。

3. 感染　胎盘植入产褥期感染的概率增高。中医认为产后血室开放，易感外邪，或瘀血内阻日久化热，出现腹痛、发热、恶露有臭味等。

（三）思路见地：中医个性化治疗

胎盘植入性疾病治疗原则是保障患者生命安全、降低严重并发症发生率、最大程度降低子宫切除率。要充分发挥中医药的优势，首先，需要明确中医药治疗的时机；其次，治疗过程中始终要关注出血、感染风险，以及反复出血导致的贫血等。

1. 中医治疗胎盘植入的适应证

(1) 产后胎盘未娩出或娩出不完整，超声检查胎盘附着处肌层变薄，血流丰富，超声诊断为胎盘植入。

(2) 无产后严重出血，生命体征平稳。

(3) 体温正常，恶露无异味，阴道无脓性分泌物，子宫无明显压痛，或曾有宫腔内感染，但经抗生素治疗已控制。

(4) 穿透性胎盘植入行手术后仍有残留病灶。

(5) 合并子宫动静脉瘘，无突发大出血。

2. 中医的个性化治疗　体现在辨证论治，根据寒热虚实，结合患者禀赋体质，以活血化瘀下胞为主，或温经散寒，或清热利湿，或滋阴清热。恶露过期不止者，化瘀止血；气随血脱，气血亏虚者，补气养血。瘀久化热，腹痛、阴道分泌物有臭味者，清热解毒。

因胞衣不下，故中医治疗的终极目标是下胞，即促进胎盘自然剥离娩出，促使子宫复旧。辨证时要兼顾气血，扶正补虚，化瘀止血；同时要未病先防,防瘀久化热或血室开放染邪生热。尤其要防突发大出血,用药不可一味攻伐,活血不动血,行中寓止。

三、胎盘植入性疾病中医诊疗特色

(一) 病因病机

禀赋素弱,冲任胞宫失养;或因手术、金刃创伤胞宫;数堕胎、小产、多产,胞宫失养;或调摄不当、房事不洁,湿热、湿毒之邪直犯阴中,邪积日久,影响气血运行,损伤冲任、胞宫。“冲为血海,任主胞胎”,冲任损伤,导致孕后胞衣植入胞宫,产后胞衣不下,留滞胞宫。总之,本病的发生,病在冲任,变化在气血,病位在胞宫。

1. 气滞血瘀证　产后或大月份流产、引产后胎盘部分或全部未娩出,阴道流血,出血色暗、有血块,可伴有腹痛。

2. 寒凝血瘀证　素体阳气不足,产时或产后感寒,出现畏寒、手足不温、下腹冰冷,血行滞涩,阴道反复流血。

3. 气血亏虚证　流血日久或流血量大,气随血脱,导致气血两虚证,常见面色苍白、乏力、心悸等。进一步发展,阳气虚脱,出现脾肾阳虚证,表现为腰膝酸软、畏寒肢冷、便溏等。

4. 热毒内蕴证　产后正气虚,血室正开,邪毒易乘虚内侵,稽留于冲任、胞宫,且留瘀日久,易郁而化热,可导致热毒内蕴,或酿生湿热,导致湿热下注。

5. 阴虚血热证　瘀阻冲任,日久化热伤阴,加之产后亡血伤津,阴血亏虚,阳失所制,虚火内生,故临床常见口干舌燥、身有微热、大便干结等症。

(二) 治疗方案

1. 药物治疗　以活血化瘀、止血下胞为原则,以消中寓温、补、下,佐以清热解毒为治法。根据临床表现辨证,采用相应的治法方药。

(1) 气滞血瘀证:治宜活血化瘀,逐瘀下胞。可用血府逐瘀汤合失笑散加减,或可以《医宗金鉴·妇科心法要诀》琥珀散加减。

(2) 气血亏虚证:此证需补气养血,逐瘀下胞。方选《傅青主女科》加参生化汤加减。脾肾阳虚者,可加附片、黄芪。

(3) 寒凝血瘀证：治宜温经散寒，逐瘀下胞。方选少腹逐瘀汤，或用《卫生家宝产科备要》八味黑神散（熟地黄、白芍药、当归、干姜、肉桂、蒲黄、黑大豆、炙甘草）加减。

(4) 阴虚血热证：此证应滋阴清热，软坚下胞。用两地汤合青蒿鳖甲煎加减。

(5) 热毒内蕴证：此证应清热解毒，逐瘀下胞。方选五味消毒饮合桃红四物汤加减；热瘀兼大便秘结，宜泻下破瘀，消癥下胞，可选大黄䗪虫丸加减；兼湿热下注，合四妙散加减，清热利湿。

产后百脉俱虚，血室正开，邪毒易乘虚内侵，稽留于冲任、胞宫；且留瘀日久，易郁而化热。换言之，产后体虚，抵抗力低下，胎盘残留和阴道流血时间过长，宫颈口松弛，加之产妇抵抗力差，易造成病原体上行感染，引起宫腔感染，加重出血症状，形成恶性循环，甚至引起败血症，危及产妇生命。因此，适当加用清热解毒之品，如金银花、连翘、大血藤、蒲公英等，可预防继发感染、抗感染。血 HCG 迟迟不降，加蜈蚣、紫草。

2. 针灸治疗　主穴三阴交、足三里，气虚型加脾俞、中脘、膻中等穴；血瘀者取中极、石门、地机等穴；寒凝者加归来、地机；气滞者加太冲；腹痛明显者加合谷。

中医治疗的疗效可能因个体差异而有所不同，部分患者可能需要较长时间的治疗才能见效。胎盘不能完全清除，患者容易出现焦虑、失眠等，因此，需要和患者做好解释和沟通，缓解患者焦虑情绪。同时，要告诉患者在急性大量出血等紧急情况下，中医治疗可能无法迅速控制病情，仍需依赖西医的急诊处理。

（蔡平平）

第七章
肿瘤相关疾病

第一节　肺肿瘤

（供稿单位：遵义医科大学附属医院中医科）

肺部肿瘤结合其症状特点归属于古医籍记载的“肺积”“息贲”“咳嗽”“咯血”等病症范畴，中医认为肺部肿瘤的发生与“正气不足”“外邪侵袭”“痰瘀毒结”等因素有关，强调“整体观念”和“辨证论治”。

一、肺肿瘤中医诊疗优势

就肺肿瘤患者，结合其生活年代、工作生活的家庭及社会环境、体质情况制订相应的个性化治疗方案。通过辨证论治，结合当年当节气当时患者的体质特点综合考虑，再结合患者就诊时四诊搜集的健康资料进行分析，确定相应的针对其病机的治疗措施。

1. 减轻放化疗副作用　结合放射治疗、化学药物治疗对机体骨髓抑制、免疫功能摧残、肝功能损伤等，中医辨证中强调“脾”“肝”“肾”“肺”功能的扶护，使放疗、化疗对肝、肾、胃肠道功能的损伤得到一定程度的修复。

2. 调节免疫功能　健脾补肾、滋肝补肺等治疗思路即是调节机体下丘脑“神经 - 内分泌 - 免疫网络系统”功能，增强患者的免疫功能，提高抗肿瘤能力。

二、肺肿瘤中医临证经验

(一)综合医院中医科肺肿瘤患者特点

1. 病情复杂,多病共存 综合医院中医科接诊的肺肿瘤患者常伴有多种基础疾病,如高血压、糖尿病、慢性阻塞性肺疾病(COPD)等。这些疾病的存在使得肺肿瘤的治疗更加复杂,需要综合考虑患者的整体情况,制定个体化的治疗方案。

2. 病程长,病情反复 肺肿瘤患者往往病程较长,病情容易反复,尤其是在接受手术、放化疗等治疗后,可能出现复发或转移。中医在长期调理、改善症状、提高生活质量方面具有独特优势。

3. 心理负担重,情志失调 肺肿瘤患者常伴有焦虑、抑郁等情志问题,这些心理因素不仅影响患者的生活质量,还可能加重病情。中医注重“形神合一”,通过疏肝解郁、调畅气机等方法,能够有效缓解患者的心理压力。

4. 体质虚弱,正气不足 肺肿瘤患者多因长期疾病消耗,表现为正气亏虚、气血不足。中医通过扶正固本、调理气血,能够增强患者的抗病能力,改善体质。

(二)诊断标准相关中医内涵解读

1. 症状与中医病机对应

(1)咳嗽、咳痰:多属“肺失宣降”或“痰湿内阻”,治疗以宣肺化痰为主。

(2)痰中带血:多属“肺热伤络”或“阴虚火旺”,治疗以清热凉血、养阴润肺为主。

(3)胸痛:多属“气滞血瘀”,治疗以行气活血、化瘀止痛为主。

(4)乏力、气短:多属“气虚”或“肺脾两虚”,治疗以补气健脾、益肺固表为主。

2. 病理分型与中医辨证结合

(1)肺腺癌:多属中医“痰湿内阻”或“阴虚痰热”,治疗以化痰散结、养阴清热为主。

(2)肺鳞癌:多属“气滞血瘀”或“痰瘀互结”,治疗以活血化瘀、化痰散结为主。

(3)小细胞肺癌：多属“毒邪壅盛”或“正气亏虚”，治疗以清热解毒、扶正祛邪为主。

3. 西医检查指标的中医解读

(1)肿瘤标志物升高：多与中医“痰瘀毒结”相关，治疗以化痰散结、解毒化瘀为主。

(2)影像学检查显示的占位性病变：多属“痰瘀互结”或“气滞血瘀”，治疗以活血化瘀、化痰散结为主。

(3)免疫功能指标(如 $CD4^+/CD8^+$ 比值)异常：多与中医“正气亏虚”相关，治疗以扶正固本、调节气血为主。

4. TNM 分期与中医病机演变

(1)早期(Ⅰ—Ⅱ期)：多属“正气未虚，邪气初犯”，治疗以祛邪为主，兼顾扶正。

(2)中期(Ⅲ期)：多属“正邪交争”，治疗以扶正祛邪并重。

(3)晚期(Ⅳ期)：多属“正气亏虚，邪气壅盛”，治疗以扶正为主，兼顾祛邪。

（三）思路见地

在肺肿瘤的治疗中，中医与西医应相互补充，机体整体调节与局部病灶控制相结合，提高疗效、延长生存期、改善生活质量。

中医强调“因人、因时、因地”制宜，根据患者的体质、病情、病程等因素，制定个体化的治疗方案。对于肺肿瘤的高危人群，通过健脾补肾、补肺滋肝等思路进行早期干预。对于已确诊的肺肿瘤患者，通过化痰散结、补肺滋肝、温肾健脾等措施防止病情进展。对于术后或放疗化疗后的患者，通过健脾滋肝、润肺化痰、补肾养血等思路促进康复，防止复发。

肺肿瘤患者多有紧张、焦虑等特点，可针对性进行心理疏导并服用调理类中药，改善患者健康状况及生活质量。

三、肺肿瘤中医诊疗特色

在肺肿瘤发生方面，结合季节、气候、患者工作生活的社会及家庭氛围，进行综合评估。情志因素在肺肿瘤的发生方面影响极大，在其治疗方面兼关注调节情志。肺肿瘤发生于肺，但与脾、肝、肾等脏相关，并涉及相应的六腑功能，如在治疗肺肿瘤时，兼考虑寅时出汗、大便干结等症状，以兹辨证及遣方用药。

（一）病因病机

肺肿瘤的核心病机为“正气亏虚，痰瘀毒结”。正气亏虚是发病的内在基础，痰瘀毒结是病理产物，二者相互影响，形成恶性循环。肺脾肾虚损，正气不足，或情志失调，气滞血瘀，或外感六淫，痰瘀互结，壅滞肺络，痰凝毒聚。肺主气、肾主纳气、脾主运化功能失调，气血生化不足，正气亏虚，兼脾虚湿聚，痰湿上贮于肺，痰湿化热，耗伤肺阴；或肝郁气滞，气血不行，瘀血内生，瘀血痰湿互结成积。另，外感或内生毒邪壅滞于肺，加重肺阴耗损，积聚形成。

（二）治疗原则：分区、分级、分期

中医治疗肺肿瘤强调“整体观念”与“辨证施治”“辨病施治”相结合，融合现代医学的解剖、病理及分期分型理念，形成“分区、分级、分期”三位一体的个体化治疗原则。

1. 分区治疗　根据肺肿瘤的病变部位及其对周围组织的影响，结合中医脏腑经络理论进行治疗。

（1）中央型肺癌：多因痰湿壅肺、气机郁滞，常伴气道阻塞、咳嗽痰血。中医病机以“痰瘀毒结”为主。

治法：化痰散结，通腑降逆。

基础方：导痰汤合千金苇茎汤。

外治：膻中穴贴敷（白芥子、甘遂、细辛研末姜汁调敷），疏通上焦气机。

（2）周围型肺癌：多因血瘀阻络、毒邪深伏，易侵袭胸膜引起胸痛。中医病机以“瘀毒伏络”为要。

治法：活血通络，解毒消癥。

基础方：血府逐瘀汤合西黄丸（人工牛黄、麝香）。

外治：膈俞、肺俞穴刺络拔罐，化瘀通络。

2. 分级治疗　根据肺肿瘤的恶性程度及其对机体的影响，结合中医“正气”与“邪气”的盛衰关系等，将肺肿瘤分为轻、中、重三级进行治疗。

（1）轻度（正气未虚，邪气初犯）

病变特点：肿瘤较小，未发生转移，患者体质较好，症状较轻。

治疗重点：祛邪为主，兼顾扶正。

常用治法：清热解毒，化痰散结。

代表方剂：清肺化痰汤、二陈汤加减。

（2）中度（正邪交争）

病变特点：肿瘤较大或已发生局部转移，患者体质较弱，症状明显。

治疗重点：扶正祛邪并重。

常用治法：益气养阴，活血化瘀。

代表方剂：生脉散合血府逐瘀汤加减。

（3）重度（正气亏虚，邪气壅盛）

病变特点：肿瘤广泛转移，患者体质极差，症状严重。

治疗重点：扶正为主，兼顾祛邪。

常用治法：补气养血，温阳固本。

代表方剂：十全大补汤、金匮肾气丸加减。

食疗：黄芪山药粥（黄芪 30g、山药 50g、粳米 100g）健脾益气。

3. 分期治疗　根据肺肿瘤的病程发展阶段，结合中医“未病先防、既病防变、瘥后防复”的治未病思想，将肺肿瘤分为早期、中期、晚期进行治疗。

（1）早期

病变特点：邪盛正未衰，以“攻邪消瘤”为先，兼顾扶正。

治疗重点：解毒散结，疏利三焦。

代表方剂：清肺化痰汤、小陷胸汤加减。

针灸：合谷、太冲（开四关）调畅气机，肺俞、尺泽清肺泻热。

（2）中期

病变特点：正邪交争，需“攻补并重”，调和阴阳。

治疗重点：益气养阴，化瘀解毒。

代表方剂：生脉散合血府逐瘀汤加减。

外治：足三里艾灸，提升免疫功能。

（3）晚期

病变特点：正气虚损，以“扶正固本”为要，改善生存质量。

治疗重点：培元固本，缓消癥积。

代表方剂：十全大补汤、六君子汤加减。

中成药：参芪扶正注射液。

（三）治疗方案

中医治疗肺肿瘤以“整体观”和“动态观”为核心，结合现代医学分期分型，制定分阶段、多层次的治疗方案，涵盖中药内服、外治法。

1. 中药治疗　中药治疗是肺肿瘤中医诊疗的核心，根据患者的辨证分型，选用具有扶正祛邪、化痰散结、活血化瘀、清热解毒等作用的中药，制定个体化的方剂。

（1）痰湿蕴肺：脾虚生痰，痰湿壅肺，阻滞气机。治法：化痰祛湿，化瘀散结。方药：二陈汤、三仁汤加减。

（2）气滞血瘀：肝郁气滞，血行不畅，瘀毒结肺。治法：疏肝理气，活血化瘀。方药：柴胡疏肝散加减。

（3）阴虚毒热：肺阴不足，虚火内炽，灼津成痰，与热毒胶结。治法：清热凉血，解毒滋阴。方药：清瘟败毒饮加减。

（4）气阴两虚：久病耗气伤阴，肺脾肾俱虚，余毒未清。治法：润肺滋阴，健脾补肾。方药：百合固金汤、生脉散合沙参麦冬汤加减。

2. 中成药治疗　中成药具有服用方便、疗效确切的特点，常用于肺肿瘤的辅助治疗。

（1）扶正类：参一胶囊、灵芝孢子粉、金匮肾气丸等。

（2）抗肿瘤类：华蟾素片、平消胶囊、复方斑蝥胶囊等。

（3）对症治疗类：养阴清肺丸、复方鲜竹沥液等。

3. 中医外治　中医外治法通过经络、穴位刺激，调节气血运行，增强机体抗病能力，常用于肺肿瘤的辅助治疗。

（1）针灸治疗

常用穴位：肺俞、膻中、足三里、内关、太渊等。

作用：调节肺脏功能，增强免疫力，缓解咳嗽、胸痛等症状。

适应证：适用于各期肺肿瘤患者，尤其适用于放化疗后体质虚弱的患者。

附：耳针疗法。常用穴位：肺、脾、肾、神门等耳穴。作用：调节脏腑功能，缓解疼痛，改善睡眠。

(2) 艾灸疗法

常用穴位：足三里、关元、肺俞等。

作用：温阳散寒，增强体质，适用于阳虚型患者。

方法：艾灸、隔姜灸等。

(3) 穴位贴敷

常用穴位：肺俞、膻中、膈俞、天突、阿是穴（肿瘤体表投影区）。

作用：化痰散结止痛等。

方法：生南星、白芥子、甘遂、细辛等研末，生姜汁调和成糊状，制成贴剂，贴敷相应穴位。

(4) 刺络拔罐

选穴：大椎、肺俞、膈俞、肝俞。

作用：泄热解毒，化瘀通络。

操作：梅花针叩刺后拔罐。

(5) 中药熏洗

适应证：胸腔积液、胸膜粘连、放射性肺炎。

方药：桂枝 30g、花椒 15g、艾叶 20g、莪术 30g，煎汤熏洗胸背部。

四、中西医协同治疗特点与分析

（一）中西医协同治疗的特点

1. 理论互补，病证结合　现代医学：基于解剖、病理、分子分型的精准治疗（如 TNM 分期、基因突变检测）。中医理论：以“整体观”和“辨证论治”为核心，动态调整气血阴阳平衡。协同模式：将肿瘤的生物学行为（增殖、转移）与中医“痰瘀毒虚”病机结合，形成“辨病 - 辨证 - 辨期”三位一体方案。

2. 阶段协同，全程管理

(1) 围手术期：术前益气扶正等提升免疫功能，减少术后感染。术后活血通络等促进肺功能恢复，降低胸腔积液风险。

(2) 放化疗期：西医杀灭肿瘤细胞，中医减轻毒副反应。

(3) 维持治疗期：西医靶向药控制病灶，中医扶正解毒。

3. 优势互补，增效减毒

(1)减毒(举例)：化疗消化道反应，如香砂六君子汤和胃止呕；靶向药皮疹，如消风散外洗。

(2)增效(举例)：放疗增敏，如活血化瘀药改善肿瘤缺氧微环境；免疫调节，如黄芪、灵芝孢子粉激活 T 细胞、NK 细胞活性。

4. 动态调整，个体化干预　根据疗效评价(影像学、肿瘤标志物、症状积分)实时优化方案。肿瘤进展期：加强攻邪(如蟾皮、红豆杉提取物)。稳定期：扶正为主(如龟鹿二仙胶、紫河车)。

(二) 中西医协同治疗的优势分析

1. 提高疗效　中西医结合治疗能够通过多靶点、多途径的作用机制，提高肺肿瘤的治疗效果，延长患者的生存期。

2. 减轻副作用　中医能够有效减轻西医治疗(如手术、放化疗、靶向治疗)引起的副作用，提高患者的耐受性。

3. 改善生活质量　中医通过整体调节、改善症状，能够显著提高患者的生活质量，尤其在晚期姑息治疗中具有重要作用。

4. 延缓耐药性　中药能够延缓靶向药物和化疗药物的耐药性，提高治疗的持续性和有效性。

5. 降低复发率　中医通过扶正固本、调节免疫功能，能够降低肺肿瘤的复发率，延长无病生存期。

(李天禹)

第二节　结直肠癌

(供稿单位：上海交通大学医学院附属瑞金医院中医科)

结直肠癌属于中西医协同诊疗的优势病种。虽然综合医院在影像、检验、内镜下治疗、外科治疗、病理诊断、肿瘤用药、放射治疗等方面具有先进性，但是仍然存在无法耐受手术及放化疗，或者疗效不佳的患者群体，中医中药的参与可以有效减轻放化疗相关毒副反应，延长生存期，增强协同诊治的疗效。

一、结直肠癌中医诊疗优势

结直肠癌是一种起源于结肠或直肠上皮细胞的恶性肿瘤。本病早期常表现为无症状或非特异性症状，如腹痛、腹泻、便秘、便血等，不易被发觉，且发病呈年轻化态势，预后较差。结直肠癌治疗方式主要包括手术、化疗、靶向治疗、介入治疗、放疗等。结直肠癌根治术后的患者可能在放化疗期间因为出现不同程度的不良反应而中断治疗，局部晚期的患者即使勉强完成了治疗，也容易出现肿瘤复发和转移。这些情况都会直接影响患者的生活质量和总生存期。中医药提倡辨证论治，与当下的个体化策略、精准治疗的观念不谋而合，可作为辅助治疗手段，贯穿于肿瘤治疗全程，具有独特的优势。

上海市名中医、我科沈小珩教授尊崇《伤寒论》辨病分期而治的思想，根据结直肠癌病情复杂、发病机制多元化的特点，在同一疾病的不同阶段运用不同的治疗方法，提出了具有创新性的整体治疗方案——“扶中消积分期疗法”。郑岚主任团队牵头主持了多项相关国家及省部级课题，聚焦“扶中消积分期疗法”的内涵建设与优化工作，取得了一系列原创性成果。研究结果显示：“扶中消积分期疗法”能促进术后康复、降低复发转移率、减轻放化疗相关毒副作用，从而起到延长生存期和提高生活质量的目的。

二、结直肠癌中医临证经验

（一）综合医院中医科结直肠癌患者特点

寻求中西医结合治疗的患者，往往是因为各项指标达不到手术要求，需要术前调整，或术后恢复效果不理想，乃至在放化疗、靶向、免疫治疗阶段出现不良反应等情况的群体。另外，因高龄或具有多种基础疾病而无法耐受放化疗及手术的患者，也是接受中西医结合治疗的优势人群。

（二）西医诊断标准的中医内涵解读

既往众多诊疗指南均明确了结直肠癌的诊断依据，包括腹胀、腹痛、大便习惯改变、便血、贫血貌等临床表现，或有扪及腹部肿物或肿大的浅表淋巴结、肛门指检触及不规则肿块等异常体格检查表现。以便血为主要表现的结肠癌，与中医肠风病相似；以肛门内肿物、排便困难、里急后重、大便形状变细等为主要表现的直肠癌，与中医锁肛痔相似；以腹部扪及肿物为主要表现的结直肠癌，与中医积病相似。

此外，基于检验技术（包括粪隐血、肿瘤指标、循环肿瘤细胞、基因检测等）、内镜检查、影像学检查、手术病理等手段，现代医学对于结直肠癌的分型分期进行了更为细化的判断。而在中医学中，分型论治和分期论治对结直肠癌的中西医结合治疗也起到了重要的指导作用。

在分型论治方面，参考《上海市中医病证诊疗常规》（第 2 版），其可辨证分型为以下 6 种：气血两虚证、脾虚气滞证、湿热蕴结证、瘀毒内阻证、脾肾阳虚证、肝肾阴虚证。研究团队经过年逾千例的临床观察发现：结直肠癌患者多因饮食不节或久经治疗，损伤正气，往往更常见到“气血两虚证”“脾虚气滞证”；患病日久，后期也可兼夹“血瘀证”“湿热证”等实证表现；而在终末期患者中，虚实夹杂更为多见。

在分期论治方面，研究团队基于多年对结直肠癌患者的全程管理经验，提出按辨病为基础，将治疗依时间节点及病机转变共同考量，分为“放化疗期”“康复期”“进展期”三个阶段。放化疗期，为患者集中接受抗肿瘤治疗的时期，以脾胃虚弱、气血不足为主要表现；康复期，患者已经完成抗肿瘤治疗，以预防癌毒复发为目的，其脾胃运化渐复，略有小恙；进展期，为患者因高龄、基础疾病众多或既往治疗不良反应，无法耐受抗肿瘤治疗或手术，或在放化疗期、康复期出现肿瘤转移或复发，因实质病邪存在而有腹痛拒按、腹胀便黏、夹杂脓血、里急后重等症状，需加强祛邪作用的时期。按此分期，可与抗肿瘤治疗进行适配，更具可操作性和实用性。

（三）思路见地

沈小珩教授对结直肠癌患者进行了长期的观察和总结，认为按照其治疗过程及病机转变特点，辨病论治，把结直肠癌的治疗分为“放化疗期”“康复期”“进展期”三个阶段，配合随证加减，更符合结直肠癌的中医治疗。在整个治疗的过程中，无论是邪气留滞还是邪气已去，均已对正气造成损害，而对于老龄或者具有多种基础疾病的患者而言，正虚是长期存在的病理状态，因此，必须把扶正法置于首位，这也是西医治疗的弱势所在。在扶正大法的优化选择中，沈教授又以“扶中”为主旨，重在健脾和胃，一则为强健气血生化之源，固本培元；一则为缓解治疗带来的消化道反应，利于水谷的正常运化。

此外，由于手术、化疗、靶向药物对癌瘤具有很强的杀伤作用，所以在联合中医治疗时，应当合理输出“消积”的力度。沈教授遵循明代医家李中梓在《医宗必读》中的“初中末之三法”，精心调配“扶中”与“消积”的比例，中医在肿瘤放化疗期以扶中为主，在康复期以扶中为主、消积为辅，在进展期则以扶中与消积并重。这也是“扶中消积分期疗法”的核心思想之一。

三、结直肠癌中医诊疗特色

（一）病因病机

正气虚损是罹患肿瘤或疾病加重的主要原因。中医认为，肠为传化之腑，取其精华，排其糟粕，它与“脾主升清”“胃主通降”的功能是连续的。经过多年积累的病例观察，团队发现结直肠癌患者常有饮食不节、嗜食肥甘腌制产品等习惯，损伤脾胃功能。而在肿瘤的治疗过程中，手术、放化疗等攻邪手段又会引发食欲减退、餐后腹胀、恶心、溏结不调等影响水谷运化的结果。所以脾胃虚弱是正气虚损的主要表现。

（二）治疗方案

1. 扶中消积分期疗法

（1）放化疗期：此期常联合放疗或化疗，正虚邪弱，中医治法以扶中健脾为主，重在扶正，最大限度地降低放化疗相关毒副反应，目的是提高机体对放化疗的耐受性。本期患者往往有疲劳乏力、口淡无味、胃纳减少、大便溏软等症状，舌淡胖，苔白腻，脉细无力。放化疗期基础方：由黄芪、灵芝、白术、薏苡仁等4味药物组成。

随症加味：

1）胃脘痛（气滞血瘀）：治拟理气化瘀，加延胡索、川楝子、刺猬皮等；

2）呕吐（胃失和降）：治拟和胃降逆，加半夏、生姜、厚朴、竹茹等；

3）纳差（脾胃虚弱）：治拟补益脾胃，加鸡内金、神曲、生山楂、生麦芽等；

4）泛酸（肝胃不和）：治拟和胃制酸，加瓦楞子、白螺蛳壳等；

5）脘腹胀（中焦气滞）：治拟理气行滞，加八月札、大腹皮、九香虫等；

6）腹泻（脾失健运）：治拟健脾助运，加党参、山药、芡实等；

7）便秘（津亏肠燥）：治拟润肠通便，加生首乌、火麻仁、望江南等；

8）白细胞减少症（气虚血亏）：治拟益气养血，加当归、升麻、虎杖、鸡血藤等；

9）贫血（气虚血亏）：治拟补益气血，加当归、生熟地黄、女贞子、墨旱莲等；

10）血小板减少症（气不摄血）：治拟补气摄血，加当归、牛角鳃、花生衣、仙鹤草等；

11）脱发（阴血亏虚，毛发失养）：治拟养血生发，加首乌、墨旱莲、桑椹子等。

（2）康复期：放化疗结束，机体处于恢复期，中药治疗占优势地位。本期病机为正虚邪退，中医治法以扶正为主，祛邪为辅，目的是扶助正气，顾护胃气促使机体康复，辅以解毒散结预防癌毒复发。本期患者乏力较放化疗期好转，精神舒缓，胃纳增多，大便畅利，舌淡红，苔薄白，脉细弱。康复期基础方：由黄芪、灵芝、白术、薏苡仁、白花蛇舌草、全蝎等6味药物组成。

随症加味：

1）乏力（元气亏虚）：治拟补益元气，加黄精、仙鹤草等；

2）易感冒（气虚不固）：治拟益气固表，加防风等；

3）口干、胃中嘈杂（胃阴不足）：治拟养阴益胃，加石斛、玉竹、麦冬、沙参等；

4）腹部喜温喜按（中焦虚寒）：治拟温中补虚，加桂枝、白芍、干姜等；

（3）进展期：本期病机为邪盛正衰，中医治法以扶正与祛邪兼顾，目的是尽可能控制癌瘤的生长和扩散，改善带瘤患者的临床症状，提高生存质量和延长生存时间。本期患者因实邪盘踞，前期疗效欠佳，精神多为紧张焦虑或忧伤，心烦易怒，胃纳减少，大便难解，舌红，苔少，脉弦滑。进展期基础方：由黄芪、灵芝、白术、薏苡仁、白花蛇舌草、全蝎、夏枯草、莪术等8

味药物组成。

随症加味：

1）呕血（瘀毒伤及胃络）：治拟化瘀止血，加三七粉、灶心土、白及粉等；

2）便血（瘀毒伤及肠络）：治拟化瘀止血，加三七粉、灶心土、槐花等；

3）腹水（脾虚水泛）：治拟健脾利水，加茯苓、虫笋、陈葫芦、牵牛子等；

4）肿瘤指标升高（瘀毒炽盛）：治拟解毒化瘀，加白英、藤梨根、野葡萄藤等。

煎煮方法：每帖中药煎煮两次，或由医院中药房统一代煎，分装成袋，每袋含中药煎剂 150ml。用药方法：每日 2 袋，早、晚各 1 袋。

2. 对症治疗

（1）手足综合征：在结直肠癌的化学治疗中，基础药物有奥沙利铂和氟尿嘧啶类的药物（包括静脉使用的 5- 氟尿嘧啶及口服的氟化嘧啶前体药物卡培他滨）。其中，手足综合征是氟尿嘧啶类药物的常见不良反应，其表现为一种进行性加重的皮肤病变，首发症状为手掌和足底皮肤瘙痒，以及手掌、指尖和足底充血，继而出现指趾末端疼痛感，感觉迟钝、麻木，皮肤粗糙、皲裂，少数患者可有水疱、脱屑、脱皮、渗出，严重者可导致患者生活自理能力的丧失。本科制定有协定方五味宣痹汤，可以减少手足综合征的发生率，明显缓解患者的症状，提高生活质量。

五味宣痹汤组成：川乌、草乌、透骨草、红花、积雪草各 30g，煎取 600ml，趁温热时浸泡手足 20 分钟。每日 1 次，连用 2 周，休息 1 周。

（2）神经毒性

1）针刺疗法：主要穴位八邪、八风。操作要点：采用 0.25mm × 25mm 毫针，针刺穴位得气，每次留针 30 分钟，隔日 1 次。

2）电针疗法：主要穴位曲池、外关、足三里、三阴交。操作要点：采用 0.25mm × 40mm 毫针，针刺穴位得气，曲池 - 外关、足三里 - 三阴交分别组对，连接电针仪（参数设定：频率 100Hz 或连续波，电流强度以患者耐受为度），每次留针 30 分钟，隔日 1 次。

3）刺血疗法：主要穴位指 / 趾尖、井穴。操作要点：采用三棱针刺血，交替选取部分穴位，每穴挤血 3~5 滴，每周 1 次。

4）艾灸疗法：主要穴位劳宫、涌泉。操作要点：艾条悬灸劳宫、涌泉穴，每次30分钟，每日1次。

5）穴位按压：主要穴位合谷、劳宫、太冲、涌泉。操作要点：每穴按揉1~2分钟。

6）耳穴埋豆：主要穴位交感、神门、肾上腺、皮质下、坐骨神经。操作要点：用拇指和食指指腹对捏法，按压时以耳郭潮红、发热为度。用手反复按压以刺激局部腧穴，每次1~2分钟，每日3~5次。发现耳穴贴卷边、脱落则应及时更换。

（3）消化道反应：消化道症状，譬如恶心、呕吐、食欲不振是常见的化疗反应。除了在化疗前、后规范使用止吐药物，临床上可同步实施穴位按压和耳穴埋豆的治疗。

1）穴位按压：可选择中脘穴、足三里穴、内关穴，每一个穴位按揉1~2分钟。

2）耳穴埋豆：主穴为胃和贲门，配穴为神门、交感、皮质下和内分泌。操作流程：用拇指和食指指腹对捏法，按压时以耳郭潮红、发热为度。用手反复按压以刺激局部腧穴，每次1~2分钟，每日按压3~5次。夏季一般留置1~3天，冬季可留置3~5天。发现耳穴贴卷边、脱落及时更换。

四、中医治未病

未病先防方面，我们在面向大众科普时，会强调合理搭配饮食、加强体质锻炼、保持心情舒畅的重要性，更会宣传参加“社区大肠癌筛查”及定期体检的必要性。同时，针对家族性息肉病、具有结直肠癌家族史的高危人群，也会强调中医调理及主动进行内镜检查的重要性。在既病防变、愈后防复方面，针对中晚期、病理存在高危因素、影像发现可疑病灶等各类结直肠癌患者，强化维持中医治疗，将截断“传变”的理念融入具体诊疗中。

（郑岚、吕玲玲、朱文华）

第三节 癌性疼痛

(供稿单位：北京大学肿瘤医院中西医结合科暨老年肿瘤科)

癌性疼痛(也称为癌症疼痛、癌痛)是指癌症、癌症相关性病变及抗癌治疗所致的疼痛。疼痛是癌症患者最常见的症状之一，常常对患者的功能状态和生活质量产生负面影响。

一、癌性疼痛中医诊疗优势

1. 应用镇痛药物是治疗癌性疼痛的主要方法，现实中患者普遍存在对使用镇痛药物的顾虑，特别担心药物副作用、药物依赖等问题，用药依从性差；另外，阿片类药物副作用较为明显，造成患者各种不适，用药耐受性差。这些都会严重影响镇痛治疗的效果。中医药在我国有着悠久的历史，应用广泛，患者接受度较高。癌痛治疗现状调查也显示使用中医药治疗癌性疼痛是普遍现象。

2. 中医药治疗癌痛方式多样，包括口服、外敷、泡洗、针灸等多种形式，灵活方便，适用于不同疼痛部位、不同疼痛性质、不同身体状态的患者。

3. 中医药治疗癌痛可以兼顾患者的其他症状，包括镇痛药物的副作用，提供综合治疗，有利于改善患者的整体生活质量。

因此，中医药融入世界卫生组织(WHO)“三阶梯”原则，能够更好地发挥中医优势，提高镇痛药物效果、改善镇痛药物不良反应，通过多种途径增强镇痛效果，从而改善患者的整体生活质量。

二、癌性疼痛中医临证经验

(一)癌性疼痛的普遍性

在肿瘤专科医院就诊的患者，无论是什么瘤种，无论是什么分期，无论接受什么治疗，都有可能出现疼痛症状。肿瘤学领域越来越多的证据表明，早期和有效的姑息治疗(包括疼痛管理)与生活质量改善、生存期提高密切相关。

（二）提倡综合治疗方案

由于癌痛的复杂性，临床提倡以药物治疗为主的综合治疗方案。癌痛的综合治疗方案包括病因治疗（抗肿瘤治疗）、药物治疗（镇痛药物、辅助镇痛药物）、非药物治疗（姑息放疗、微创介入治疗、心理治疗、针刺治疗、物理治疗等）。

镇痛药物治疗是癌痛治疗的核心，75%~80% 的患者通过规范的镇痛药物治疗可以控制癌痛。镇痛药物治疗遵循 WHO “三阶梯”原则：首选口服给药，按时给药，按阶梯给药，药物剂量个体化。中医药技术已经普遍应用于直接镇痛、改善阿片类药物副作用、协助阿片类药物提高镇痛疗效等各个方面，是十分重要和有益的补充（见图 7-3-1）。

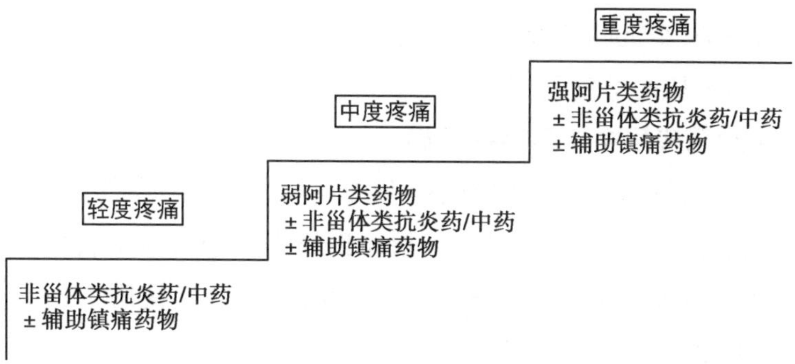

图 7-3-1　中药融入 WHO “三阶梯”原则的示意图

三、癌性疼痛中医诊疗特色

（一）中药辨证论治

肿瘤患者的疼痛，或与肿瘤生长的部位直接相关，如肿瘤病灶浸润生长肿大、破溃；或与治疗有关，如术后局部伤口疼痛；放疗后放射野组织黏膜损伤疼痛等；但终不离患者气血运行不通，脉络阻塞的基本病机。故在治疗时，以通为大法，同时细辨寒热虚实、在气在血调而治之。

临证常用中药止痛药对：

1. 活血止痛：乳香，没药，郁金，姜黄。

2. 行气止痛：延胡索，川楝子，木香，砂仁。

3. 通络止痛：络石藤，伸筋草，海风藤，透骨草。

4. 温中止痛：良姜，香附，肉豆蔻，干姜。

5. 利咽止痛：射干，牛蒡子，桔梗，甘草。

6. 凉血止痛：牡丹皮，紫草，赤芍，生地黄。

7. 缓急止痛：炒白芍，炙甘草。

8. 解毒止痛：蒲公英，连翘，半枝莲，白花蛇舌草。

通则不痛，通为治痛之大法。通，即谓通气机、通血脉、通经络。肿瘤患者的疼痛较为复杂，对老年患者的疼痛、羸弱患者的疼痛、脾胃虚弱患者的疼痛等均要考虑正气不足的一面，寓通于补，以防进一步耗伤正气。另外，肿瘤压迫或侵犯神经会产生剧烈疼痛，为尽快解除患者的疼痛，我们要中西并举，掌握阿片类药物的规范使用方法，达到有效、快速镇痛，并降低阿片类药物的不良反应。

（二）规范应用中成药治疗癌痛

根据《癌痛规范化治疗中成药合理使用专家共识》的推荐，提倡在WHO“三阶梯”镇痛原则指导下，根据疼痛程度和目前中成药的临床证据，合理使用止痛中成药（见表7-3-1），同时推荐合理使用中药治疗阿片类药物所致便秘（见表7-3-2）。

1. **轻度疼痛**　可根据患者意愿、基础疾病情况选择中成药或非甾体抗炎药止痛。

2. **中重度疼痛**　依据疼痛性质特点选择适宜中成药或阿片类药物镇痛。同时密切观察，及时调整药物。

应了解止痛中成药的功能主治和适应证、禁忌证，避免出现不良反应。如使用活血止痛中成药时，应注意患者的凝血功能和是否有出血倾向。若凝血功能异常或者有出血倾向者应该慎用具有活血、破血作用的止痛中成药，若有出血者应该禁用该类止痛药。新癀片中含有少量吲哚美辛，临床应用时应参照非甾体抗炎药的使用注意事项和禁忌证；在与西药联合使用时，应该尽量避免与非甾体抗炎药同时使用。

表 7-3-1 根据疼痛性质使用中成药

疼痛性质	疼痛特点	治疗原则	推荐用药
刺痛	疼痛如针刺。疼痛的范围较小、部位固定不移、多因瘀血所致。全身各处均可出现刺痛症状，但以胸胁、胃脘、小腹较为多见	活血止痛	金龙胶囊、复方斑蝥胶囊、复方夏天无片、小金丸、肝复乐片、槐耳颗粒、大黄䗪虫丸、化癥回生片、血府逐瘀口服液、七厘散
胀痛	痛且有胀感。在身体各部位都可以出现，但以胸胁、胃脘、腹部较为多见。多因气机郁滞所致	理气止痛	元胡止痛片、气滞胃痛颗粒、柴胡舒肝丸、十香止痛丸、阿魏化痞膏
灼痛	痛处有烧灼感。感觉痛处发热，痛处局部亦可有触热感，多喜冷凉。为瘀毒化热所致，辨为瘀毒	解毒止痛	华蟾素片（胶囊）、华蟾素注射液、复方苦参注射液、新癀片、西黄丸（胶囊）、六神丸、梅花点舌丸、慈丹胶囊、平消胶囊、安替可胶囊、湿润烧伤膏、如意金黄散
隐痛	隐隐作痛、时隐时现、绵绵不休。疼痛轻微、痛而喜按、气短神倦。多因气血不足，导致经脉气血运行滞涩所致，辨为虚证	益气养血养阴止痛	气虚疼痛：参芍片、康莱特注射液（胶囊） 阴虚疼痛：阴虚胃痛颗粒
窜痛	疼痛部位游走不定或走窜攻痛称为窜痛。痛处不固定，或感觉不到确切的疼痛部位。多为风邪阻滞气机产生疼痛	疏肝止痛	气滞胃痛颗粒、柴胡舒肝丸、舒肝丸
冷痛	痛处有冷感。感觉痛处发凉，如病在浅表，局部触及可有凉感，多喜温热。为寒凝筋脉或阳气不足而致	温中止痛	草乌甲素片、参桂止痛合剂、桂枝茯苓丸、虚寒胃痛颗粒、消痛贴膏

表 7-3-2　常用通便中成药

药物分类	药物名称	功效	适应证
润肠通便	通便灵胶囊	泻热导滞、润肠通便	用于热结便秘，长期卧床便秘，一时性腹胀便秘，老年习惯性便秘
	麻仁润肠丸	润肠通便	用于肠胃积热，胸腹胀满，大便秘结
	麻仁软胶囊	润肠通便	用于肠热津亏所致的便秘，症见大便干结难下、腹部胀满不舒；习惯性便秘见上述证候者
	通幽润燥丸	清热导滞、润肠通便	用于胃肠积热所致的便秘，症见大便不通、脘腹胀满、口苦尿黄
	复方芦荟胶囊	调肝益肾、清热润肠、宁心安神	用于习惯性便秘，大便燥结或因大便数日不通引起的腹胀、腹痛等
泻火通便	当归龙荟丸	泻火通便	用于肝胆火旺，心烦不宁，头晕目眩，耳鸣耳聋，胁肋疼痛，脘腹胀痛，大便秘结
	新清宁片	清热解毒、泻火通便	用于内结实热所致的喉肿、牙痛、目赤、便秘、下痢、发热；感染性炎症见上述证候者
理气通便	四磨汤口服液	顺气降逆、消积止痛	用于中老年人气滞、食积证，症见脘腹胀满、腹痛、便秘
益气通便	芪蓉润肠口服液	益气养阴、健脾滋肾、润肠通便	用于气阴两虚，脾肾不足，大肠失于濡润而致的虚证便秘
消积通便	六味安消胶囊	健脾和胃、消积导滞、活血止痛	用于胃痛胀满、消化不良、便秘、痛经

（三）针刺镇痛治疗

1. 针刺止痛特点　起效快，疗效可靠，无依赖性、成瘾性及戒断性。但持续时间短，对于重度疼痛存在镇痛不足的特点。而且需要反复针刺患者，给患者带来治疗上的痛苦。

2. 针刺的穴位选择　主穴：合谷、内关。配穴：肺癌配风门、肺俞、定喘、丰隆；肝癌、胃癌、胰腺癌配阴陵泉、阳陵泉、阿是穴；胸痛配丰隆、少府；胁痛配太冲、丘墟；腹痛配足三里、三阴交；并酌配相应背俞穴。

3. 选穴推荐

(1) 局部取穴：局部取穴即在患者疼痛部位，以痛点为腧穴的取穴方法。适用于癌痛刺激引起的肌痉挛、内脏肿瘤病灶导致的牵涉痛等。注意局部取穴应避免直刺或深刺，亦不必寻求得气，浅刺 0.1~0.3 寸（3~9mm）即可获效。如：肺癌的疼痛经常出现在前胸靠近肺底部、后背相应的背俞穴及上肢内侧肺经循行线上，可取肺俞、膏肓、膻中、中府、云门等。胃癌疼痛通常出现在胃脘部或相应的背俞穴上，可取中脘、梁门、脾俞、胃俞等。乳腺癌的疼痛通常在乳房局部及病变侧的上肢内侧，可取乳根、膈俞、少海、曲泽等。肝癌通常会出现肝区疼痛，可取章门、期门、京门、肝俞等。胰腺癌会出现左胁肋及左上腹部疼痛，有时会出现全腹痛，甚至连及腰骶部疼痛不适，可取上脘、承满、肝俞、胆俞、三焦俞等。结肠癌最痛的部位通常会出现在腹部等，可取下脘、建里、天枢、气海、关元等。在疼痛部位选取一个压痛最明显的点作为针刺治疗点，可不配合其他穴位，针刺点可随着疼痛部位的变化而发生变化，但每次治疗都选择最明显的压痛点。

(2) 循经取穴：四肢骨与软组织肿瘤、头颈部肿瘤或皮下转移、淋巴结转移肿瘤导致的癌痛，疼痛部位常常与肿瘤病灶重合或十分接近，为避免刺及瘤体，可在疼痛所在或相表里的相关经络上，选择远离疼痛部位的腧穴治疗，即循经取穴。循经取穴亦可用于增强局部取穴疗效。如头面部疼痛取穴：合谷、列缺、少商穴等；前胸部疼痛取穴：内关、公孙、孔最、太渊等；腹部疼痛取穴：足三里、血海、梁丘、阳陵泉等；腰背部疼痛取穴：委中、后溪、悬钟、太溪等。

(3) 辨证取穴：辨证取穴法是通过四诊合参，辨别癌痛发生的病因病机而取穴的方法。辨证取穴法亦可用于增强局部取穴与循经取穴的疗效。如肝郁气滞者，可取肝俞、行间、章门、支沟、阳陵泉等穴，以疏肝理气；脾胃虚寒者，可取中脘、足三里、天枢、脾俞、肾俞等穴，以温中健脾；心神不宁者，可取心俞、神门、少府、郄门、三阴交、间使等穴，以养心安神；肝阳上亢者，可取风池、太冲、阳陵泉、三阴交、太溪等穴，以平肝潜阳；肝胆经热者，可取肝俞、行间、大敦、阳陵泉、丘墟、足临泣、至阳诸穴，以疏肝利胆、清泄郁热。

(4)特定穴取穴：特定穴是十四经穴中具有特殊治疗作用，并以特定称号概括的腧穴。根据其不同的分布特点、含义和治疗作用，分成“五输穴”“原穴”“络穴”“郄穴”“下合穴”“俞穴”“募穴”“八会穴”“八脉交会穴”和“交会穴”等。如：足阳明胃经下合穴足三里，肝经原穴太冲，大肠经原穴合谷，八脉交会穴内关，足三阴经交会穴三阴交，胆下合穴、八会穴筋会之阳陵泉，八会穴血会之膈俞等。

总之，针刺治疗癌痛应全面了解患者病情，采用个性化取穴方案，以合谷、太冲、阿是穴、足三里、三阴交、阳陵泉为主，结合辨证论治、三因制宜，随症加减治疗。

（王薇、孙红）

第四节　癌因性疲乏

（供稿单位：北京大学肿瘤医院中西医结合科暨老年肿瘤科）

癌因性疲乏（cancer-related fatigue，CRF）是与癌症或癌症治疗相关的令人痛苦的、持续的、主观的疲倦或无力感，与最近的活动不成比例，常伴有功能障碍。临床表现为持续 2 周以上的疲倦，常伴有认知障碍及情绪低落等，且妨碍日常生活。癌因性疲乏的特点是：①发生快；②程度重；③持续时间长，症状在治疗结束后数月或数年可能仍然存在；④不能通过睡眠和休息来缓解。这一症状日益引起肿瘤医生的关注和重视。

一、癌因性疲乏中医诊疗优势

由于 CRF 病因及发病机制尚不明确，目前医学界尚未有针对 CRF 的权威治疗方案。目前国外指南改善疲乏的建议，主要为患者及家庭的教育和咨询、加强运动、心理干预等方式。癌因性疲乏属于中医“虚劳”范畴，治疗上仍以中医辨证施治为原则，以药物治疗为主，同时配合养生运动功法、针灸推拿等方法进行中医综合治疗。多年的临床经验证实，中医综合治疗是缓解癌因性疲乏的有效手段，且不良反应小，可以长期应用。

二、癌因性疲乏中医临证经验

肿瘤专科医院中西医结合科就诊的癌因性疲乏患者可以处在癌症治疗的不同阶段：尚未接受治疗，在疾病诊断同时出现疲乏症状；手术后的疲乏；放疗、化疗、靶向药物治疗、免疫治疗或内分泌治疗期间出现疲乏；癌症治疗结束后，生存期患者出现疲乏。这些情况与癌症本身及癌症治疗相关，需要临床医生加以重视并积极治疗。

在西医的概念中，癌因性疲乏的表现包括躯体症状，患者感受到虚弱、乏力、不能完成原来胜任的工作，辨证多属于脾气不足；情感疲乏，表现为情绪低落，缺乏激情，中医辨证多为肝郁脾虚；认知感受方面的异常，表现为注意力不集中、思维不清晰、记忆力减退等，多为肾气不足及血虚的表现。以中医辨证解读西医对疲乏的定义，则癌因性疲乏多为脾肾两虚、气血不足。其治疗需遵循“损者温之”“形不足者温之以气”的原则，以培补元气为要。形与味、气与血为阴阳互生，“化生精，气生形”，用药需兼顾健脾和营，使精气有化生之源，方得化精生形。

三、癌因性疲乏中医诊疗特色

（一）病因病机

研究表明，CRF 和癌症本身及其治疗相关，并受生理、心理和社会等多方面因素的共同影响，也可能是多种因素共同作用的结果。其发病机制复杂，目前尚不明确，可能与能量代谢异常、细胞因子失调、内分泌紊乱、昼夜节律紊乱等因素有关。癌因性疲乏中医可归属于“虚劳”的范畴，属本虚或本虚标实之证。本虚可见五脏虚损、阴阳亏虚、气血乏源、精髓不足；标实可见肝郁气滞、痰饮、瘀血等病理产物停留，部位主要在肝、脾、肾三脏，病性多属虚证，也可见虚实夹杂之证。

（二）治疗原则

中医治疗以辨证论治为指导原则，以益气养血、健脾补肾等为治疗重点。

（三）治疗方案

癌因性疲乏的干预方法可以分为非药物治疗及药物治疗。非药物治疗包括体育活动、按摩疗法、针灸治疗、营养咨询、社会心理干预等。药物治疗方面，现代医学缺乏有效的治疗药物，而中医药在近 20 年的研究中，越来越多的研究证实中药辨证施治可有效缓解疲乏症状，填补了肿瘤治疗过程中这一环节的不足。

1. 治疗前再次评估　中重度疲乏的患者需要在治疗前进行再次评估，判断是否具有以下未控制的并发症：疼痛、抑郁、睡眠紊乱、不良的睡眠习惯、贫血、营养状况、活动情况、药物副作用、酒精滥用、并存的其他疾病等。如患者有上述情况，需要得到有效的控制。部分患者在以上因素去除或者治疗之后，疲乏的程度会明显减轻。

2. 非药物治疗

(1) 养生运动功法：国外研究发现每周至少进行 3~5 小时中等强度活动的癌症患者可缓解疲乏症状，包括有氧运动、耐力训练、阻力运动和瑜伽锻炼等。中医养生运动功法（中医导引术）可以使人体血脉通畅，关节滑利，提倡“重意不重力”，且运动量相对适中，对体能要求较低，恰好适用于癌症患者的运动康复，适用于人体血气不足、正强及正衰等任何阶段，是养生防病的首选。国内研究较多的中医健身运动推荐八段锦、太极拳等。

其中，八段锦是一种适合在病区里开展的、癌症患者参加的团体性体育运动方式。住院治疗的患者于每日定时参加八段锦锻炼，对缓解疲乏具有一定作用，且这种方式相对简便，容易被癌症患者接受及坚持。太极拳等其他锻炼方式在学习上具备一定难度，可以作为体育锻炼的可选项目，推荐患者在家中进行。

(2) 中医外治：包括推拿按摩、针刺法、灸法等。

1) 推拿按摩：以按摩督脉、膀胱经、阳明经为主，按摩部位包括头、腰背和四肢。注意在进行按摩之前，详细了解患者的病史，并对患者的临床症状加以分析，癌症骨转移患者应避免按摩，采取其他的外治方法，防止引起病理性骨折等情况的发生。

2) 针法：针刺疗法可以通过刺激人体腧穴，促进气血调和，继而改善肿瘤患者疲劳状况，并可能对患者的焦虑、抑郁等问题起到一定作用。常用取穴：膻中、中脘、气海、血海、足三里、外关。皮内针取穴：合谷、列缺、冲阳、公孙、足三里、内关。

耳针：常用取穴为脾、胃、肝、神门、交感穴等，也可选取耳穴按压的方式，取穴同耳针。

3）灸法：灸法具有增强机体正气及改善免疫力的作用，可驱散疲乏、恢复元气，体现了“虚则补之”的治疗原则。主要应用于阳虚型癌因性疲乏患者。温和灸取穴：神阙、关元、气海、中脘。麦粒灸取穴：足三里。

（3）药物治疗：本病的治疗多采用辨证治疗，临床上常见的中医分型：气血亏虚证、脾胃虚弱证、气阴两虚证等。

常用方剂如下：

1）人参养荣汤（《太平惠民和剂局方》）：人参、炒白术、茯苓、炙黄芪、熟地黄、当归、陈皮、白芍、肉桂、炙甘草、生姜、大枣。功能主治：益气补血。用于面色苍白或萎黄，头晕目眩，四肢倦怠，气短懒言，心悸怔忡，饮食减少，舌淡苔薄白，脉细弱或虚大无力。

2）参苓白术散（《太平惠民和剂局方》）：莲子肉、薏苡仁、砂仁、桔梗、白扁豆、白茯苓、人参、炙甘草、白术、山药。功能主治：益气健脾，渗湿止泻。用于疲乏伴有食少纳呆，脘腹胀满，大便溏薄，面色萎黄，舌淡苔薄白，脉沉弱。

3）参芪地黄汤（《沈氏尊生书》）：人参、黄芪、茯苓、熟地黄、山药、牡丹皮、山茱萸、麦冬、五味子等。功能主治：益气养阴，滋肾健脾。用于头晕目眩，腰膝酸软，低热倦怠，手足心热，短气易汗，舌偏红少苔，脉沉细或细数无力。

临床上也可以使用中成药治疗，如复方阿胶浆口服液、艾迪注射液、康艾注射液、参芪扶正注射液等。

（许轶琛、孙红）

第五节　乳腺癌内分泌治疗后潮热

（供稿单位：北京大学肿瘤医院中西医结合科暨老年肿瘤科）

在肿瘤患者中，潮热症状多见于乳腺癌患者，是乳腺癌妇女接受内分泌治疗的主要副作用之一。虽然乳腺癌内分泌治疗后潮热症状与绝经期症状相同，但因乳腺癌的发生发展与雌激素关系密切，治疗围绝经期综合征常用的激素替代疗法会促进乳腺癌的生长，不适于乳腺癌内分泌治疗后潮热的治疗，需采用非激素治疗方法。在临床工作中属于中西医协作诊治类疾病。在综合医院中可单纯以潮热为主诉就诊于中医科，或以疾病发展阶段出现的不适为病症在相关科室治疗。

一、乳腺癌内分泌治疗后潮热中医诊疗优势

1. 激素受体阳性的乳腺癌患者内分泌治疗周期相对较长，潮热症状给患者的生活带来很大的困扰。中医药治疗此类患者疗效显著，在乳腺癌内分泌治疗相对较长的过程中辅以中医药，充分发挥中西医结合的优势，可以提高患者的依从性，完成 5~10 年的内分泌治疗疗程。

2. 在多项针对乳腺癌内分泌治疗后潮热中药治疗的基础研究中，对中药进行了体内、外基础试验研究，证实中药方剂与内分泌药物合用可同时降低体内雌、孕激素水平，无促进子宫内膜增厚作用，且具有协同作用，可明显抑制乳腺癌细胞的体外生长，不会降低雌激素受体的表达水平。在缓解潮热症状同时无服用抗抑郁药出现的口干、恶心、便秘等不良反应，显示了中药整体调节的优越性。

二、乳腺癌内分泌治疗后潮热中医临证经验

（一）综合医院中医科乳腺癌内分泌治疗后潮热患者的多样性与协作性

我们发现很多出现症状者已经前往乳腺肿瘤内科、乳腺肿瘤外科就诊，而在综合医院中医科就诊的潮热患者往往具备以下特点：

1. 服用内分泌药物引起的潮热，暂时无法停止用药却始终被潮热困扰的患者。

2. 症状明显，但不适宜接受激素替代疗法的患者。

综上，综合医院乳腺癌内分泌治疗后潮热患者可出现在中医科室或者不同的西医科室，患者往往因西药治疗效果不佳、药物不良反应或其他特殊原因需要中医医生参与治疗。

（二）临床表现的中医内涵解读

1. 乳腺癌内分泌治疗后潮热发生的关键脏腑在肾，以肾阴虚证为主要证型，根本病机是阴虚阳亢，治疗当以育阴潜阳为主。肾阴不足，虚火内盛，则见烘热汗出，潮热面红，夜间易醒，盗汗等。

2. 乳腺为肝经循行之处，乳腺癌形成大多因情志不舒，肝郁气滞血瘀，日久成岩。故乳腺癌患者大多可见肝郁脾虚、气滞血瘀证，多见烦躁易怒，情绪激动或精神紧张，目胀干涩，视物模糊，月经不调，失眠等，治以疏肝解郁健脾为主。

3. 肾阴不足，不能上济心火（心肾同病），阴不潜阳，虚热内生，以阴虚血热为主要证型，见心烦不宁，烘热汗出，五心烦热，怔忡惊悸，失眠多梦。治以滋阴凉血，交通心肾。

（三）思路见地：中医个性化治疗

针对不同的潮热人群，中医药的特点始终是辨证论治。中医认为，此病症主要是因肾气渐衰，精血不足，其病本在于肾阴虚，由于肾阴不足，不能上滋肝水，致使肝阴亦虚。阴血不足，虚火内生。肝失濡养，疏泄失职，故肝气郁滞。多从调理心、肝、肾三脏功能着手。临床中根据伴随症状指导辨证论治：

1. 潮热，汗出，同时伴随睡眠欠佳，心悸心烦，焦虑，舌质红，脉细弦等症。考虑为肝郁血热证，治宜疏肝行气，凉血清热，舒肝凉血方主之。

2. 潮热，盗汗颧红，伴头目昏眩，耳鸣耳聋，五心烦热，腰膝酸痛，舌质红，脉细数等症。考虑为阴虚火旺证，治宜滋阴清热，知柏地黄丸主之。

3. 潮热，汗出，伴烦躁易怒，口燥舌干，目涩胁痛，月经不调等症。考虑为肝郁脾虚血热证，治宜疏肝健脾清热，丹栀逍遥散主之。

4. 潮热、汗出，伴心烦不宁，烘热汗出，五心烦热，怔忡惊悸，失眠多梦等症。考虑为肾阴不足、心火亢盛所致，治宜清心火，滋肾水，清心滋肾汤主之。

三、乳腺癌内分泌治疗后潮热中医诊疗特色

1. 药物治疗

（1）舒肝凉血方：柴胡，牡丹皮，白芍，郁金，白薇，五味子。用于治疗

乳腺癌内分泌治疗所致潮热肝郁血热证。用法：每日 1 剂水煎，分早晚 2 次服用。

(2) 知柏地黄丸(《伤寒论》)加减：生地黄，牡丹皮，山药，山茱萸，柴胡，泽泻，茯苓，知母，黄柏，白芍。用于治疗乳腺癌内分泌治疗所致潮热阴虚火旺证。用法：每日 1 剂水煎，分早晚 2 次服用。

(3) 丹栀逍遥散(《太平惠民和剂局方》)加减(去当归)：柴胡，白芍，茯苓，白术，牡丹皮，栀子，甘草，薄荷。用于治疗乳腺癌内分泌治疗所致潮热肝郁脾虚血热证。用法：每日 1 剂水煎，分早晚 2 次服用。

(4) 清心滋肾汤：黄连，莲子心，煅紫贝齿，熟地黄，怀山药，山茱萸，太子参，茯苓，合欢皮，浮小麦。用于治疗乳腺癌内分泌治疗所致潮热心肾不交证。用法：每日 1 剂水煎，分早晚 2 次服用。

2. 针灸治疗　针灸疗法可有效减少乳腺癌患者潮热发生的次数和持续时间，而且有一定的长期疗效。多项研究表明，针灸治疗的乳腺癌内分泌治疗后潮热患者的雌激素并没有增加，因而可以明确针灸是一种安全可行的、无副作用的治疗方法。针灸的作用机制可能是直接刺激神经末梢，发放神经冲动，增加阿片肽活性，从而抑制降钙素基因相关肽(CGRP)，而研究表明 CGRP 与潮热有关；也可能通过激活下丘脑垂体轴而起作用。推荐使用穴位：三阴交、太溪、太冲、风池、足三里、关元、肾俞、阴郄、神门、大椎。

3. 药物 + 针灸　药物与针灸并用，可以达到标本兼治的目的，同时可以明显缩短疗程。

4. 耳穴压豆治疗　《黄帝内经》记载“耳者，宗脉之所聚”，表明耳郭是经脉、气血汇聚之处，与五脏六腑有密切的联系。耳穴贴压疗法自古被用于治疗各种脏腑疾病，在治疗潮热方面，推荐使用穴位：肾、肝、脾、心、神门、身心点。

肾为先天之本，故选择“肾”穴可以调补肾之阴阳；肿瘤患者多伴有情志不畅，选取“肝”穴可以调畅气机；心藏神，主神明，在液为汗，选“心”穴养心阴，阴足则可敛阳止汗，还可以安神助眠；脾为后天之本，选取“脾”穴激发脾气，调和营卫，使阴液不致外泄；另取“神门”，助“心”穴安神。

四、中医治未病

1. 注重院内及科普宣教　从中医的养生饮食方案着手，给予个性化指导方案。肿瘤患者建议少食辛辣刺激食物及海鲜、羊肉等发物。

2. 注重养生保健　养成良好的作息习惯，规律饮食、定时排便，行八段锦、太极拳等导引运动，调节身心及气血平衡，保持良好的生活习惯。

（冯烨、孙红）

第六节　靶向治疗皮疹

（供稿单位：北京大学肿瘤医院中西医结合科暨老年肿瘤科）

抗肿瘤分子靶向药物的应用使晚期恶性肿瘤患者的中位生存期获得了显著的延长，因其靶向性强、安全性高、毒副作用小等优点，目前已广泛用于多种恶性肿瘤的各线治疗中。然而，皮肤毒性是抗肿瘤分子靶向药物最常见的不良反应，主要表现为皮疹、皮肤干燥、瘙痒、指甲改变、毛发改变和黏膜炎等。皮肤毒性发生率高，不仅影响了患者的生活质量和用药依从性，严重者还会导致靶向药物的减量甚至停药，显著影响了药物的疗效。

一、靶向治疗皮疹中医诊疗优势

靶向药物皮肤反应包括痤疮样皮疹和斑丘疹，多出现在面部、肩背部和胸部V形区等部位，面部皮疹以鼻部、面颊、前额、下颌部较多。其中表皮生长因子受体酪氨酸激酶抑制剂（EGFR-TKIs）是目前临床应用最为广泛的抗肿瘤分子靶向药物。接受EGFR-TKIs类药物治疗的患者中，45%~100%在治疗过程中会出现皮疹，其中评分为3~4级的患者数量大约为10%。其引起的皮损以痤疮样皮疹为主，常伴有瘙痒、干燥和指甲改变。皮肤反应伴随的皮肤干燥发生率为24%，瘙痒发生率为11%~20%。

在综合医院临床工作中，靶向治疗皮疹属于抗肿瘤治疗不良反应类疾病，多采用中西医协作诊治来控制症状以减轻其严重程度。这类患者多单纯以皮疹为主诉就诊，或因靶向治疗过程中伴随的其他相关不适症状求治于中医科门诊。中医药内服外治法在皮疹发展不同阶段发挥不同优势。中医认为皮肤疾病的发生发展与风邪息息相关，“风多则痒”，故临床常见皮疹瘙痒等症状。其次，“诸痒为虚，血不荣于肌腠，所以痒也”，靶向药物属热毒，热盛伤阴，加之病久耗伤阴血，日久血虚风燥，是靶向药物相关皮疹发生的中医病理机制。中医通过“治风先治血，血行风自灭”、治血三法（“一曰补血，二曰凉血，三曰和血、行血”）等理论依辨证论治原则选方用药，能有效使皮疹消退，改善生活质量。中医药不仅内服疗效佳，还可制成中药散剂、水剂等外用，通过皮肤吸收作用，使药效透过皮毛肌腠输送至机体各脏腑组织，令人体达到阴平阳秘的状态。中药可单独口服或外用，或内服联合外用，临床疗效可观。

二、靶向治疗皮疹中医临证经验

（一）综合医院中医科靶向治疗皮疹患者的特点

1. 恶性肿瘤患者，正在服用分子靶向药物。

2. 常见 2 级以上皮疹，常规对症治疗未能缓解，患者生活质量受到影响。

（二）思路见地：中医辨证论治

针对不同靶向药物引起的皮疹，中医药治疗的特色仍然是辨证论治。基于靶向治疗皮疹以热邪为主，或夹湿、夹燥、夹风的病机变化，治疗应在清热的基础上，结合兼杂病邪及病程的演变特点，选择祛风、燥湿、养阴、温阳的治则，并且要注重调理气血。

三、靶向治疗皮疹中医诊疗特色

（一）根据皮疹发展不同阶段分层

靶向治疗皮疹属于中医“药毒疹”的范畴，核心为药毒。中医证候的研究表明，本病随靶向治疗药物用药时间、用药剂量的累积表现出鲜明的时期特点，初期、中期、后期表现常各有不同，病机、治疗皆有差异，不同阶段中医证候的动态变化表现为风热证、湿热证、阴虚证的演变规律。初期多为风热证，热入血分，则表现为血热证；中期多兼有湿邪，表现为湿热证；在此基础上，疾病不断发展，后期出现阴虚血燥的证候。

1. 风热证　不同患者因体质秉性不同而表现出临床症状的差异。患者服用靶向药物后，药毒热邪犯肺，外合皮毛而生丘疹；热则生风，风性善行，故头面、颈胸背部等上部可见大面积丘疹，伴有瘙痒，严重者影响睡眠。临床表现为大面积丘疹，状如粟米，其色淡红或皮色不变，伴瘙痒及轻微触痛，偶腹泻，舌红苔薄，脉浮数。

治法：疏风清热，祛风止痒。

选方用药：疏风饮（《张皆春眼科证治》），由薄荷、荆芥、防风、金银花、黄芩、天花粉、桔梗组成。功能主治：用于风热证。皮疹淡红，畏风恶寒，皮疹遇风吹后加重，脉浮数者。

2. 血热证　若热入血分，则表现为血热证，可见皮疹焮红灼热，舌红苔黄或少，脉数。

治法：清热解毒，凉血消斑。

选方用药：犀角地黄汤（《备急千金要方》），由水牛角、生地黄、芍药、牡丹皮组成。功能清热凉血。主治血热炽盛，皮肤发红，红赤灼热，舌红、苔黄、脉数。

3. 湿热证　此时期若体内素有湿邪内蕴，湿与热相结，湿热蕴肺进而泛溢肌表，热毒愈炽，故表现为脓疱样痤疮，色红，常伴有糜烂渗液，舌红苔黄腻，脉滑数或洪数。

治法：清热解毒，燥湿止痒。

选方用药：可用龙胆泻肝汤（《医方集解》引《太平惠民和剂局方》）加减。药物组成：龙胆草、黄芩、山栀子、泽泻、木通、车前子、当归、生地黄、柴胡、生甘草。功能主治：利湿清热。皮疹渗液明显，甚至溃烂，泛发全身，或红斑水疱，渗水黄黏。舌红，苔黄腻。

4. 阴虚血燥证　以皮肤干燥为主要表现，皮疹稀疏，皮肤变薄，伴瘙痒脱屑、皮肤紧绷感、乏力。属中医“燥证”的范畴，病机为热伤阴津、阴虚血燥。考虑为初期热邪耗伤津液太过，脏腑失于濡润，水谷精微失于布散，五官九窍失于滋养，阴津伤及血分，耗伤人体精血。在肌肤干燥失泽之上，还可见一派阴虚血燥征象：大便干结，口鼻眼干涩，舌红绛，无苔或少苔，脉细。

治法：养阴润燥，佐以养血活血。

选方用药：养血润肤饮（《外科证治》）。药物组成：生地黄、熟地黄、当归、黄芪、黄芩、天冬、麦冬、红花、桃仁、天花粉、升麻。功能养血润燥。主治皮疹伴有皮肤干燥脱屑、瘙痒等症，舌淡，苔少。

（二）根据皮疹伴随症状临证加减

1. 瘙痒　阴虚乏源，无以化生，日久伤及血分，血燥生风，则见瘙痒。若患者瘙痒严重，则加炒蒺藜、地肤子、凌霄花以祛风止痒。清热燥湿药常用黄芩、黄柏、苦参、马齿苋等，因为毒性表现在肌表，可加用皮肤科常用中药配伍，如白鲜皮、蝉蜕、地肤子等止痒清热。若瘙痒明显影响睡眠，可加用合欢皮、酸枣仁安神定志。

2. 皮肤干燥　皮肤干燥甚者，可见皮疹伴皮肤皴揭、筋燥爪干。可选用滋燥养荣汤加减（《赤水玄珠》）。药物组成：当归、生地黄、熟地黄、白芍、秦艽、黄芩、防风、甘草。酌加丹参、红景天、白鲜皮等。功能滋阴养血、润燥止痒。

3. 本虚体弱者　患者本虚，若伴有脾虚腹泻，可加芡实、砂仁、薏苡仁健脾止泻，腹泻重者可加石榴皮涩肠；阴虚重者可加大熟地黄剂量，辅以沙参、麦冬。

（三）外治法

1. 清凉膏（《赵炳南临床经验集》）　主要成分：当归，紫草，大黄面。功用主治：清热凉血止痛。适用于炎症性干燥脱屑皮损。

2. 苦参膏（《赵炳南临床经验集》）　主要成分：苦参。功用主治：祛湿止痒。适用于皮疹局部瘙痒者。

3. 止痒平肤液（中日友好医院研制方）　主要成分：黄芩，苦参，马齿苋，白鲜皮，蒲公英。功用主治：清热燥湿，泻火解毒。外用治疗 EGFR-TKIs 相关皮疹及皮肤瘙痒。

4. 中药外敷法　面部皮肤反应者用面膜湿敷法，躯干、四肢皮肤反应者用纱布湿敷法，如金银花煎液外敷。

四、中西医协同治疗特点与分析

皮疹的总体治疗原则是根据皮疹的严重程度、炎症部位及患者的病情进展进行个体化治疗。西医治疗皮疹的用药和方法存在一定的局限性，主要是选择抗生素或（联合）类固醇激素药物，或是使用一些抗过敏的药物，在治疗皮疹的同时也可能带来新的问题。中医药治疗皮疹内涵丰富，在治疗上有独特优势，除内治法外还有中药外洗、外搽及针灸、情志调畅法等多种多样的治疗方法；而且中医治病时把人是一个有机整体这一原则放在首位，治病从整体出发，在治疗皮疹的同时，还可发挥抗肿瘤，综合调理的作用。

首先，在临床中注重宣教，让肿瘤患者对于靶向治疗的疗效及不良反应有所了解，在出现皮疹后能正确应对就医，不至于出现私自中断抗肿瘤治疗的情况，从而延误肿瘤病情。其次，中医中药与现代医学的治疗手段联合使用，在皮疹的早期或轻级别皮疹时，更早地介入中医药干预。临床治疗中注重症状＋辨证＋原发肿瘤疾病即症证病结合的模式，充分发挥中西医协同治疗的优势，更高效、更安全地解决患者的病痛，延长肿瘤患者生存期的同时提高其日常生活质量。

五、中医治未病

注重院内及科普宣教，从中医的养生饮食方案着手，肿瘤靶向治疗皮疹患者忌食辛辣刺激，忌海鲜、羊肉等发物食品。

（李元青、孙红）

第八章
其他疾病

第一节　复发性口腔溃疡

（供稿单位：浙江大学医学院附属第一医院中医科）

复发性口腔溃疡（recurrent oral ulcer，ROU）是一种常见的周期性、复发性和自限性口腔黏膜溃疡类疾患。其发病机制尚不明确，可能与消化系统慢性疾病、精神压力、便秘及牙石等危险因素相关，在临床工作中属于中西医协作诊治类疾病，也是综合医院中医优势病种之一。

一、复发性口腔溃疡中医诊疗优势

复发性口腔溃疡的诊断除了基于复发性、自限性的病史和中央凹陷、黄色假膜、特征性红斑、溃疡区疼痛的黏膜溃疡表现，辅以理化和组织病理学检查的排他性诊断同样重要。综合医院学科设置齐备，有助于快速、准确地与白塞综合征、赖特综合征、口腔肿瘤等疾病引起的口腔溃疡相鉴别。

反复发作是 ROU 的治疗难点，可能与病因的多样性和患者体质差异有关。中医的"整体观"和"辨证论治"治疗策略可以综合每例患者的具体病因和患者自身的特异性体质，注重局部与整体，因人制宜，实施量体裁衣、个体化的治疗，同时通过内服外治结合，使治疗更具有针对性，获得更好的疗效。

二、复发性口腔溃疡中医临证经验

（一）综合医院中医科复发性口腔溃疡患者特点

1. ROU 门诊患者，溃疡反复发作，病程多较长，愈合时间多在 7~10

天，严重者病程可达3个月之久。

2. 溃疡发作时抗感染、抗炎、免疫调节、微量元素补充等治疗效果不佳，且复发频次、频率不可控。

3. 服用激素类药物或者免疫抑制剂等诸多药物引起的ROU，暂时无法停止用药却始终被ROU困扰的患者。

4. 肿瘤放化疗期间出现的ROU，影响进食，继而出现体重减轻，并发感染，影响抗肿瘤治疗。

5. 综合医院中医科ROU患者除了中医科门诊及病房外，可能出现在口腔科、肿瘤内科、消化内科、风湿免疫科等西医科室。在排除其他疾病引起的口腔溃疡后，经常规西医治疗效果不佳，通过会诊或多学科会诊的形式发挥综合医院中西医结合治疗的优势。

（二）西医诊断标准的中医内涵解读

1. 慢性消化系统疾病　慢性消化系统疾病患者以脾胃虚弱为本，中焦运化失司，气机升降失调，清阳下陷，脾湿下流，下焦阳气郁而生热上冲，熏蒸口腔发为口疮。

2. 情志因素　存在情志异常的ROU患者以脾虚湿困证及心脾积热证最为多见。脾虚湿困证易于抑郁，或脾虚，或脾郁，心脾积热证易于焦虑，过度忧思而致气郁，阻滞脾气发挥生理作用，郁而化火，上犯于心，导致心脾积热。

3. 饮食偏嗜　火、热是其发病的基本因素，平素过食肥甘厚味辛辣之品的患者，易致机体阳盛阴弱，脾胃积热，燥热熏蒸口舌肌肉膜而发为口疮。

4. 大便秘结　大便秘结的ROU患者多见于心脾积热证。患者肠胃积热多因过食醇酒厚味，或过食辛辣，或过服热药，均可致肠胃积热，耗伤津液，肠道干涩失润，粪质干燥，难以排出，形成所谓“热秘”。

（三）思路见地

复发性口腔溃疡的中医治疗从发病及病因病机入手，进行辨证论治，中药含漱与口服相结合。

1. 中医病因与发病　ROU主要由外感热邪、饮食不节、情志所伤、劳倦内伤或禀赋异常等因素导致脏腑气机紊乱，气血失调，实火或虚火上炎，熏灼口腔而致。

2. 病位　本病病位在口腔。口腔为肺胃之门户；舌为心之苗，诸痛疮痒皆属于心；脾开窍于口，口唇为脾之外候，脾经挟舌本、散舌下；肾经连咽系舌本；胃经经食管和咽而直通口齿；肝经环唇内，络舌本，其气上通舌唇。因此，口疮虽发于口腔，但与心、肺、脾胃、肝、肾均有关。

3. 中医病机　病机变化总不离"火"，或为实火，或为虚火。发病有缓有急，病程有长短之分。口疮易反复发作，久病瘀血阻滞，致迁延不愈。病延日久，虚实转化，易衍变证。

劳神忧思过度，郁怒忧伤化火，心火妄动；或暴饮暴食，过食辛辣厚味等损伤脾胃，内蕴化热；或感受热邪，蕴积心脾，心脾蕴热，宣泄不得，循经上炎于口，热熏口腔，发为口疮。

素体阴虚，或久病之后，或劳累过度，损耗真阴，真阴不足，水不制火，虚火上炎；或因外感热邪入里，劫烁胃津；或脾病日久，生化乏源，致心血亏虚，而成心脾两虚之证。

禀赋虚弱，或病后体虚，或劳倦内伤，或贪凉饮冷等损及脾肾，脾运化水湿失司，湿浊内生，郁而化热，循经上炎，脾肾之阳受损，阳气虚衰，虚阳上浮，而致口疮发作。

三、复发性口腔溃疡中医诊疗特色

（一）临床中医辨证思维

根据 ROU 患者临床特点，结合临床诊治经验，同时根据病情的短期疗效和远期结局，中医对于 ROU 病机重在辨虚实、气血、阴阳，根据临床表现不同而辨证论治。

1. 心脾郁热证　表现为口疮局部灼热疼痛，疮周红肿明显，表面以黄色分泌物为主。以口干口臭，心烦失眠，便干尿赤为次证。舌尖红，苔黄，脉滑数。

2. 肺胃蕴热证　表现为口疮小而多，可伴口鼻周围的皮肤出现群集小疱。以大便干燥，尿黄赤，口干口臭为次证。舌质红，苔黄厚，脉弦滑。

3. 阴虚火旺证　表现为口疮反复发作，溃疡表浅，隐痛或灼痛，疮周轻微红肿。以口燥咽干，头晕耳鸣，心悸失眠盗汗，腰膝酸软，大便干结为次证。舌红少苔，脉细数。

4. 脾肾阳虚证 表现为口腔黏膜溃烂，表面灰白，数量较少，相对较深，久难愈合，周围组织淡红微肿。以腹胀纳少，便溏，倦怠乏力，面色白为次证。舌淡苔白，脉沉弱或浮大无力。

5. 脾虚湿热证 表现为口疮反复发作，疮面色淡凹陷。以神疲乏力，不思饮食，大便溏黏不爽，身体困重为次证。舌胖大边有齿痕，苔黄腻，脉滑。

6. 瘀血阻滞证 表现为口腔黏膜溃烂，刺痛，周边黏膜色暗淡，久难愈合。以面色暗，唇甲青紫，皮下瘀斑为次证。舌暗或紫，舌下络脉曲张，脉细涩。

（二）治疗方案

除中医辨证论治口服治疗外，临床针对 ROU 患者，还需制定多途径综合治疗方案，可提高疗效，促进溃疡早日愈合，减少复发。本团队临床治疗方案主要以中药清热生肌含漱液（院内制剂）协同辨证论治，可明显提高疗效，减少复发。

1. 中药清热生肌含漱液 清热生肌含漱液为本团队多年临床治疗经验总结成果，由黄芪、生地黄、白及、白蔹、淡竹叶、甘草等中药组成，具有清热解毒、扶正生肌的功效，适用于治疗复发性口腔溃疡，能有效促进溃疡创面愈合，并可镇痛、抑菌。清热生肌含漱液临床使用以每日 3~5 次为宜，每次含漱至少 3 分钟。

2. 中医辨证论治

（1）心脾郁热证：治以清心泻脾、解毒泻火，选方泻黄散合导赤散加减。

（2）肺胃蕴热证：治以清肺胃热、清热解毒，选方凉膈散加减。

（3）阴虚火旺证：治以补益肝肾、滋阴降火，选方知柏地黄丸加减。

（4）脾肾阳虚证：治以扶正温阳、敛疮止痛，选方附子理中丸或桂附地黄丸加减。

（5）脾虚湿热证：治以健脾和胃、清热化湿，选方甘草泻心汤加减。

（6）瘀血阻滞证：治以理气活血、凉血化瘀，选方凉血解毒汤加减。

3. 局部用药 一般以中药散剂、含漱液为主。散剂多采用清热解毒、活血止痛、生肌敛疮的中草药或中成药，如锡类散；含漱液多选取清热解毒、杀菌止痛、去腐生肌的中草药(如黄芪、生地黄、白及、白蔹、淡竹叶、甘草等煮水含漱,1 日 3~5 次)或中成药(如康复新液等)。二者在镇痛、抑菌、促创口愈合上均具有显著疗效。

4. 毫针治疗　一般采用辨证取穴。如脾胃虚弱者选取中脘、下脘、气海、关元,以调和脾胃脉气、补土伏火;心脾蕴热者选取通里、公孙、内庭、劳宫以清泻心脾之积热。

5. 穴位贴敷治疗　明代李时珍《本草纲目》提及咽喉口舌生疮者以茱萸末醋调贴足心。涌泉穴为足少阴肾经井穴,可调肾气之出入,可散热生气,引火下行。因此,本病主要选择涌泉穴,以吴茱萸散贴敷两脚涌泉穴,导热下行,并有一定止痛作用。

6. 火针　火针具有消肿止痛、排脓散瘀、生新敛疮的作用,增强机体免疫力,促进病灶修复。火针以阿是穴为主。

7. 耳穴压豆治疗　中医辨证结合耳穴压豆具有排毒、提高免疫力、抗炎、镇痛的作用。用于治疗复发性口腔溃疡,能够减少溃疡数目,改善平均溃疡期及疼痛指数。

8. 刺络放血疗法　本病可选耳尖放血,意在泻火解毒,活血通络,去腐生肌;气虚证可选舌下刺血,主要选择金津、玉液点刺放血;或以毫针在局部溃疡表面行雀啄点刺法,清热解毒、去腐生肌,促进疮面修复。

四、中医治未病

ROU 是临床常见、多发且难愈的口腔黏膜病,口腔黏膜反复处于破损状态,严重影响患者的生活质量。作为一种复发性、自限性疾病,延长发作间歇,减少发作次数在疾病的治疗过程中至关重要。中医治未病思想主要体现在以下几方面:

(一) 未病先防

1. 早期防治　早期应注意识别如口臭、口苦、腹胀、大便质干或欠畅,口腔局部敏感、不适等发病前兆。以生活习惯指导与中医药辨证施治相结合进行早期干预,对于预防 ROU 的发生,截断欲发口腔溃疡,控制其反复发作具有重要意义。

2. 注重院内及科普宣教　建议患者有规律的生活习惯,保证充足的睡眠,少食辛辣刺激及海鲜、羊肉等发物食品,饮食要以粗纤维碳水为主。注重情绪管理,保持心情舒畅,减少思虑。

3. 注重养生保健　养成良好的排便习惯,规律饮食、定时排便,可行八段锦、太极拳等导引运动,调节身心及气血平衡,保持良好的生活作息。

(二) 既病防变

ROU 是一种具有潜在癌变可能的口腔黏膜溃疡性损害。针对反复发作的 ROU 患者,根据不同的临床表现,采用不同的中医药干预措施,轻症防重,短罹防长,防止疾病进一步进展,以达到“既病防变”的目标。

(三) 瘥后防复

针对以心脾郁热、瘀血阻滞为代表的实证,以脾肾阳虚为代表的虚证,以及以阴虚火旺、脾虚湿热为代表的虚实夹杂证,可针对体质不同进行日常调护。避免嗜食辛辣、油炸食品的不良饮食习惯,调适精神压力大、劳累等机体不良状态,以推迟其复发时间、减少发作次数。

(吴国琳)

第二节　原发性骨质疏松症

(供稿单位:首都医科大学附属北京积水潭医院中医科)

骨质疏松症(osteoporosis,OP)是与年龄密切相关的疾病,年龄增加,骨骼质量下降,脆性骨折频繁发生,导致老年人群的生命质量下降[1]。OP 病理改变是多因素导致的骨密度减少、骨强度下降和脆性增强,患者常容易遭受骨折,并可影响到全身的代谢性变化[2]。OP 可发生于任何年龄,但多见于绝经后女性和老年男性。依据病因,OP 分为原发性和继发性两大

[1] SERIOLO B,PAOLINO S,CASABELLA A,et al. Osteoporosis in the elderly [J]. Aging clinical and experimental research,2013,25: 27-29.

[2] KLIBANSKI A,ADAMS-CAMPBELL L,BASSFORD T,et al. NIH Consensus Development Panel on Osteoporosis Prevention,Diagnosis,and Therapy. Osteoporosis prevention,diagnosis,and therapy [J]. JAMA,2001,285: 785-795.

类。原发性骨质疏松在综合医院十分常见，在临床工作中以西医辨病为主，中医辨证为辅，中西医协作诊治。首都医科大学附属北京积水潭医院骨质疏松诊疗中心（原骨质疏松科）在2005年成立之初即有中医科医生参与，不少患者在西医治疗的同时寻求中医、中药的帮助。中西医在其中发挥各自优势，针对疾病不同阶段进行协同治疗。

一、原发性骨质疏松症中医诊疗优势

综合医院骨质疏松患者往往存在骨折、手术（不限于骨科手术）、肿瘤后、慢性疼痛、反复抽筋、提早绝经等相关主诉，曾经前往骨科、疼痛科、妇科、内分泌科及中医科、针灸科等科室就诊，这样可以更积极有效地排除器质性疾病或原发性疾病。在OP明确诊断后，按照西医指南进行规范诊疗期间，可能存在症状改善不佳等问题，如因胃肠功能欠佳、情感障碍，或者怀孕、药物不良反应等因素引起的不适。此时需要中医医生参与，进行辨证论治、整体治疗，增加患者的获益。

二、原发性骨质疏松症中医临证经验

（一）综合医院中医科原发性骨质疏松症患者的特点

1. 部分患者对于骨质疏松的危害及规范治疗的重要性认识不足，希望单方面通过中医治疗。

2. 部分患者担心西药的不良反应，希望中医给予全部或部分的帮助。

3. 对于慢性疼痛、反复抽筋、下肢乏力、畏寒等症状西药改善不明显或不持久，有中医中药治疗的诉求。

4. 合并失眠，有焦虑抑郁躯体化症状的患者更需要中医的帮助。

5. 就诊骨质疏松科、内分泌科、骨科明确骨质疏松诊断后同时就诊中医科，期望治疗更全面有效。

（二）西医诊断标准的中医内涵解读

本病虚证居多，或虚实夹杂、本虚标实。OP的临床症状表现与中医古籍中的“骨萎”“骨痹”“骨枯”“腰痛”“虚劳”“骨缩”“骨极”等中医病症的表现有很多相似的地方，这说明中国古代历代医家对“骨质疏松症”的各种临床表现有着不同的观察和认识，并对相关的病症提出了各自的治法方药。

1. 补益肝肾为本 肾为先天之本，主藏精，精生髓，髓养骨，故骨为肾所主。肾的盛衰影响了骨骼生长、发育、强盛、衰弱的全过程。肾虚分为肾阴虚、肾阳虚、肾气虚、肾精亏虚四种类型。皆是由于先天禀赋不足，或年高气衰、天癸将绝，或房劳过度，或饮食劳倦，或久病及肾，伤及肾之元阴元阳，导致肾精空虚，骨髓化源不足，髓减骨弱，骨骼失养而致骨质疏松。OP 以肝肾不足为最主要的证型，或为虚证，或为虚中夹实，本虚标实。

2. 调和气血为要 肝藏血。年老体衰，肝血不足，或妇女经、孕、产、乳，耗伤肝血，导致肝藏血的功能减弱，肝血不足，机体得不到足够的血液濡养四肢百骸，导致气血不能滋养骨骼，出现骨质疏松。此外，情志久郁，肝气郁结、失于疏泄，气血运行不畅，导致气滞血瘀，骨骼失养，也可导致骨质疏松。肝郁日久，甚至出现冲任功能失调，激素水平紊乱，导致卵巢功能减退、月经失调、闭经等的发生，这些都加剧了绝经后骨质疏松的发生和发展。

3. 调肝对骨质疏松的治疗大有裨益 现代研究发现，越来越多的重度骨质疏松患者可能合并焦虑、抑郁。肝主疏泄，具有疏通、调畅全身气机的生理作用，气机的调畅与否，又影响着血液和津液的运行、脾胃的运化、情志的变化及生殖功能等诸多方面，故调肝对骨质疏松的治疗大有裨益。

4. 调和脾胃既能针对患者本身症状，又能调和药物引起的脾胃受损 相当一部分患者原本脾胃虚弱，肝胃不和，表现为纳呆、腹胀、腹痛、嗳气、反酸、便秘等消化不良症状，亦有因服用抗骨质疏松药物、治疗骨性关节炎等药物加重胃肠道不适者，进而影响治疗的依从性，故调和脾胃对本病的治疗亦有一定帮助。

（三）思路见地

针对 OP 患者，在应用西医诊疗的同时，中医药治疗的特点始终是辨证论治，根据轻重缓急，考虑短期疗效和远期结局，重在调理肝肾、气血、脾胃。

1. 病因病机 OP 的主要病机是年老体衰，禀赋不足，或外邪入侵，或饮食劳逸过度，或情志失调，导致肝、脾、肾三脏虚损，气血津液运行失常，筋脉骨骼失养所致。本病的主要病理因素是瘀血。瘀血一旦形成，则会导致痛、瘀、虚三个方面的病变，加重 OP 的病情进展。总之，本病病位在骨骼，本质是肝、脾、肾三脏的虚损，最主要为肾虚，瘀血是其发病的促进因素，最终使得骨骼失于濡养，从而导致 OP 的发生。因此，本病病性属虚，或本虚标实。

2. 治疗方案　中医药治疗 OP 总的原则是：辨证施治，整体调节，防治结合，以达到“改善临床症状，延缓骨量丢失或增加骨量，降低骨折风险，提高生存质量”的目的。

（1）中药辨证论治

1）肝肾阴虚证：证见腰膝酸痛，下肢抽筋，驼背弯腰。手足心热，两目干涩，形体消瘦，眩晕耳鸣，潮热盗汗，失眠多梦，舌红少苔，脉细数等。

治法：滋补肝肾，填精壮骨。

推荐方剂：六味地黄汤（《小儿药证直诀》）加减。阴虚火旺证明显者，可加知母、黄柏；腰膝酸痛，下肢无力明显者，可加桑寄生、牛膝等。更年期患者还可以加女贞子、墨旱莲。

2）肾阳虚证：证见腰膝冷痛，腰膝酸软，双膝行走无力，弯腰驼背。畏寒喜暖，面色㿠白，便溏，抽筋。舌淡胖，苔白滑，脉沉迟无力。

治法：补益脾肾，强筋壮骨。

推荐方剂：金匮肾气丸（《金匮要略》）加减。兼脾阳虚者，可以加理中丸（《伤寒杂病论》）；脾肾阳虚者常加入淫羊藿、补骨脂、附子、肉桂、桂枝、威灵仙等。

3）肾虚血瘀证：证见腰脊刺痛，腰膝酸软，下肢痿弱，步履艰难，耳鸣。舌质淡紫，脉细涩等。

治法：补肾活血化瘀。

推荐方剂：补肾活血方（《伤科大成》）加减。常用丹参、川芎、桃仁、红花、乳香、没药、牛膝、姜黄等药物。

4）气滞血瘀证：证见骨节刺痛，痛有定处。痛处拒按，筋肉挛缩，多有骨折史，舌质紫暗，有瘀点或瘀斑，脉涩或弦等。

治法：理气活血，化瘀止痛。

推荐方剂：身痛逐瘀汤（《医林改错》）加减。骨痛以上肢为主者，加桑枝、姜黄；以下肢为甚者，加独活、汉防己、鸡血藤以通络止痛；久病关节变形、痛剧者，加全蝎、蜈蚣以通络活血。

5）脾胃虚弱证：证见形体瘦弱，肌软无力，食少纳呆，神疲倦怠，大便溏泄，面色萎黄，舌质淡，苔白，脉细弱等。

治则：益气健脾，补益脾胃。

推荐方剂：参苓白术散（《太平惠民和剂局方》）、四君子丸（《太平惠民和剂局方》）加减。脾胃虚弱、中气下陷所致的体倦乏力、食少腹胀、便溏久泻、肛门下坠可用补中益气丸（《脾胃论》）加减。

6）肝胃不和证：证见肝气郁滞，横逆犯胃，胃失和降，以胃脘、胁肋胀满疼痛，嗳气、呃逆、吞酸，情绪抑郁，不欲食，苔薄黄，脉弦等为常见症状。证型包括肝气犯胃和肝胃郁热。

治法：疏肝解郁，理气和胃。

推荐方剂：柴胡疏肝散（《医学统旨》）合平胃散（《太平惠民和剂局方》）加减。

若胃脘痛甚者，加延胡索、木香、川楝子；若嗳气频作，加旋覆花、沉香；若肝郁化热而见泛酸嘈杂者，加左金丸；若气滞血瘀而见刺痛拒按者，加蒲黄、五灵脂、丹参；若气郁痰阻者，加旋覆花、代赭石、生姜；若兼口苦、便秘者，加大黄、枳实；若气郁化火伤津之干呕，舌红少津者，加麦冬、太子参。若肝气郁滞日久化热而导致肝胃郁热者，可用化肝煎加减治疗。

7）肝郁脾虚证：肝失疏泄，脾失健运而表现出以胸胁胀痛、腹胀、便溏等为主症的证候，又称肝脾不和证。肝主疏泄，肝气郁结则疏泄不利，脾气亦因之运化失职，出现以消化功能减弱为主的症状，如食少纳呆，脘腹胀闷，四肢倦怠，肠鸣矢气及胁肋胀痛等。

治法：疏肝健脾。

推荐方剂：逍遥散加减。常加入郁金、合欢皮、枳壳、牡丹皮、延胡索等加强疏肝行气，调节情志。

（2）中成药治疗

1）骨疏康胶囊：补肾益气，活血壮骨。主治肾虚兼气血不足所致的原发性骨质疏松症，症见腰背疼痛、腰膝酸软、下肢痿弱、步履艰难、神疲、目眩、舌质偏红或淡，脉平或濡细。

2）强骨胶囊：补肾，强骨，止痛。用于肾阳虚所致的骨痿，症见骨脆易折、腰背或四肢关节疼痛、畏寒肢冷或抽筋、下肢无力、夜尿频多；原发性骨质疏松症、骨量减少见上述证候者。

3）金天格胶囊：具有健骨作用。用于腰背疼痛，腰膝酸软，下肢痿弱，步履艰难等症状的改善。

4）仙灵骨葆胶囊：滋补肝肾，活血通络，强筋壮骨。用于骨质疏松症，骨折，骨关节炎，骨无菌性坏死等。

5）骨松宝颗粒：主要用于骨质疏松、骨关节炎等病症。

6）护骨胶囊：补肾益精。用于中老年人肾精亏虚证所出现的腰脊疼痛，酸软无力，不能持重，下肢痿弱，步履艰难，或足跟痛，面色淡暗，发脱、性欲减退，头晕耳鸣，舌淡红或红，苔薄或薄白，脉细或沉弱，或沉细，或弦细，两尺尤甚，或OP患者见上述症状者。

（3）其他中医疗法

1）针灸推拿治疗：中医针灸推拿等治疗通过刺激经络和腧穴，调节脏腑组织功能，泻其有余，补其不足，以宁心安神、健脾和胃、调和气血、平衡阴阳。临床上需辨证取穴，常用的腧穴有：印堂、头维、太阳、风池、大椎、关元、足三里、三阴交、命门、肾俞、脾俞、悬钟、太溪等。取穴后进行针灸、推拿治疗，并指导患者行气功锻炼。

2）练功疗法：练功疗法具有增加骨的机械应力、促进骨的血液循环、促进骨代谢、促进性激素分泌和增强肌肉力量的效应，能够提高机体各系统的器官功能，提高人体的肌力、灵敏度、协调性、平衡能力，防止跌倒，降低骨质疏松性骨折的发生率。练功疗法应因人而异，需循序渐进，贵在坚持，选择合适的运动项目是达到防治绝经后骨质疏松最佳治疗效果的关键。推荐太极拳、五禽戏、八段锦等。

3）其他中医外治法：中医外治法主要针对腰背部或其他部位疼痛，采用膏药局部透皮吸收、中药熏洗等方法，针对特定部位持续给药，起到疏通经络、活血止痛的疗效。

三、中医治未病

（一）未病先防

中医治疗原发性骨质疏松症要把健康教育贯彻始终。骨骼健康教育，从青少年骨骼生长期开始，妊娠期、哺乳期当特别关注，老年期尤为重要，广泛涉及衣食住行诸多方面。

（二）既病防变

“既病防变”的要点是“改善症状、预防骨折”。早期治疗，早期干预，延缓进展十分必要。对于围绝经期妇女及年龄大于70岁的男性等高危人群更应重点监测，及时治疗。预防跌倒是避免骨折最直接有效的措施。

（三）愈后防复

原发性骨质疏松症愈后防复的要点是“肢体康复、健康生存”。患者一旦发生骨折，除注重骨骼的解剖学重建外，更应注重患者肢体功能的康复，目的在于恢复自理能力，改善生存质量。进行适度的功能锻炼，量力而行：主动功能锻炼较被动活动在恢复骨密度方面有着明显优势。身体锻炼的同时注意心理健康的维护。长期治疗，定期复诊：OP是一种长期的、进行性的、退化性的疾病，患者应定期复查以了解疾病进展程度，调整治疗方案。

（高叶梅、梁志齐、曹云）

第三节　腰椎间盘突出症

（供稿单位：北京大学第三医院中医科）

腰椎间盘突出症是指腰椎间盘的髓核、纤维环及软骨板，尤其是髓核，出现不同程度的退行性改变后，在外力因素的作用下，椎间盘的纤维环部分或全部破裂，髓核组织从破裂之处突出（或脱出）于后方或椎管内，导致相邻脊神经根遭受刺激或压迫，从而产生腰部疼痛，一侧下肢或双下肢麻木、疼痛等一系列临床症状。中医强调从整体出发，调整人体的脏腑、经络、气血功能。通过中药内服调理肝肾等脏腑功能，增强体质，提高机体的抵抗力。西医在治疗过程中注重对疾病本身的治疗和康复指导。中西医结合可以从多个角度预防腰椎间盘突出症的复发，使患者的病情得到长期稳定的控制。

一、腰椎间盘突出症中医诊疗优势

腰椎间盘突出症治疗分手术治疗和保守治疗两类，手术治疗包括传统开放式手术和微创手术，绝大部分腰椎间盘突出症患者可以用保守治疗而达到减轻甚至消除症状的效果，这里面又有药物和物理治疗两个方面，药物如非甾体抗炎药止痛，甘露醇减轻神经根水肿，物理治疗包括牵引、理疗等。

中医中药在腰椎间盘突出症保守治疗中占有重要的地位，其中针刺、针刀、放血、按摩等物理方法和口服中药，包括中成药和汤药，均有一定的治疗效果，中医治疗腰椎间盘突出症，具有治疗手段多、疗效确切、副作用小、治疗风险小、安全性高的优势。

二、腰椎间盘突出症中医临证经验

（一）综合医院中医科腰椎间盘突出症患者特点

首先，就诊量比较大，特别是骨科比较强的综合医院，患者往往先去骨科，确认无须手术后，可以到中医科就诊；其次，由于绝大部分患者已经经过骨科医师的详细讲解，其对中医保守治疗的认可度更高，同时，经过骨科医师的筛选，绝大部分患者更适宜中医保守治疗，所以在治疗经济性和疗效性上更有保证。

（二）西医诊断标准的中医内涵解读

腰椎间盘突出症，主要表现为腰痛、坐骨神经痛、下肢麻木、下肢肌力下降，如果严重压迫马尾神经，可出现大小便功能障碍、鞍区感觉异常，如果出现马尾神经受压症状，是急性发病时急症手术的指征。对于一般的腰椎间盘突出症，其表现归于中医的“痹证”范畴，根据病因和临床症状特点，可分为行痹、痛痹、着痹等，根据不同类型，可予疏风通络、活血化瘀、散寒除湿等方法进行治疗。

（三）思路见地

腰椎间盘突出症，从中医角度，可以按照痹证的治疗原则和方法，采用外治和内服综合疗法来进行治疗。对于一般轻症，可以优先采用针灸等外治法，对于畏惧针灸的患者，可以采用中药内服或外敷的方法，或采用推拿按摩；对于病情较重，治疗效果不满意或者见效慢的患者，可以采用内服外治的鸡尾酒疗法，包括针灸、推拿、针刀、中药等，能极大提高疗效，缩短病程。

三、腰椎间盘突出症中医诊疗特色

(一) 病因病机

临床医师普遍认为,腰椎间盘退行性变为本病的主要内因,腰部外伤为主要外因。腰椎间盘长期遭受弯腰劳作等不良生活习惯给脊柱带来的压力,随着时间的推移,腰椎间盘的水分逐渐减少,弹性减小,造成椎间隙变窄,周围韧带软组织松弛,导致受到压迫的椎间盘不断地退变,最后形成突出;急性腰部扭伤或慢性的积累损伤是外因形成的主要原因,如弯腰持续较长时间后突然伸腰或频繁地弯腰等。从中医角度看,有风、寒、暑、湿等外邪侵犯身体,造成腰部或受风,或寒凝,或湿困,或血瘀,经络闭阻不通而发病;内因上,肾精不足,气血虚弱,气滞血瘀,也会造成腰部力量不足,不耐劳作,从而由于外伤或久坐久立,引发腰椎间盘突出。

(二) 治疗原则:分级、分人

中医治疗腰椎间盘突出症,首先要根据患者严重程度进行分级,如果患者出现手术指征,比如急性马尾神经症状,或者突出物巨大,无法保守治疗,或者疼痛异常剧烈,无法忍受,可推荐西医骨科评估是否需要手术治疗,对于无须手术的患者,可以行中医治疗。另外,针对不同患者,可以根据患者意愿,分别选择针灸、针刀、按摩、中药等治疗,根据我们的经验,综合疗法疗效更好,起效更快。

(三) 治疗方案

1. 针灸　针灸治疗腰椎间盘突出有很好的治疗效果,一般可以采取针刺结合局部放血法,取穴为患侧的腰部病变节段相应的夹脊穴、秩边、环跳、阳陵泉、昆仑;放血的位置为患侧腰部相应病变节段,以医用采血片,快速点刺十针,让其自然出血 3 分钟,然后棉球擦拭。嘱患者当日放血处勿沾水。此外,也可在椎间隙压痛点进行小针刀松解。点穴按摩也有一定效果,对于针刺包括针刀治疗后下肢和腰部仍然疼痛者,可以配合点穴按摩,点穴穴位包括腰部痛点、环跳、委中、承山、昆仑,尤其是弹拨昆仑穴,效果不错。对于臀部有明显痛点的患者,用力弹拨臀部痛点也有较好的治疗作用。

2. 正骨手法　非急性期行腰椎旋转侧位扳法,对于腰椎间盘突出症的下肢麻木也有一定疗效。

3. 方药　汤药治疗腰椎间盘突出症也有一定疗效，但是起效较慢，以身痛逐瘀汤为基本方，其组成为：秦艽，川芎，桃仁，红花，羌活，没药，当归，香附，怀牛膝，地龙，炒白术。寒气重者加肉桂，疼痛剧烈者加全蝎，肾虚明显者加杜仲。对于单纯用针灸放血等治疗方法疗效不完全满意的患者，可以有效提高疗效，特别是对有明显的内科方面失衡的患者，比如明显的肾虚、血瘀等，配合上中药疗效更好。

四、中西医协同治疗特点与分析

中西医协同，首先能保证疗效及方便患者，针对不同的患者，采用不同的方法，形成开放手术、微创手术和中西医保守治疗的无缝隙连接。其次，提高了患者治疗安全性，中医保守治疗疗效不满意，可以立即转往骨科手术，不会贻误病情。同时，中医疗法对于骨科手术并发症的术后恢复有作用，综合医院西医骨科、疼痛科腰椎间盘突出症手术量很大，因此，对于围手术期的中医治疗或调理，有较大的需求，比如术后的恶心、呕吐、不排气、不排便等胃肠道反应，小便不利、尿潴留等泌尿系问题，焦虑抑郁等情绪问题，下肢麻木甚至神经损伤等一些并发症，都可以应用中医，尤其是针灸来进行调整，在这方面，综合医院具有更多的实践机会。另外，综合医院中医科，类似于中医全科，治疗某些疾病无科室界限，所以更容易形成中医的综合疗法，比如腰椎间盘突出症的治疗，可以针刺，对于有血瘀者可以放血，有明显肌肉粘连者可以行针刀，有小关节错位者可以推拿，有寒湿者可以拔罐艾灸，还可以配合中药治疗，综合多种手段的鸡尾酒疗法，往往效果非常明显。

五、中医治未病

中医在腰椎间盘突出症的预防上，也有一定作用，除了做小燕飞等锻炼腰肌的动作外，也可以通过站桩功等调整腰部肌肉松紧度，改善腰肌痉挛，促进腰部血液循环。同时，对于气血不足、肾虚、气滞血瘀、寒气重的患者，可以用中药内服或者艾灸等方法改善体质，从而减少腰椎间盘突出的发生。

（霍则军）